骨科疾病康复护理

主编　丁小萍　彭　飞　胡三莲

上海科学技术出版社

图书在版编目（CIP）数据

骨科疾病康复护理 / 丁小萍，彭飞，胡三莲主编
. -- 上海 ：上海科学技术出版社，2021.1(2024.4重印)
ISBN 978-7-5478-4976-7

Ⅰ．①骨… Ⅱ．①丁… ②彭… ③胡… Ⅲ．①骨疾病
－康复医学－护理学 Ⅳ．①R473.6

中国版本图书馆CIP数据核字(2020)第146263号

骨科疾病康复护理

主编 丁小萍 彭 飞 胡三莲

上海世纪出版(集团)有限公司
上海 科 学 技 术 出 版 社 出版、发行
(上海市闵行区号景路 159 弄 A 座 9F－10F)
邮政编码 201101 www.sstp.cn
上海当纳利印刷有限公司印刷
开本 787×1092 1/16 印张 20
字数 380 千字
2021 年 1 月第 1 版 2024 年 4 月第 3 次印刷
ISBN 978－7－5478－4976－7/R·2117
定价：78.00 元

内容提要

　　本书介绍了骨科临床常见疾病的基础知识、围手术期护理、护理流程和康复护理，共分为五篇，包括总论、脊柱疾病的康复护理、骨关节疾病的康复护理、骨肿瘤疾病的康复护理、骨创伤疾病的康复护理。每种疾病的康复训练均采用了大量的演示照片和手绘图，可读性强，有利于读者学习掌握。

　　本书可为骨科及康复医学等相关专业人员提供参考。

编者名单

主　编　丁小萍　彭　飞　胡三莲

副主编　王　伟　范建平　李晓林　乔安花　高连娣

编　委（以姓氏笔画为序）

丁小萍　于亚平　万昌丽　马　笑　王本月　王　伟

王钰玲　方国林　石晓莎　代文娜　付超楠　吉　玲

乔安花　孙娟娟　杜剑彪　杨　帆　杨思绮　李　佳

李晓林　邹　娜　汪　慧　宋杏花　陈春花　纵雨晨

范建平　欧艺轩　周宏玉　周育红　周秋芳　周　淼

周燕燕　郑芳芳　赵玲玲　荆　瑶　胡三莲　姜　艳

袁　旭　晋　娟　夏丽娜　顾春红　黄　震　彭　飞

葛显聪　蒋晓霞　谭　桃　颜秉姝　潘彤彤　潘　攀

戴晓洁

序

  当今社会，医学科技正面临前所未有的变革，医疗向多元化的经营模式发展。护理学作为一级学科，其内涵和外延不断丰富发展。在循证医学的发展过程中，骨科患者康复得到前所未有的重视，正确、科学和有效的骨科康复护理是骨科患者康复的关键。我们应根据国家对护理学科发展的要求，以实践科学发展观为指导，全面落实骨科护理人才的培养，为广大伤病员提供安全、专业、主动、连续的优质护理。

  海军军医大学附属长征医院骨科由我国现代骨科奠基人之一、著名骨科专家、医学教育家屠开元教授于 1947 年在上海创建。作为国家重点学科、国家"211"工程重点学科之一、全军骨科研究所、上海市医学领先专业重点学科，长征医院骨科目前拥有 7 个亚学科。经过几代人的不懈努力，其骨科护理团队在促进患者康复的实践中积累了丰富的临床经验。在此背景下，长征医院组织临床护理专家和资深护理骨干编写了《骨科疾病康复护理》。本书理论与实践并重，内容丰富，形式新颖，结构严谨，文笔流畅，图文并茂，具有较强的科学性和实用性，可作为骨科及康复医学等相关专业人员的重要参考资料。相信《骨科疾病康复护理》一书的出版，将会更好地促进骨科专科护士的培养和继续教育以及骨科康复护理学的发展。

中华护理学会骨科专业委员会主任委员

2020 年 7 月

前　言

　　随着人类社会的进步和医学的飞速发展,骨科护理人才也伴随骨科学的发展而不断进步,患者对疾病康复的期望也越来越高。为了帮助骨科护士适应学科发展的新形势及提高骨科患者的康复效果,我们特编写了这本《骨科疾病康复护理》。

　　本书主要依据临床实际,将骨科的新知识、新技术与临床护理实践相结合,内容全面,基本包含了骨科各亚学科常见疾病的康复护理,具有较强的实用性、新颖性、可操作性。本书共分为五篇,包括总论、脊柱疾病的康复护理、骨关节疾病的康复护理、骨肿瘤疾病的康复护理、骨创伤疾病的康复护理,涵盖各种疾病的基础知识、围手术期护理、护理流程和康复护理。书中采用了较多的照片和手绘图,便于读者更加直观地解读和掌握相关知识。

　　本书既可作为骨科护士在临床实践中的参考用书,又可作为广大骨科患者康复的指导用书,还可作为护理专业学生的辅助教材。本书在编写过程中,为了满足读者的需求,在文字表述上,既注重学术性又强调科普性,便于骨科护士规范指导患者术后的康复训练,提高骨科护士的护理水平;与此同时,骨科患者也可参考此书进行自我和居家训练,从而促进康复。

　　在编写的过程中,本书的各位编者倾注了极大的热情与心血,但由于编写人员水平有限,难免有错误、遗漏和不妥之处,恳请各位专家和广大读者给予批评指正,以便再版时进行修订、补充、完善。

丁小萍

2020 年 6 月

目　录

第一篇　总　论

第二篇　脊柱疾病的康复护理

第三篇　骨关节疾病的康复护理

第四篇　骨肿瘤疾病的康复护理

第五篇　骨创伤疾病的康复护理

第一篇

总　　论

第一节　骨科疾病康复护理概述

　　自改革开放以来,我国经济得到了迅猛的发展,人们的生活水平也得到了很大的提高,人们对康复医学知识的需求越来越大,医护人员对骨科疾病康复的认识也不断提高。康复医学是现代医学重要的组成部分,它在骨科疾病的功能恢复中发挥着重要的作用。骨科疾病发生率较高,对人类健康有极大危害,给社会和家庭造成极大负担。加强骨科疾病的临床及康复护理,不仅能有效加快患者的康复进程,而且能改善患者机体功能,降低致残率,对提高患者的生活质量起着极为重要的作用。

　　现阶段,我国骨科紧跟世界水平迅速发展,在发达地区,骨科手术的发展与国外水平相当,然而骨科疾病康复尤其是骨科围手术期康复的开展与国际先进国家有较大差距,对骨科疾病康复的认识还有待进一步提高。

　　骨科疾病康复护理是骨科疾病康复医学中的重要组成部分,《护士伦理学国际法》指出:"护士基本职责包括三个方面:保存生命、减少病痛和促进康复。"另外还提到:"护士护理患者,担负着建立有助于康复的环境(包括身体的、精神的和社会的)的使命。"骨科的护理常规中也涵盖必要的康复护理内容,其目的是防止患者机体因疾病因素和制动引起的功能障碍或促进功能的恢复;防止因疾病或病室环境造成的运动缺乏引起的压疮、肺炎、深静脉血栓形成等并发症,以达到帮助患者尽快恢复机体功能、维护整体健康的目的。

一、骨科疾病康复护理学的定义

　　骨科疾病康复护理学是一门研究骨科伤病者与伤残者身体、精神康复的护理理论知识和技能的科学。为了达到康复的目的,骨科疾病康复护理学需要研究与骨科伤病者有关的功能障碍的护理方法、评定、处理(协助治疗、训练的护理措施)、预防及保健等,并与临床护理共同组成对骨科伤病员的全面护理。

二、骨科疾病康复护理的发展历程

　　第二次世界大战导致了数以万计的人不幸残疾。残疾人的康复需要急剧增加,从而催生了康复医学,同时也产生了康复护理学。20世纪60年代,康复课程被纳入护理专业。1993年,康复护理的专业被正式提出。迄今为止,国外已形成了相对成熟的康复护理体系。

　　在我国,专业人士已逐渐认识到康复护理是康复医学的重要组成部分,康复护理已成为从基础护理中发展起来的一门专科护理技术。1987年6月,在北京召开了由中国残疾人福利基金会康复协会举办的康复护理研究会成立大会,该研究会旨在致力康复护理研究,是全国康复护理工作者的学术团体。1992年,卓大宏教授主编的《中国康复大全》阐述了康复护理的定义、目的、对象、程序、技术和心理康复护理等内容,为康复护理在中国康复医学中的作用定位。

　　我国康复护理的研究领域着重在骨科、神经科、心血管科、老年病科等临床专科。20世纪七八十年代逐步发表了以康复护理为主题的护理文章,但多为护理体会和经验总结,至20世纪90年代以后,国内《中华护理杂志》《实用护理杂志》等核心期刊中有关康复护理的文章逐渐增多。在全国护理界最受欢迎的图书《中华护理全书》中有介绍康复护理的章节。《新编护理学》1997 年版也增加了康复护理章节,详细阐述了康复护理的主要任务和基本工作内容,对中国康复护理的发展起到了积极的作用。

三、骨科疾病康复护理的现状

(一)国外骨科康复护理现状

国外先进国家及地区的骨科康复实行的是一体化的团队治疗模式。政策导向对康复医学的发展起着极大的促进作用,例如,美国康复医疗转诊制度引导了各类康复机构迅速发展和完善,促进了社区康复服务机构的发展。美国诊断相关分组(diagnosis related group,DRG)计划的实施促进了康复医院的快速发展。在 DRG 实施后的 10 年中,康复病床数量翻了一番,康复专业医疗机构、长期护理机构发展迅速。2002 年 1 月,以功能相关分类法(function related group,FRG)为基础的预付制正式颁布并实施。FRG 支付方式能促使医院寻求最佳的治疗方案及争取在最短时间内使患者功能恢复,让患者回家独立生活成为医院治疗的最终目的。

(二)国内骨科康复护理现状

我国现代康复医学起步较晚,仍存在以下问题。

1. 康复医疗有待进一步发展　国内骨科康复医学较国外起步晚,存在有重手术轻康复、手术与康复脱节的现象,患者术后专业的康复治疗也有待加强。

2. 康复需求与供给矛盾较为突出　康复专业人员缺乏。目前我国康复医师占基本人群的比例约为 0.4/10 万,较发达国家的 5/10 万相差较远。康复医疗机构与患者康复的需求还存在一定差距。我国康复机构中大多以神经康复为主,骨科康复仅占其中很小部分。

3. 康复医疗服务体制还不够完善　骨科医师的康复意识还不够强,医保支付基本是医药费用,大部分康复治疗项目尚未纳入报销范围,康复辅具的费用均是个人承担。医保定点医院及医保报销的结算方式等也制约了康复治疗的转诊。

第二节　骨科疾病康复护理的目的、内容和康复手段

一、骨科疾病康复护理的目的

骨科疾病康复护理的目的主要有以下几个方面:第一,维持和强化康复护理对象的残余功能;第二,开发和训练康复护理对象的替代功能;第三,提高和改善康复护理对象的生活自理能力,提高生活质量;第四,预防和治疗康复护理对象的并发症和继发性损害;第五,恢复和重建康复护理对象的身心平衡,尽早让康复护理对象重返家庭和社会。

二、骨科疾病康复护理的内容

骨科疾病康复是指通过骨骼肌肉、神经系统功能康复的原理,在患者接受骨科临床诊治及功能评定的基础上,运用物理疗法、作业疗法、假肢矫形及其他辅具等康复医学手段,改善或代偿患者受损的机体功能,从而提高患者的生活质量,尽快让患者回归家庭和社会。骨科康复护理的基本内容包括:患者生活自理能力的评定,创造环境尽可能让患者适当运动,督促患者早期起床活动;在做好基础护理的同时,根据病情酌情鼓励和指导患者练习自理生活能力,如穿

脱衣服、进餐、处理个人卫生、如厕和沐浴等;对卧床不起的患者,督促其在床上进行功能锻炼,如肢体的主动运动,适度的呼吸运动、背肌和腹肌运动;移乘训练,指导有下肢功能障碍的患者掌握在卧床、椅子或轮椅之间的转移;协助康复治疗,如维持正确姿位,每日多次进行被动运动和肌肉收缩训练;重视健康教育,加强心理疏导,鼓励患者树立恢复功能的信心,积极主动地参与各项功能锻炼。

骨科康复护理除基本内容外,骨科围手术期的康复护理、综合护理和术后随访等都十分重要。综合护理包括并发症的防护、出血防护、疼痛管理、感染防控管控及静脉血栓栓塞的预防等,从而促进患者术后功能的快速恢复。

三、骨科疾病主要康复手段

(一)主动锻炼

主动锻炼是在医务人员指导下,由患者自己主动参与和完成的锻炼。主动锻炼是促进患者功能康复和功能代偿的主要手段,也是利用各种功能来替代设施的必要过程。主要有以下几种。

1. 运动疗法 可对受损害的系统或器官的基本功能进行针对性的锻炼,促使其功能恢复或代偿,也训练整个机体,以达到改善患者体质的目的。运动疗法运用极为广泛并在不断进步的最基本、最积极,也是最重要的康复手段。

2. 作业疗法 指导伤残人员进行实用活动功能的锻炼,其目的是帮助患者尽量恢复生活自理能力、重新就业能力、从事文娱活动能力和参与社会生活的能力,与此同时,也对患者精神、心理活动起调节作用。

3. 气功疗法 患者在气功师的指导下,通过主动"调身、调息、调心",对机体生理功能进行调节的一种方法。

(二)被动治疗

被动治疗包括理疗、针灸、推拿、牵引及药物治疗等。除直接的功能治疗外,多数作用为消除炎症和症状,为功能康复创造条件,并为功能锻炼提供方便,也是临床上的非手术治疗或辅助治疗。

1. 物理疗法 亦称理疗,方法较多。在康复治疗中应用较多的如肌肉电刺激,对防止肌肉萎缩及促进功能康复有效;功能性电刺激(functional electronical stimulation,FES)可模拟肢体功能活动,帮助恢复行走功能;热疗、超声等治疗可软化瘢痕组织,有利于关节活动度的恢复;其他疗法可以消炎、止痛,便于患者的功能活动和功能锻炼。

2. 针灸、推拿疗法 我国的针灸、推拿疗法可调节机体功能,或舒筋活血、消炎镇痛,为患者功能康复创造条件。

3. 牵引疗法 通过机械作用扩大椎间隙或神经孔,以解除脊神经根受压;或通过减轻淤血肿胀而减轻神经受压,并解除肌肉痉挛,是颈椎病和腰椎间盘突出症的重要非手术疗法,为患者功能康复创造必要条件。

4. 药物治疗 康复治疗中常配合使用一些非甾体消炎药物或用皮质类固醇局部注射,以达到消炎、消肿的目的,有利于患者进行功能锻炼。在偏瘫、截瘫等患者有严重肌肉痉挛时,使用适当的解痉药物对改善患者功能有十分重要的意义。

(三)康复工程

康复工程是指为伤残人员设计制作的各种功能辅助或功能替代装置,如各种功能支架、假肢、拐棍、轮椅等。

（四）康复手术

康复手术是指旨在改善功能的手术，如人工关节置换术等。

（五）康复心理学

康复心理学主要观察患者各阶段的心理反应，采取相应的对策。如可通过健康宣教、讨论交流、集体治疗、积极鼓励的方法，给予患者心理支持，让患者建立康复的信心，从而提高患者功能锻炼的积极性，克服悲观、焦虑抑郁、消极情绪和思想负担等。必要时，使用行为疗法及在医嘱下应用抗抑郁、抗焦虑药物治疗。

（六）康复护理

康复护理包括康复护理评估、日常生活指导、基础功能锻炼、体位妥当摆放、支具正确使用、并发症的防护和效果评价等。

第三节　骨科疾病康复的护理对象和护理人员的角色

一、骨科疾病康复护理对象

骨科疾病康复护理对象主要包括以下几种。

（一）急性病、创伤及手术后患者

在全身基本情况稳定后，及早开始健康治疗，可加速患者器官及全身功能恢复，防治并发症和功能后遗症。

（二）慢性疾病患者

很多慢性疾病患者，疾病与功能损害互为因果，使疾病趋向恶化。康复治疗和功能疗法有助于切断这段恶性循环，控制病情，提高总体治疗效果。

（三）残疾人

据世界卫生组织（World Health Organization，WHO）估计，全世界残疾人口约占全世界总人口的10％。据2018年统计的数据显示，目前中国各类残疾人总数已达8 500万，约占中国总人口的6.21％。这些残疾人大部分需要一定时期的积极康复治疗，使他们的活动能力恢复到最高水平，从而减少对家庭的依赖并改善其生活质量。

（四）老年人

老年人经历着一个身心功能衰退的过程，这种衰退主要由遗传因素决定，也和年龄增长时实际活动水平习惯性下降有关，保持适当的活动，可以减少心血管、代谢及肌肉功能的减退速度，保持较好的活动能力。随着我国人口老龄化趋势的增加，老年康复的任务越来越重要。

二、骨科疾病康复护理人员的角色

骨科疾病康复护理人员在实施骨科患者康复医护的实践中扮演着多种角色。

（一）康复护理者

骨科康复护理人员为骨伤病者提供一切所需的日常生活照顾、执行医疗和护理计划，并通过护理评估，发现康复护理问题，拟定康复护理计划，实施康复护理措施，防范其他并发症（肢体失用症、截瘫患者的三大并发症等）的发生，并实施预防性康复照顾。

（二）健康教育者

身体损伤的发生常常是突然的，患者在没有心理准备的情况下突然遭受创伤，一旦伤残，大多数患者及家属常表现出惊慌失措，沮丧不已，同时也渴望获得有关伤残的资料或知识，如能不能康复、会不会残疾、是否还可以工作、需要住院多久、会接受哪些检查、需要承受哪些痛苦，以及治疗所需的经费等。因此，作为骨科的护理人员，应向患者讲解相关的问题，同时应将收集的问题反映给相关人员处理，并为患者及其亲属提供治疗性咨询服务。

（三）治疗协作者

患者在康复治疗中，因伤残病情的需要，常需要一个治疗团队来完成，如临床骨科医师、骨科康复师、物理治疗师、语言治疗师、职业治疗师、支具工程师、心理治疗师共同为患者服务。但这些治疗皆有时间及空间的限制，不能像护理人员那样24小时都与患者密切接触。因此，非常需要骨科康复护理人员来协助完成患者的康复治疗计划。

（四）团队协调者

康复护理人员对患者出现的问题，诸如焦虑或睡眠欠佳、各种治疗的反应等，需第一时间与主管医师联系，共商解决方法。患者若有社会、经济、家庭、职业、心理等方面的问题，康复护理人员有责任与患者单位、社区、心理治疗师协商解决方法。护理人员在与其他康复工作者在患者康复计划的实施中起着不可或缺的作用，是康复工作组的灵魂人物。

（五）康复执行者

骨科患者自入院至出院治疗过程中，每时每刻都离不开护理人员。在执行护理措施时，护理人员应具有康复护理的理念，如截瘫患者留置尿管的处理、肢体的位置摆放、早期功能训练、膀胱功能的训练和支具的使用等。

（六）康复咨询者

对于出院患者特别是居家康复的患者，康复护理人员可以采取多种形式为患者及其家属提供相关的康复护理知识，如护理门诊、电话咨询、手机下载APP和各类康复护理手册等。目前国内一些较具实力的骨科医院（或骨科）也在开展优质资源辐射社区的工作，为骨科患者的康复提供便捷。

第四节 骨科疾病康复护理工作模式和实施细则

一、骨科疾病康复护理工作模式的步骤

康复护理工作模式的步骤包括以下5个方面。

（一）护理评估

康复护理评估是对骨科患者的功能状态及潜在能力的判断，客观、准确地评估功能障碍的性质、部位、范围、严重程度、发展趋势、预后和转归也是对患者各方面情况的收集、量化、分析及与正常标准进行比较的过程。评估是康复结构的客观标准。康复评估的时机为患者入院时、手术前、手术后和出院前。

（二）护理诊断

康复护理的诊断是关于康复对象个人、家庭现存或潜在的康复问题的一种临床判断。康

复护理诊断重视疾病引起的功能丧失,要反映出功能水平及障碍的性质、程度和范围。康复护理诊断是护士选择康复护理措施的基础,以达到护理职责范围内应达到的预期康复目标。

(三) 护理计划

护理计划是康复护理过程中的具体决策,是对患者实施康复护理的行动指南。将所作出的康复护理诊断按轻、重、缓、急确定先后顺序,分为首优问题、中优问题和次优问题,特殊情况下可做调整;患者客观上迫切需要解决的问题应优先解决;潜在性问题应根据性质决定其顺序。进而确定康复护理目标,制订康复护理措施。康复护理措施主要包括病情观察、检查及手术前后护理、心理护理、功能锻炼、健康教育等。

(四) 护理实施

护理实施是将康复护理计划付诸行动,实现康复护理目标的过程。责任护士直接为患者提供康复护理,或与其他医护人员合作进行;同时要教育患者及其家属共同参与康复护理工作;熟练应用各项康复护理技术;密切观察执行计划后患者的反应,有无新的问题发生;及时收集资料,迅速、正确处理一些新的健康问题与病情变化。实施各项康复护理措施后,应准确进行记录。

(五) 护理评价

康复护理评价是将实施康复护理计划后所得到的患者康复状况的信息与制订的康复护理目标逐一对照,按评价标准对护士执行康复护理的效果、质量作出评定的过程。康复护理效果的评价是评价中最重要的部分。核心内容是患者的功能和身心健康的改善情况。患者出院时的结果评价包括功能状况、辅助设备的使用、日常生活活动能力、家庭/社区活动、出院后去处等。

二、骨科疾病康复护理工作模式的实施细则

(一) 全面细致的评估

入院时对患者的功能障碍情况(包括性质、程度、范围和影响)进行全面观察和评估,如运动功能(包括肌力、耐力、关节活动度、平衡、协调与控制力、生活自理能力、心理状况、疼痛等)。发现机体失去的、残存的及潜在的功能问题,通过功能评定客观地找出存在的问题,为制订康复护理计划提供依据。

(二) 正确体位的摆放

体位摆放变换与转移的护理对于骨科患者来说极为关键,正确的体位护理能有效防止失用和误用综合征,为进一步进行运动功能训练和日常生活活动能力训练打下基础,以利于肢体及躯干综合运动功能的恢复和改善。

(三) 并发症的预防

预防继发性功能障碍的护理对长期卧床者尤为重要,除正确的体外护理外,还包括呼吸训练、排痰训练、大小便控制训练、被动运动、床上操及维持性按摩等,以预防感染、压疮、挛缩、畸形和肌肉萎缩等。

(四) 患者自理能力的提高

日常生活活动能力包括进食、个人卫生、穿衣、洗澡、大小便活动及转移等,是维系个体生存所必需的基本活动单元。骨科患者往往不能完全自理,通过评估(如评估 Barthel 指数或 MBI 指数等)确定其自理等级,通过促进、代偿训练,由替代护理转变为自我护理,帮助、指导或训练其逐渐独立完成护理。

（五）重视患者心理的康复

情绪障碍、心理困惑是影响患者整体能力和生活质量的重要因素。针对常见的心理问题，采用心理安慰、启发、疏导、暗示和支持等技术，以及在病区开展集体座谈和娱乐活动等均是行之有效的心理康复措施。

（六）加强康复环境的管理

在骨科病区，伤残患者比较集中，环境的调整与控制十分必要。环境调控包括无障碍设置（如无门槛、轮椅通道和无阶梯斜坡），防护设置（如各种助力、平衡扶手和防滑垫的使用），光线、温度和色彩的控制，背景音乐的安排等。

第五节　骨科康复护理评估和围手术期康复护理要点

一、骨科康复护理评估

（一）疼痛评定

视觉模拟评分（visual analogue scale，VAS）：无痛和剧痛之间画一条长线（一般长为100 mm），线上不作标记、数字或词语，以免影响评估结果。一端代表无痛，另一端代表剧痛，让患者在线上最能反映自己疼痛程度之处画一交叉线（图1-1）。

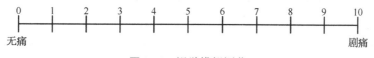

图1-1　视觉模拟评分

VAS疼痛评分标准（0～10分）如下。

（1）0分：无痛。

（2）1～3分：有轻微的疼痛，能忍受。

（3）4～6分：患者疼痛并影响睡眠，尚能忍受。

（4）7～10分：患者有渐强烈的疼痛，疼痛难忍，影响食欲，影响睡眠。

（二）感觉功能评定

通常将感觉分为特殊感觉（视觉、听觉、嗅觉、味觉）和一般感觉，后者根据感受器对于刺激的反应或感受器所在的部位不同又分为浅感觉、深感觉和复合感觉（皮质感觉）。

感觉功能评定方法如下。

1. 浅感觉

（1）触觉：患者闭目，检查者用棉签或软毛笔轻触患者的皮肤，让患者回答有无一种轻痒的感觉。

（2）痛觉：患者闭目，检查者用大头针的尖端和钝端以同等的力量随机轻刺患者的皮肤，要求患者立即说出具体的感受如疼痛、疼痛减退/消失、感觉过敏及部位。

（3）温度觉：患者闭目，用盛有热水（40～45℃）及冷水（5～10℃）的试管，交替接触患者的皮肤，让患者回答"冷"或"热"。

（4）压觉：检查者用拇指或指尖用力压在皮肤表面，要求患者回答是否感到压力。

2. 深感觉

(1) 运动觉：患者闭目,检查者被动活动患者的四肢,让患者说出肢体运动的方向。

(2) 位置觉：让患者闭目,检查者将一侧肢体被动摆放在一个位置,让患者说出肢体所在的位置。

(3) 震动觉：用每秒震动 128~256 次(Hz)的音叉柄端置于患者的骨隆起处,询问患者有无震动感。

3. 复合感觉

(1) 形体觉：患者闭目,将常用物体放在患者手中,让患者辨认物品。

(2) 定位觉：患者闭目,用手轻触患者的皮肤,让患者用手指出被触及的部位。

(3) 两点辨别觉：指尖最敏感 2~4 mm,指背 4~6 mm,手掌 8~12 mm,手背 2~3 cm,上肢 7~8 cm。

(三) 关节活动度评定

关节活动分为 2 种,即主动活动和被动活动。关节活动度(range of motion,ROM)测定的基本姿势位：全身所有的关节按解剖部位的姿势位放置者为 0°,前臂的运动手掌面在矢状面上状态为 0°。轴、面的概念与解剖学一致。ROM 的测量方法：通用量角器法和方盘量角器法(表 1-1~表 1-3)。

表 1-1　上肢关节活动度测定法

| 部位名 | 运动方向 | 正常范围 | 角度计的用法 | | |
			固定臂	移动臂	轴心
肩胛带	前屈	0°~20°	通过肩峰前额面投影线	头顶和肩峰的连线	头顶
	后伸	0°~20°			
	上举	0°~20°	两肩峰的连线	肩峰与胸骨上缘连线	胸骨上缘
	下降	0°~10°			
肩关节(包括肩胛骨的活动)	前屈	0°~180°	通过肩峰的垂直线(站立或坐位)	肱骨	肩峰
	后伸	0°~50°			
	外展	0°~180°			
	内收	0°			
	外旋	0°~90°	垂直地面	尺骨	鹰嘴
	内旋	0°~90°			
	平屈曲	0°~135°	通过肩峰的额面投影线	外展 90°后进行水平面移动的肱骨长轴	肩峰
	水平伸展	0°~30°			
肘关节	屈曲	0°~145°	肱骨	桡骨	肘关节
	伸展	0°~5°			
前臂	旋前	0°~90°	与地面垂直	包括伸展拇指的手掌面	中指尖
	旋后	0°~90°			
腕关节	背屈	0°~70°	桡骨	第 2 掌骨	腕关节
	掌屈	0°~90°			
	桡屈	0°~25°	前臂骨(前臂轴的中心)	第 3 掌骨	
	尺屈	0°~55°			

表 1-2 下肢关节活动度测定法

部位名	运动方向	正常范围	角度计的用法		
			固定臂	移动臂	轴心
髋关节	前屈	0°～90°,0°～125°（屈膝时）	与躯干平行	股骨	股骨大转子
	后伸	0°～15°			
	外展	0°～45°	髂前上棘连线的垂直线	股骨中心线（髂前上棘至髌骨中心）	髂前上棘
	内收	0°～20°			
	内、外旋	0°～45°	膝 90°屈曲位,由髌骨向下的垂直线	小腿长轴	髌骨
膝关节	屈曲	0°～130°	股骨（大转子与股骨外髁中心）	小腿骨（腓骨小头至腓骨外髁）	膝关节
	伸展	0°			
小腿	外旋	0°～20°	膝屈曲 90°小腿长轴自然所向的位置	移动的外腿长轴	跟部
	内旋	0°～10°			
踝关节	背屈	0°～20°	向小腿骨轴的垂直线（足底部）	第 5 跖骨	足底
	跖屈	0°～45°			
足	外翻	0°～20°		足跖面	无规定
	内翻	0°～30°			
	外展	0°～25°	第1,第2跖骨间的足轴	同左	前足部关节
	内收	0°～25°			

表 1-3 脊柱关节活动度测定法

部位名	运动方向	正常范围	角度计的用法		
			固定臂	移动臂	轴心
颈部	前屈	0°～60°	前额面正中线	外耳道与头顶连线	肩关节中心（肩峰部）
	后伸	0°～50°	前额面正中线	外耳道与头顶连线	肩关节中心（肩峰部）
	旋转	0°～70°	背面	鼻梁与后头结节连线	头顶
	左右侧屈	0°～50°	第 7 颈椎棘突与第 5 腰椎棘突的连线	头顶与第 7 颈椎棘突的连线	第 7 颈椎棘突
胸腰段	前屈	0°～45°	通过第 5 腰椎棘突的垂线侧卧位时为水平线	第 7 颈椎与第 5 腰椎棘突的连线	第 5 腰椎棘突
	后伸	0°～30°			
	左右旋转	0°～40°	椅背的垂直线	两肩胛部的切线	两肩胛部的切线与椅背延长线的交点
	左右侧屈	0°～50°	Jacoby 线中点上的垂线	第 7 颈椎与第 5 腰椎棘突的连线	第 5 腰椎棘突

（四）肌力评定

肌力评定是运动功能评定的基本内容，其可以评价神经肌肉系统功能损伤的范围及程度，常用徒手肌力测定法（manual muscle testing，MMT）（表1-4）。1916年由Lovett提出，后来有所改进。在特定的体位下，分别在减重力、抗重力和抗阻力的条件下完成标准动作。

表1-4　MMT分级法

分　级	表　现	LOVETT分级
0	肌肉无收缩	零（zero，Z）
1	无关节活动，可触及肌收缩	微缩（trace，T）
2	在消除重力下，完成关节活动	差（poor，P）
3	能抵抗自身小阻力，完成关节活动	尚可（fair，F）
4	能抵抗较小阻力，完成关节活动	良好（good，G）
5	能抵抗较大阻力，完成关节活动	正常（normal，N）

（五）步态评定

对步行能力的评定有多种不同的方法，但是目前为止尚缺乏一个通用的定量的标准。依据简单实用的原则，这里仅介绍Hoffer步行能力分级（表1-5）。

表1-5　Hoffer步行能力分级

级　别	类　型	特　征
Ⅰ	不能步行者	无任何步行能力
Ⅱ	非功能性步行者（治疗性步行者）	用KAFO、腋拐等能在治疗室内行走，耗能大、速度慢、距离短，仅有治疗价值，无实用功能
Ⅲ	家庭性步行者	用AFO、手拐等可在家庭内行走自如，但不能在室外长久进行
Ⅳ	社区性步行者	用AFO、手拐甚至徒步可在室外和所在社区内行走并进行一般性社区活动，但越出社区范围的长时间步行仍需要使用轮椅或残疾车等

（六）日常生活活动能力评定

日常生活活动能力（activities of daily living，ADL）是评定康复对象的基本活动能力和活动受限指标，反映人们在家庭和社区的基本能力（表1-6）。

表1-6　日常生活活动能力量表（Barthel指数）

项　目	评　分	标　准	评估日期	
大　便	0	失禁或昏迷		
	5	偶有失禁（每周<1次）		
	10	控制		
小　便	0	失禁或昏迷或需由他人导尿		
	5	偶有失禁（每24小时<1次）		
	10	控制		
修　饰	0	需要帮助		
	5	自理（洗脸、梳头、刷牙、剃须）		

项 目	评 分	标 准	评估日期		
如 厕	0	依赖他人			
	5	需部分帮助			
	10	自理(去和离开厕所、使用厕纸、穿脱裤子)			
进 食	0	较大或完全依赖			
	5	需部分帮助(切面包、抹黄油、夹菜、盛饭)全面			
	10	自理(能进各种食物,但不包括取饭、做饭)			
转 移	0	完全依赖他人,无坐位平衡			
	5	需大量帮助(1~2人,身体帮助),能坐			
	10	需少量帮助(言语或身体帮助)			
	15	自理			
活 动	0	不能步行			
	5	在轮椅上能独立行动			
	10	需1人帮助步行(言语或身体帮助)			
	15	独立步行(可用辅助器,在家及附近)			
穿 衣	0	依赖他人			
	5	需一半帮助			
	10	自理(自己系、开纽扣、系、开拉链和穿鞋)			
上、下楼梯	0	不能			
	5	需帮助(言语、身体、手杖帮助)			
	10	独立上下楼梯			
洗 澡	0	依赖			
	5	自理(无指导能进出浴池并自理洗澡)			
总得分					
评估人					

二、围手术期康复护理

(一)术前康复护理

1. 术前教育 有针对性地对不同手术患者及其家属进行术前健康知识宣教,使患者和家属了解主动配合康复训练的目的、方法和注意事项。

2. 术前评估 术前充分评估患者的生理功能及心理状态,以确定患者对骨科手术配合及术后康复治疗的耐受和适应程度。

3. 术前康复指导 术前有计划地对患者进行功能训练,并让患者适应和学会康复训练要领。例如,踝泵、ROM、股四头肌等肌力训练等;辅助行走器具(如助行器、拐杖)的使用;术前雾化、咳嗽及排痰训练和改善心肺功能的训练;床上大、小便训练等。

4. 术前营养指导 营养不良的患者术前需行营养支持治疗,重者甚至择期或限期手术;有贫血的患者首先治疗原发疾病,同时进行贫血治疗。

5. 术前禁食指导 术前6小时前患者可进食固体食物;术前2小时饮用清饮料,清饮料包括清水、糖水、无渣果汁、碳酸类饮料、清茶及黑咖啡(不加奶),但不包括含酒精类饮品。

6. 术前睡眠管理　术前需保证患者有良好的睡眠,适当活动及功能锻炼促进睡眠,睡眠质量不佳者术前可在医师指导下应用促进睡眠的药物。

(二) 术中康复护理

减少损伤是术中康复护理的原则。术中配合医师尽可能减少手术创伤,微创是快速康复的重要因素。术中同时关注麻醉方式选择、体温控制、液体管理、并发症预防等。

(三) 术后康复护理

1. 提倡早期康复训练　康复治疗师和康复护士及早介入术后功能训练。训练时机的选择:择期手术(如关节置换术)者可在术后当日开始;急症手术(如骨折)可在复位固定后,在保证患者安全的情况下及早开展康复训练,防止关节僵硬和肌肉挛缩。

2. 加强疼痛管理　内容包括疼痛宣教、合理疼痛评估、超前镇痛、麻醉术后处理;多模式镇痛药运用和尽早使用非甾体抗炎药的观察和处理等。

3. 积极处理水肿　处理水肿的方法包括局部加压包扎、冰敷、制动、抬高患侧肢体,必要时遵医嘱给予消肿药物治疗。

4. 预防静脉血栓　预防措施包括术中手术者操作尽量精细,减少组织损伤;止血带的规范使用;术后抬高患肢,防止静脉回流受阻;术中和术后适度地补液和协助患者多饮水,避免脱水;术后鼓励和协助患者勤翻身、多做深呼吸及咳嗽动作、早期功能锻炼、早期下床活动;配合物理预防,如踝泵应用、梯度压力弹力袜使用等;遵医嘱的药物预防,如普通肝素、低分子肝素钠的应用等。

5. 预防术后感染　遵循常规预防感染措施。

6. 合理的术后液体和引流管的优化　按规范进行护理。

7. 教会患者康复器具的应用　如假肢、矫形器、助行器及轮椅等。

8. 关注患者出院后康复

(1) 借助康复医学科、康复医院或社区医院促进康复。

(2) 督促随访管理:术后 2~3 周进行随访,随访内容包括检查切口、拆线、评定关节功能状况、治疗疼痛、纠正睡眠障碍及静脉血栓栓塞等并发症的防治处理;术后 3 个月、6 个月、12 个月及以后每年的随访,内容包括功能量表测定、影像学评价、并发症处理等。

第六节　骨科疾病康复护理的展望

随着人口老龄化的加剧,骨科急、慢性病人群的增多以及疾病谱的变化等,多重健康问题叠加,随之而来的是骨科患者对于康复的需求逐渐增加,加强骨科康复医务人才的培养、拓展骨科多模式康复训练系统、加快发展康复辅助器具产业等是亟须解决的问题。

一、加强骨科康复医务人才的培养

康复工作是整个医疗工作的重要组成部分。对骨科患者而言,术后康复关系到其功能与生活质量能否改善,因此非常重要。有文献报道,有 10% 的骨科医护人员未接受过相关的培训,93.04% 的骨科医护人员对康复培训有需求。目前在我国尚缺少完善的康复医学培训系统,康复人员的缺口非常大,因此迫切需要增加康复医学专业人员的培养,完善康复医学培养系统,加大专业康复人员的培养。

(一)建立完善的骨科康复人才培养体系

相对于社会需求而言,康复人才供给严重缺乏。要突出社会需求导向,加强人才需求预测,统筹康复行业发展和人才培养整体规划,动态调整高校学科专业设置、培养层次、招生规模等,纵向形成完整的康复专业学历教育体系,横向构建院校教育、继续教育、在职教育等有机结合的人才培养体系。

(二)构建骨科康复教育四大标准体系

要构建康复教育准入标准,人才的培养质量是教育的核心,康复人才的教育不能盲目无序地扩大,应在硬件设施、师资人员方面严格准入,在课程设置等方面加以规范。要构建教育层次标准,使学历教育、学历后教育、非学历教育等各层次的教育都有标准可循。要构建专科培训标准,在老年疾病、心肺疾病、骨关节疾病、脑血管疾病等常见专科疾病康复培训上统一标准。要构建质量监管标准,做好执业资质认定和动态追踪监管,在各层面建章立制,把好康复人才的"进口"和"出口",提高康复人才的质量。

(三)编织骨科康复专业人才培养网络

疾病谱的变化要求康复行业越来越专科化、精细化。康复人才要满足社会多元化的需求,需要我们建立康复医学与康复治疗学亚专科培养模式,既培养全科人才,也培养专科人才。根据国家分级诊疗的要求,形成分层康复治疗服务的人才培养模式,以达到综合医院康复科、康复机构、社区康复机构、居家康复服务机构之间无缝连接的状态。

(四)塑造骨科康复领军人才

学科带头人和领军人物的培养至关重要。培养的康复人才应该是集应用型、知识型、智能型、创新型为一体的"四型"康复人才。其中,创新型是未来培养的重点,也是康复行业跨越式发展的关键点。注重培养康复人才的创新意识和创新能力,探索建立以创新、创业为导向的康复人才培养机制,完善"产学研用"结合的康复人才育人模式,瞄准智能康复、精准康复、物联网、互联网+康复等新兴领域培养高端创新型康复人才,以满足不断增长的社会需求,推动康复行业蓬勃发展。

二、拓展骨科多模式康复训练系统

(一)出台骨科患者术后康复训练指南

文献报道,迄今尚未看到中国骨科患者术后康复的相关指南,这也是骨科患者术后康复医疗未能系统规范进行的主要原因。因此,管理层面尽快组织相关专家编写中国骨科患者术后康复的相关指南和制定可行的骨科患者术后康复临床路径是指导医护人员正确有效开展康复工作当务之急的任务。

(二)组建骨科康复多学科联合团队

骨科康复多学科合作团队可以由骨科医师、康复医学科的医师、治疗师、护士组成,共同负责患者的诊断、临床治疗、评定及康复治疗和护理,使临床治疗和功能康复密切结合,以促进患者更好、更快、更全面地恢复功能,尽快重返社会。

(三)利用互联网促进骨科康复训练

充分利用现代技术手段,开展线上远程患者教育及康复训练,提高患者康复训练的依从性;同时适时进行康复效果的评估,促进康复治疗融入社会及家庭。

(四) 建立健全社区医疗康复机构

现阶段,我国大多数骨科患者无法在康复医疗机构完成全程康复,患者的康复还需从医院延续至社区和家庭,在社区及家庭进行康复训练,因此建立健全社区康复机构非常重要。

三、加快发展康复辅助器具产业

2016 年 10 月,国务院下发了《国务院关于加快发展康复辅助器具产业的若干意见》(国发〔2016〕60 号),文件阐述了加快发展康复辅助器具产业的意义,即有利于引导激发新消费、培育壮大新动能、加快发展新经济,推动经济转型升级;有利于积极应对人口老龄化,满足残疾人康复服务需求,推进健康中国建设,增进人民福祉。强调了四项基本原则,即坚持市场主导、政府引导;坚持自主创新、开放合作;坚持问题导向、突出重点;坚持统筹兼顾、协调发展。指明了发展的目标,即到 2020 年,康复辅助器具产业自主创新能力明显增强,创新成果向现实生产力高效转化,创新人才队伍发展壮大,创新驱动形成产业发展优势。提出了四大任务,即增强自主创新能力;促进产业优化升级;扩大市场有效供给;营造良好市场环境。并在政策支持和保障措施上给予了指导。该文件的出台为提升康复辅助器具产业核心竞争力带来新的机遇与挑战。

(丁小萍　戴晓洁　乔安花)

参 考 文 献

[1] 中国健康促进基金会骨病专项基金骨科康复专家委员会.骨科康复中国专家共识[J].中华医学杂志,2018,98(3):164-170.

[2] 周文娟,刘义兰,胡德英.新编骨科康复护理指南[M].武汉:华中科技大学出版社,2013:1-5.

[3] 宁宁,侯晓玲.实用骨科康复护理手册[M].北京:科学技术出版社,2016,31(3):66-68.

[4] 关骅,张光铂.中国骨科康复学[M].北京:人民军医出版社,2011,98(3):101-103.

[5] 于长隆.骨科康复学[M].北京:人民卫生出版社,2016,96(3):96-99.

[6] 周谋望.抓住机遇,迎接挑战促进我国骨科康复的发展[J].中国康复,2010,31(2):83-84.

[7] 李建军,程军,高峰,等.我国康复人才战略研究[J].中国康复理论与实践,2016,22(5):605-607.

[8] 吕艳伟,吴新宝,侯树勋,等.骨科医护人员康复知识与技能知信行现状的多中心调查研究[J].中国骨与关节杂志,2016,5(3):209-212.

第二篇

脊柱疾病的康复护理

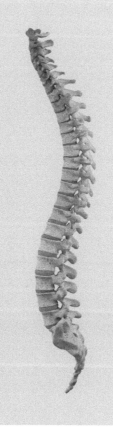

第一章
颈椎病的康复护理

第一节　颈椎病的基础知识

一、定义

颈椎间盘是脊柱的重要组成部分,它具有支持功能与发生活动的作用。尽管椎间盘细胞有自我修复的功能,但是在中年之后,椎间盘都开始发生不同程度的退变,几乎所有70周岁以上的老年人都存在影像学上可见的颈椎退变。遗传和生活方式是影响退变的两个重要因素。

下颈椎较上颈椎更容易发生退变,正常的椎间盘较退变椎间盘能够承受更多的负荷,不同类型的应力,在造成纤维环撕裂的时候可以伴有不同程度的髓核突出。

大多数的椎间盘突出都发生在旁正中区域,但也可以出现在中央区、椎间孔区、前方区域。最常见的突出节段是C5/6,其次是C4/5、C6/7节段。患者症状的严重程度取决于椎间盘突出的位置、大小及引起的炎症反应的程度。另一个重要的因素是椎管和椎间孔的大小,同时伴有的退变现象还包括:钩椎关节增生、关节突关节病、黄韧带肥厚和骨化、后纵韧带骨化等。虽然部分椎间盘突出患者可以毫无症状,但是大多数患者会表现为轴性疼痛、神经根疼痛、伴有或者不伴有神经损害表现,严重的还可以引起脊髓病,部分患者可同时存在颈脊髓病变、神经根病变及颈部疼痛。

2008年在上海举办的"全国第三届颈椎病专题研讨会"纪要,明确了颈椎病的定义,即颈椎椎间盘组织退行性改变及继发病理改变累及其周围结构组织(神经根、脊髓、椎动脉、交感神经及脊髓前中央动脉等),并出现与影像学改变相应的临床表现时,称为颈椎病。

二、流行病学

有关颈椎病的发病率,各地报道不一,为3.8%～18%,男性多于女性,颈椎病不同症型的病例数差别较大,神经根型最多,约占6%,其他依次为椎动脉型、脊髓型、交感型。

三、病因

颈椎退变(图2-1-1)的发病机制尚不明确,绝大多数学者认为退变的起始因素是椎间盘基质中的蛋白多糖减少,进而导致椎间盘进行脱水的改变。椎间盘水分减少进一步引起其生物力学性能改变,使得椎间盘僵硬,纤维环或终板易损伤。颈椎间盘突出是颈椎间盘退变的一个病理过程,是指突出的髓核和破裂的纤维环凸向椎管内,引起脊髓或神经根受压而产生的相应的临床症状。

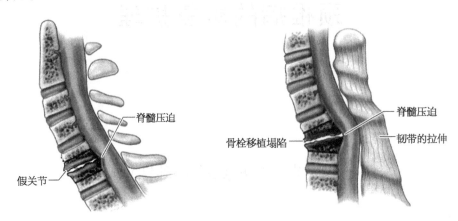

图2-1-1　颈椎退变示意图

随着椎间盘组织体积的固缩减小、椎间隙高度丢失、椎节力学性能发生改变,最常见如钩椎关节或者关节突关节高负荷、骨组织反应性修复使得软骨下骨增生、硬化而形成骨赘。骨赘对于颈椎退变症状的发生十分重要。骨赘突向椎间孔可能压迫椎间孔内的神经根产生症状。骨赘向外形成可压迫椎动脉,导致椎动脉供血不足引起眩晕。椎体骨赘向后形成导致其占据椎管横断面较大比例,椎管缓冲空间相对狭小,可以压迫椎管内脊髓,导致脊髓型颈椎病。此外,椎间隙高度丢失导致后方黄韧带皱褶也会导致脊髓的压迫。关节突关节发生退变而产生前后方移位、不稳,可能进一步危及椎管内脊髓和椎间孔处神经根。60岁以上的脊柱疾患其后纵韧带骨化发病率高达15%~20%。颈椎后纵韧带骨化可引起颈椎椎管的明显狭窄,从而压迫脊髓和神经根而产生症状。

尽管颈椎病、颈椎间盘突出症及颈椎后纵韧带骨化症发病原因不尽相同,但导致发病的病理解剖基本相似,即椎间盘、关节突关节及钩椎关节和韧带等退行性变和病变组织压迫邻近脊髓、神经根、椎动脉和食管等。故解除压迫、重建功能是颈椎退变外科治疗的最主要的理论基础。

四、临床表现

(一) 颈型颈椎病

1. 年龄　大多数以青壮年为多,个别也可以在45岁后发病,后者大多属于椎管矢状径较宽者。

2. 症状　以颈部酸胀及颈枕部不适为主诉,约半数患者颈部活动受限或强迫体位,个别患者上肢有短暂的感觉异常。

3. 体征　颈部多自然伸直,生理曲度减少或者消失,患者颈椎棘突间及两侧可有压痛,但多较轻。

4. 影像学表现　X线片上颈椎生理曲度变直或者消失,动力位上约2/3病例椎间隙松动,轻度梯形改变。MR成像显示髓核可能有早期变性征,尤以屈颈位为明显,少数病例可发现髓核后凸征。

（二）神经根型颈椎病

1. 神经根性疼痛　最为多见,其范围与受累椎节的脊神经分布区域相一致。与其相伴随的是该神经支配区域的其他感觉障碍,其中以麻木、过敏和感觉减退等为多见。

2. 根性肌力障碍　神经根中前根受压者明显,早起肌张力增高,很快出现减弱并肌肉萎缩,但受累范围也仅局限在该神经根支配区域。

3. 腱反射改变　即该神经根所参与的反射弧出现异常。早起呈现活跃,而中、后期则减退或消失。检查时应与对侧相比较。单纯根性受累通常不会出现病理反射,如伴有病理反射,则表示脊髓本身亦同时受累。

4. 颈部症状　因根性受压的原因不同,轻重表现也不一。由髓核突出所致者则症状较轻微或无特殊发现。

5. 特殊试验　凡增加脊神经根张力的牵拉性试验大多阳性,尤其是以急性期和后根受压为主者。譬如颈椎挤压试验者多见于髓核突出(脱出)及椎节不稳病例。

6. 影像学表现　视病因不同可出现椎节不稳、梯形改变、颈椎生理曲度变异、椎间孔狭窄、钩椎关节增生等各种异常现象中的一种或数种。MR 成像可显示椎间盘变性、髓核后突(甚至凸向神经根管),且大多偏向患侧。

（三）脊髓型颈椎病

1. 锥体束征　为脊髓型颈椎病的主要特点。其产生机制是致压物对锥体束的直接压迫或局部血供的减少、中断。临床上多先有下肢乏力、双腿发紧、抬步沉重感等,渐而出现跛行、易跪倒或者跌倒、足尖不能离地及胸部有束带感等。检查时可以发现反射亢进,踝、膝阵挛及肌肉挛缩等典型的锥体束征。

2. 肢体麻木　此症状主要是脊髓、丘脑束同时受累所致,该束纤维排列顺序与锥体束相似,自内向外为颈、上肢、胸、腰、下肢和骶段的神经纤维,因此,出现症状的部位及分型与锥体束相一致。

3. 反射障碍

（1）生理反射异常:病变波及脊髓的节段不同,各种生理反射会出现相应的改变,包括上肢的肱二头肌、肱三头肌和桡骨膜反射,下肢的膝反射和跟腱反射,早期多为亢进或者活跃,后期则减弱或者消失,此外,腹壁反射、提睾反射和肛门反射可减弱或者消失。

（2）病理反射出现:以 Hoffmann 征及掌颏反射阳性率高,其次为踝阵挛、髌阵挛及 Babinski 征等。

4. 自主神经症状　症状可涉及全身各系统,其中以胃肠、心血管及泌尿系统为多见。

5. 二便功能障碍　多在后期出现,起初以尿急、排空不良、尿频及便秘多见,渐而引起尿潴留或大小便失禁。

6. 屈颈试验　如突然将头颈前屈,双下肢或四肢有"触电"样感觉。

7. 影像学　X 线片上常有椎节梯形改变、骨刺形成、椎管矢状径大多小于正常,同时常伴有后纵韧带钙化、先天性椎体融合、前纵韧带钙化等异常表现。

（四）椎动脉型颈椎病

1. 椎-基底动脉供血不足　椎动脉在病变引起缺血情况下,可出现各种相似的症状,主要表现如下。

(1) 偏头痛:为多发症状,常因头颈部突然旋转而诱发。

(2) 迷路症状:主要为耳鸣、听力减退及耳聋等症状。

(3) 前庭症状:多表现为眩晕,其发生、发展和加剧均与颈部旋转动作相关。

(4) 记忆力减退:约半数患者出现此种现象。

(5) 视力障碍:有些病例出现视力减退、视力模糊、复视、幻视及短暂性失明等。

(6) 精神症状:以神经衰弱为主要表现,其中精神抑郁者较多,欣快者较少。

(7) 发音障碍:主要表现是发音不清、嘶哑及口唇麻木感等,严重者可出现发音困难,甚至影响吞咽。

(8) 猝倒:此为椎动脉痉挛引起的锥体交叉处突然缺血所致,多系突然发作,并有一定的规律性。

2. 自主神经症　由于椎动脉周围有大量的交感神经节后纤维,因此,当椎动脉受累时必然波及此处的交感神经而引起自主神经系统平衡失调。

3. 一般症状　如颈痛、枕部疼痛及颈部活动受限等,如病变同时累及脊髓或脊神经根时,则出现相应症状。

(五) 交感神经型颈椎病

1. 头痛　以枕部、偏头痛为主,可伴有头昏沉。

2. 感官症状

(1) 眼部:眼部胀痛、眼球外突、畏光、流泪、视物不清、视力下降、眼睑无力、瞳孔扩大、眼前发花、飞蚊症等交感神经兴奋症状;当交感神经抑制时,则有眼球内陷、眼睑下垂、瞳孔缩小、眼球干涩及 Horner 综合征表现。

(2) 耳部:主要为耳鸣,有时为蝉鸣样,有时为持续性低调嗡嗡声,多为单侧,伴有听力下降。

(3) 鼻部:鼻部不适、鼻塞、鼻痛、嗅觉过敏等。

(4) 咽喉:咽喉不适、有异物感、发音不清、吞咽困难等。

3. 心脏症状　心律紊乱,有时心动过速,有时心动过缓,心悸、心慌,或心前区疼痛,但心电图无改变,故称为"颈性冠心病"。

4. 血管运动功能障碍　交感神经受刺激兴奋时,血管收缩、痉挛,出现手足发凉、疼痛、发绀、脉搏细数、皮温低;当交感神经抑制时,则血管扩张、肢端发热、有灼烧感,或有手指肿胀、奇痒及血压忽高忽低等表现。

5. 汗腺分泌障碍　主要在上胸部、颈部、头面部及手部,表现为多汗或少汗,可为双侧,也可为一侧,有时半侧面部多汗,对侧无汗。

6. 消化系统及泌尿系统症状　患者可有胃肠不适、胃纳不佳、恶心、呕吐、腹泻或便秘等消化系统症状,有些患者也可表现为尿频、尿急、排尿不尽等泌尿系统症状。

(六) 食管压迫型颈椎病

1. 吞咽障碍　早期主要是吞咽硬质食物有困难及进食后胸骨后的异物感,渐而影响软食与流质饮食。

2. 其他颈椎病症状　单纯此型者少见,常伴有其他类型颈椎病症状。

3. **影像学表现**　X 线片上通常有骨刺形成，典型者呈鸟嘴状。在钡餐吞服透视下，可清楚显示食管狭窄的部位与程度。MRI 及 CT 均可显示骨赘对食管的影响。

（七）混合型颈椎病

混合型颈椎病是指临床上出现两型或者两型以上的症状、体征的颈椎病。此为临床上最常见。

五、诊断标准

（一）颈型颈椎病

（1）主诉颈肩枕部疼痛或感觉异常，伴有相应颈部体征。

（2）X 线上显示颈椎曲度改变，动力位上可显示椎体间关节不稳与松动。MRI 显示髓核可能有早期变性征，尤以屈颈位为明显，少数病例可发现髓核后突征。

（3）需要排除鉴别颈部扭伤、肩关节周围炎、风湿性肌纤维组织炎、肩胛背（上）神经卡压综合征、神经衰弱及其他非因颈椎间盘退变所致颈、肩部疼痛者。

（二）神经根型颈椎病

（1）具有典型的根性症状如麻木、疼痛等，且其范围与颈脊神经根所支配的区域一致。

（2）压颈试验、上肢牵拉试验多为阳性。

（3）X 线片可见颈椎曲度改变、不稳及骨赘形成等异常改变。

（4）神经根诊断性封闭效果不明显。

（5）影像学上显示的病变节段和体格检查上一致（图 2 - 1 - 2）。

（6）应除外颈椎病其他器质性病变，如结核、肿瘤等，并排除胸廓出口综合征，腕管综合征，尺神经、桡神经和正中神经受损，肩关节周围炎，肱骨外上髁炎，肱二头肌腱鞘炎等。

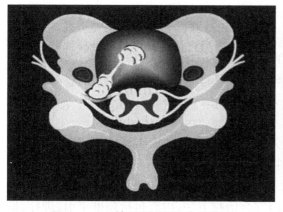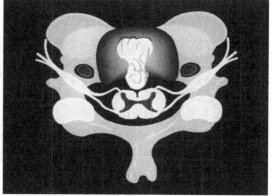

图 2 - 1 - 2　神经根型颈椎病示意图　　　　图 2 - 1 - 3　脊髓型颈椎病示意图

（三）脊髓型颈椎病

（1）临床上具有脊髓受压表现：① 中央型：症状先从上肢开始。② 周围型：症状先从下肢开始。③ 中央血管型：上、下肢同时出现症状。

（2）影像学上除病变椎节体格检查和影像学一致外，在动力性 MR 成像技术效果更佳，对诊断及分型至关重要，此外，脊髓水成像技术更可清晰显示脊髓全节段概况，包括受压部位节段和程度（图 2 - 1 - 3）。

（3）除外其他疾患：包括肌萎缩性脊髓侧索硬化症、脊髓肿瘤、脊髓空洞症、脊柱结核、颅底凹陷症、多发性神经炎、继发性粘连性蛛网膜炎、共济失调症及多发性硬化症等。

（四）椎动脉型颈椎病

（1）有椎-基底动脉供血不足，以眩晕为主，或曾有猝倒病史者。

（2）旋颈诱发试验阳性。

（3）影像学 X 线除椎节不稳外，尚可发现钩椎增生、椎间孔狭小及椎骨畸形等异常。数字减影造影技术（DSA）能够获得清晰的椎动脉成像。但目前有被椎动脉 MR 成像技术（MRA）所替代的趋势。CTM 具有立体感的血管形象更有利于对病情的判定。

（4）一般均有明显的交感神经症状。

（5）除外眼源性和耳源性眩晕。

（6）除外椎动脉Ⅰ段受压引起的基底动脉供血不足者。

（7）除外神经官能症与颅内肿瘤等。

（8）椎动脉造影或者血管成像等。

（五）交感神经型颈椎病

单纯交感神经型颈椎病比较少见。如果有上述自主神经紊乱的症状，而病因不清，又同时有颈肩部疼痛、手指麻木，或有头痛、头昏、眩晕等椎-基底动脉系统供血不足的症状，或有下肢感觉、运动、反射异常等表现，特别是影像学检查改变，诊断即可成立。此型颈椎病的诊断标准尚有较多争议，有待进一步讨论。

（六）食管压迫型颈椎病

1. 吞咽困难　早期惧怕吞咽较干燥的食物，颈前屈时症状减轻，后仰时症状加重。

2. 影像学检查　通常是 X 线钡餐结合 CT/MRI 进行诊断。

六、治疗

颈椎病的治疗可分为非手术治疗及手术治疗两类，在制定治疗方案时，要根据患者不同的临床类型、病程长短、病情轻重、身体状况及对治疗效果的反应等进行全面分析，及时调整治疗方案。

（一）非手术治疗

1. 非手术治疗的原则

（1）安全第一：颈椎是人体解剖结构中最为精巧的部位之一，由于其解剖位置和生理功能的特殊性，所以在治疗时要求严格遵循安全性原则，临床中任何粗暴的治疗方法不仅达不到预期效果，反而容易引起不良后果。

（2）综合治疗：非手术疗法是中西医结合的综合治疗方法，内容包括颈椎牵引、理疗、推拿、针灸、药物、休息、颈托和锻炼等。

（3）规范治疗：临床治疗时要根据颈椎病的诊断、分型与分期确定非手术治疗所要达到的目的，再根据治疗目的采取相应的措施。

（4）循序渐进：在治疗中，应根据诊断及患者的病情及时给予各种有效的治疗措施，这样既有利于患者病情恢复，又可对其预后做出充分的估计。

2. 非手术治疗的作用

（1）延缓或阻止颈椎病的发展。

（2）改善颈椎病的病理解剖与病理生理状态。

（3）有利于颈椎病引起的各种创伤性反应的康复。

（4）预防复发。

3. 非手术治疗的一般治疗方法

（1）休息：休息是颈椎病康复的首要条件。

（2）体位：颈部的体位对颈椎病的发生及发展至关重要。

（3）固定与制动：无论何种类型的颈椎病，局部的制动是病情康复的基本要求。需保持颈椎局部安静，维持正常体位，避免加重颈部外伤，这是手术治疗的需要，也是手术后康复的需要。临床上通常用颈托制动与固定颈椎。颈托可以限制颈部的过度活动，缓解与改善椎间隙内压力，同时能减轻椎节前方对冲性压力，增加颈部支撑作用。

（4）枕头：枕头是睡眠时维持头颈部正常位置的主要卧具，可保持颈椎正常的生理曲度。因此枕头的高度一定要合适，不可高枕，不可无枕，枕头禁放枕部上方。

（5）保暖与防潮：低温及潮湿与颈椎病的发生和发展密切相关，需要防止颈部受凉，又要避免潮湿环境。

（6）活动：要定时改变头颈部体位，定时远视，及时调整桌面或者工作台面的高度和倾斜度。

4. 非手术治疗中的特殊疗法

（1）牵引疗法：作用：① 制动与固定头颈部作用。② 有利于突出物的回纳。③ 恢复颈椎椎间关节的正常列线。④ 松弛颈部肌肉。⑤ 牵开椎间孔。⑥ 缓解椎动脉第二、三段的折曲。⑦ 减轻和消除颈椎局部的创伤性反应。

（2）推拿手法疗法：作用：① 疏通颈项经络。② 行气活血消肿。③ 松解痉挛肌肉。④ 整复错位颈椎。

（3）针灸疗法：作用：① 止痛镇静。② 抗炎消肿。③ 调整肌肉、韧带状态。

（4）穴位注射：作用：① 阻止颈肩部病理反射过程的发生、发展，消除传向神经系统的病理冲动。② 保护神经系统，恢复颈部的正常功能。③ 消除颈肩部肌肉痉挛及其导致的疼痛。④ 改善肌肉的营养状况，促进局部血液循环。⑤ 调节机体各部阴阳平衡，使之相互协调。

（5）局部封闭疗法：作用同穴位注射。

（6）中西医药物疗法：药物治疗是颈椎病综合措施中不可缺少的部分，合理的药物治疗不仅可以消炎退肿，缓解疼痛，还可以改善局部血液循环，促进损伤组织的修复，加快愈合，维持正常的新陈代谢和生理功能。

（7）刮痧与拔罐疗法：借助于刮痧和拔罐工具，此疗法具有畅通气血，疏经活络，行气止痛，改善血液循环，促进细胞代谢，增强机体免疫功能的作用。

（8）物理疗法：人工物理因子包括光、电、磁、声、热、冷、运动等，自然物理因子有矿泉水、空气、日光、海水、森林、泥沙等。理疗具有镇痛、消炎、促进组织再生、兴奋神经肌肉和松解粘连等作用。

（9）体育锻炼疗法：作用：① 增强、调节肌力。② 改善血液供应。③ 有利于做好术前准备。

（二）手术治疗

颈椎病中90%的患者都可以通过非手术治疗治愈或者明显好转，因此对于每例颈椎病患者均应首选非手术治疗,只有当脊髓严重受压并有液化灶者才需要尽早手术。

1. **颈椎前路手术**　颈椎前路手术(图2-1-4)是通过颈椎前方对颈椎椎体暴露,即在颈部前方正中或偏向一侧切开皮肤,并向下松解、分离,以达到显露实施手术椎节的目的。

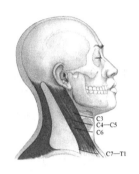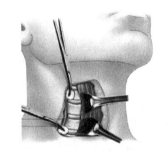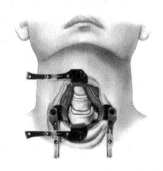

图2-1-4　颈椎前路手术示意图

(1) 适应证:① 颈椎髓核突(脱)出。② 椎体后缘骨质增生,并对硬膜囊致压及临床症状者。③ 颈椎椎节不稳定。④ 前方骨赘所致吞咽困难者。⑤ 髓核后突已形成钙化者。

(2) 优点:① 减压直接、彻底。② 瞬时恢复椎节高度、生理曲度和椎管内径。③ 椎节易稳定。

(3) 常用术式:① 单纯椎间盘髓核摘除术。② 椎间盘切除+植骨融合术。③ 髓核摘除+人工椎间盘植入术。④ 髓核摘除+Cage植骨融合术。⑤ 椎体次全切+人工椎体/钛网+钛板植入术。

2. **颈椎后路手术**　颈椎管狭窄症中的严重型大多需手术治疗,尤其是发育性椎管狭窄者。最有效的手术是颈椎后路椎管扩大成形术(图2-1-5)。其目的是扩大椎管、解除脊髓后方的压迫,同时尽可能减少颈椎后部结构的损伤。

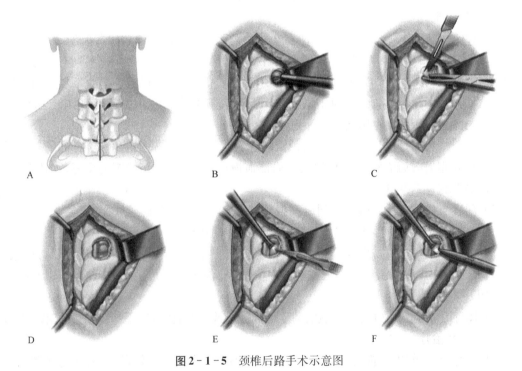

图2-1-5　颈椎后路手术示意图

（1）适应证：① 颈椎发育性椎管狭窄者。② 合并颈椎病、黄韧带或后纵韧带钙化等继发性椎管狭窄者。③ 严重继发性、粘连性蛛网膜炎者。④ 包括颈椎骨折脱位、椎管肿瘤及颈脊髓中央空洞症等均需从后路手术。

（2）优点：① 对椎管狭窄者直接减压。② 对颈椎病或后纵韧带骨化间接减压。

（3）常用式式：① 颈椎半椎板切除术。② 颈椎半椎板切除椎管成形术。③ 颈椎双侧椎板切除（减压）探查术。④ 颈椎后路扩大性椎板切除术。⑤ 单（侧方）开门式椎管成形术。⑥ 双（正中）开门式椎管成形术。⑦ 颈椎后路"Z"字成形术。⑧ 棘突漂浮（悬吊式）及黄韧带椎管成形术。

3. 颈椎前后路联合手术　颈椎前后路联合手术主要应用于合并颈椎椎管狭窄、颈椎病和严重后纵韧带骨化的患者。优点是可从前后两个方向同时直接减压。但是需要注意的是，该入路风险较大，术中易发生意外，需要仔细甄选患者（图2-1-6）。

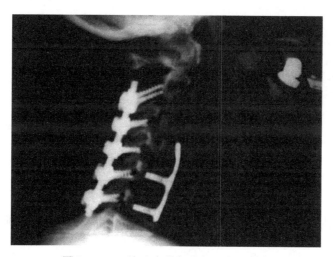

图2-1-6　前后路联合手术X线示意图

4. 颈椎内镜手术

（1）颈椎前入路内镜手术（图2-1-7）

1）适应证：C3～C7椎间盘突出，纤维环或后纵韧带钙化、骨赘形成。

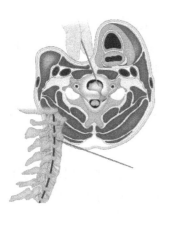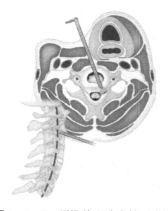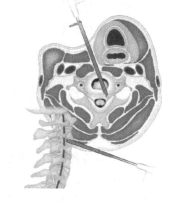

图2-1-7　颈椎前入路内镜示意图

2) 优点：① 局部麻醉下进行，患者意识清醒，可以有效避免神经损伤。② 创伤小，伤口约 6 mm，术后 12 小时可以离院。③ 手术精度高，对周围组织的创伤和出血少。④ 对病变部位进行直接减压。

3) 并发症：① 神经损伤。② 血管损伤。③ 内脏损伤。④ 感染。

4) 注意事项：颈椎不稳需要固定者慎重选择该术式。

（2）颈椎后入路内镜手术（图 2-1-8）

1) 适应证：① C4～C7 外侧/极外侧型椎间盘突出症。② 神经根型颈椎病。

2) 优点：① 局部麻醉下进行，患者意识清醒，可以有效避免神经损伤。不耐受患者可进行全麻。② 创伤小，术后 12 小时可以离院。

3) 注意事项：偏中央型的髓核不容易取出；钙化的髓核不宜进行后入路内镜手术；颈椎硬膜外静脉丛丰富，损伤后止血困难；明显后凸畸形者需慎重选择。

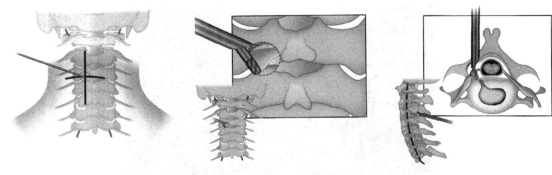

图 2-1-8　颈椎后入路内镜示意图

（3）颈椎其他内镜手术：另外，有学者进行显微镜下和 MED 下的颈椎手术。

第二节　颈椎病的围手术期护理

一、术前护理

（一）身体状况评估与检查

术前应对患者进行呼吸、循环、内分泌、神经等系统及精神状况的全面评估。

（1）对于老年患者（年龄＞65 岁）及合并内科疾病（如血管栓塞病变、呼吸睡眠暂停等）的患者，应完善相关疾病的检查，并评估心肺、脑血管等功能，必要时应请相关科室会诊。

（2）有吸烟史的患者，术前应戒烟。

（3）按专科要求完成 CT、MRI 的检查，为病情判断、手术方式的选择及术后对照提供依据。

（二）药物使用

对于因各种原因长期服用抗凝药物（华法林、氯吡格雷等）的患者，术前一般停用抗凝药物 7 天左右。需要指出的是，对于颈椎病手术患者是否需在术前停用抗凝药物，是否应根据患者个体差异（如凝血功能状况等）确定术前停用抗凝药物时间，目前尚存在较大争议。

（三）适应性训练

1. 气管和食管推移训练　该训练适用于多节段颈椎前路手术或颈部粗短的患者。

术前让患者练习用手自右向左牵拉气管、食管，以便能够耐受手术的牵拉刺激。具体方法：术前指导患者本人或家属用 2、3、4 手指指端从颈部右侧将气管、食管向左侧牵拉推移，或用另一只手协助牵拉，幅度必须超过中线，3～4 次/日，每次持续 5～10 分钟，逐渐增加至每次 30～40 分钟，体胖颈短者则延长时间。

2. 体位训练

（1）仰卧位方法：患者仰卧床上肩胛骨下方垫一软枕，仰头后伸位，2～3 次/日，10～20 分钟/次，逐渐增加到 30～40 分钟/次。

（2）石膏床卧位方法：患者俯卧于石膏床上，两手平放于身体两侧，额部垫一薄枕，注意不要将口鼻捂在枕头上，以免影响呼吸。每天锻炼 2～3 次，从 30 分钟开始直至 2～3 小时。

3. 床上肢体功能锻炼　上、下肢肢体屈伸，持重上举与手、足部活动。

4. 床上大、小便训练　术前患者应练习床上排尿、排便，直到能顺利排出为止，减少术后早期因卧床而引起的排泄困难。

（四）饮食护理与肠道准备

根据加速康复外科中国专家共识，鼓励患者进食，缩短术前禁食、水时间。指导患者进食高蛋白质、高维生素、高钙、高纤维素的食物，多食蔬菜、水果。建议术前 10 小时饮用 12.5% 碳水化合物的饮品 800 ml、术前 2 小时饮用 400 ml，有利于缓解术前患者的饥饿、口渴、烦躁、紧张等不良反应，有助于减少术后胰岛素抵抗，缓解分解代谢，甚至缩短术后住院时间。也可在术前咀嚼口香糖（无糖木糖醇），每间隔 3 小时咀嚼 1 次，每次咀嚼 10～15 分钟，每次 2 颗，以缓解患者术前口渴、饥饿的不适反应。

（五）疼痛护理

推荐采用多模式镇痛方案，药物首选非甾体消炎药，也可通过音乐疗法、分散注意力等方式，以达到有效止痛的效果，提高患者舒适度，为更好地迎接手术做准备。

（六）心理护理

不同的情绪反应对手术效果有不同的影响。过分的焦虑会引起不良的生理应激，造成患者免疫力低下，影响伤口愈合。应通过良好的医护患沟通，采用松弛疗法、正念减压等的方式，缓解患者的焦虑情绪。

（七）皮肤准备

颈椎前路男性患者术日晨剃须，颈椎后路患者术日晨剃光头。

（八）物品准备

术前为患者选择型号合适的颈托，使其逐渐适应在床上戴颈托翻身和术后的起床活动。

二、术后护理

（一）搬运及体位

患者术后麻醉作用尚未消失，肢体处于无自主状态。要注意防止因搬运不当而致手术失败。搬运时应采取三人平托法。三人同位于病床与患者外侧，分别托起患者头颈、躯干、下肢，保持患者身体轴线平直不扭曲,尤其是颈部保持自然中立位,切忌扭、转、过伸或过屈,将患者轻轻放置在病床上。患者完全清醒,头部即可垫小枕头,术后 24 小时内头颈部制动,颈部两侧各放置 1 只沙袋,24 小时后起床可改用颈托加以固定和制动,术后次日可给予半卧位。颈椎内镜手术的患者,术后当天卧床,6 小时后可在头颈部保护下翻身,注意侧卧位时颈部的固定。术后次日即可在颈托保护下下床活动。

(二) 病情观察

术后除心电、血压、引流等常规监护外,应重点观察患者呼吸系统和神经系统的变化。

(1) 密切观察生命体征:测量记录血压、脉搏、呼吸每小时一次,共 6 次,常规使用心电监护,颈椎内镜手术后可不使用。

(2) 重点观察呼吸的频率、节律、深浅和有无缺氧的表现,如口唇发绀、鼻翼扇动、憋气等。为减少呼吸道分泌物,除蒸气雾化吸入外,为防止肺部并发症,应做深呼吸,有痰时争取咳出来。

(3) 对于颈椎前路手术患者,术后应严密观察切口是否肿胀、注意颈部有无增粗,切口敷料有无渗液,并重视患者主诉。若短时间内伤口出血量多,肿胀明显、增粗并伴有生命体征改变者,立即报告医师对症处理。可常规配备气管插管器材或气管切开包,以备因发生椎前血肿压迫气管导致患者窒息的紧急处置之需。

(4) 观察吞咽与进食情况,尤其在术后 24～48 小时内,有无呛咳及吞咽困难,并注意有无腹胀。有无发音不清、声音嘶哑,以判断有无喉上神经和喉返神经损伤。

(5) 观察四肢肌力、感觉及运动功能,与术前对比,如有异常立即汇报医师。

(三) 引流管护理

妥善固定引流管,注意保持引流管通畅,不定时挤压引流管,防止引流管堵塞,特别注意患者翻身时引流管的位置,保证其不打折,不受压,注意观察引流液颜色、性质、液量,当短时间内有大量血性液或大量无色液引出时,提示可能有活动性出血或脑脊液漏,应立即报告医师,采取有效措施。颈椎内镜手术术后常规不放置引流管。

(四) 饮食护理

术后 4 小时进流食,以后视病情逐渐过渡到半流食、软普食、普食。饮食要合理搭配,不可单一,同时要有节制,不可暴饮暴食。饮食应以富含钙、蛋白质、维生素 B、维生素 C 和维生素 E 的食物为主,其中钙是骨的主要成分,以牛奶、鱼、猪尾骨、黄豆、黑豆等含量为多;蛋白质也是形成韧带、骨骼、肌肉所不可缺少的营养素;而维生素 B、维生素 E 则可缓解颈椎病患者的疼痛,解除疲劳。颈椎病患者多吃含钙、蛋白质以及维生素的食物,对于患者身体有帮助,可以有效缓解颈椎病的症状。

(五) 疼痛护理

疼痛是各种形式的伤害性刺激作用于机体所引起的一系列痛苦的、不舒适的反应。术后麻醉作用消失后,感觉开始恢复,切口疼痛逐渐加剧,部分患者害怕疼痛不敢翻身,甚至呼吸和咳嗽。止痛的原则是尽早使用解除疼痛的措施。推荐采用多模式镇痛方案,药物首选非甾体消炎药。颈椎内镜术后,患者疼痛不明显,可不用预防性止痛用药。

（六）评估抗凝治疗

对于术前各种原因长期服用抗凝药物的患者，术后经全面评估后应早期恢复抗凝治疗。

三、并发症护理

1. 颈深部血肿　是颈椎前路手术常见并发症。危险性大，严重者可因压迫气管窒息而死亡，因此，前路手术后必须加强病情的观察与护理。

（1）原因：关伤口前止血不彻底，术中结扎或者电凝的血管在术后脱落再出血，出凝血功能障碍的患者创面广泛渗血，引流不通畅。

（2）临床表现：多见于手术后当日，尤以 12 小时内多见；表现为颈部增粗、发音改变，重者可出现渐进性呼吸困难、口唇发绀、鼻翼扇动等呼吸困难症状。进行性的四肢无力、麻木。

（3）护理措施及处理：一旦发生必须及时处理，情况紧急者可在床旁立即打开伤口减压，取出血块或排除积血彻底止血，待呼吸情况稍有改善后再送往手术室做进一步的处理。

2. 硬膜外血肿　多见于颈后部手术后，该并发症后果严重，因此必须尽可能减少其发生，一旦发生，要争分夺秒积极处理，以免造成严重后果。

（1）原因：患者存在凝血功能障碍，术中止血不彻底，引流不畅。

（2）临床表现：术后早期（数小时内）出现不同程度的肢体神经功能障碍，且渐进性加重；伤口肿胀，伤口内渗血；引流不畅，引流量少。

（3）护理措施及处理：一旦发生必须及时处理，首先解决引流不通畅的问题，仔细观察有无引流管打折、受压等情况；立即给予大剂量激素进行冲击疗法；做好去手术室行伤口内血肿清除准备。

3. 硬脊膜破裂及脑脊液漏　颈椎后路手术相对多见的并发症。

（1）原因：脊柱翻修术、应用高速磨钻和后纵韧带骨化减压。

（2）临床表现：大部分硬脊膜破裂因为有清凉液体流出，所以术中会及时发现；术后患者会出现体位性头痛伴有恶心呕吐。手术后引流量多且色淡，即 24 小时达 200 ml 以上者伤口敷料有无色或淡红色渗出液。

（3）护理措施及处理：保持切口敷料清洁，预防感染发生。局部加压包扎，合并头痛患者应快速输注生理盐水。

4. 睡眠性窒息

（1）原因：是一种十分容易造成严重后果的并发症，可见于术中，更易发生于术后。多见于 C3～C4 水平以上脊髓创伤时。

（2）临床表现：直立性低血压，心动过缓，呼吸功能不稳。如能及时发现，减少药物的刺激，并采取相应有效措施，大多可以恢复，否则引起死亡。

（3）护理措施及处理：颈椎手术后 48 小时，尤其是高位颈椎手术后 24 小时内必须加强对患者生命体征的监护，注意观察呼吸变化，确保睡眠安全，而加强呼吸道管理、保持呼吸道通畅是十分必要的，发现异常变化及时报告医师。

5. 切口感染

（1）原因：术前全身情况差或伴有糖尿病、贫血病史；术中操作不精细，过多的组织损伤，过多应用电刀；引流管不通畅，伤口术后积血、积液；术后未能注意全身支持疗法，保持机体抵抗力。而后路较前路手术易发生。因术后长时间仰卧,局部潮湿不透气,切口渗血多或水肿等原因为细菌繁殖提供了条件。

(2)临床表现:患者高热、畏寒、白细胞增多、中性粒细胞比例增加、C反应蛋白阳性,局部伤口可出现疼痛加重、肿胀、渗出,甚至伤口裂开,有脓性分泌物流出。

(3)护理措施及处理:术后应加强伤口周围的护理,渗液多时协助医师及时更换敷料,保持局部清洁干燥。注意观察患者的体温变化、局部疼痛的性质(有跳痛者可疑),颈部活动严重受限者必须重视。如发生感染,应加大抗生素用量,可拆除几针缝线以利于引流,必要时视具体情况做进一步处理。

6. 喉头痉挛

(1)原因:可因麻醉插管刺激或术中牵拉喉、气管所致。长时间拉钩牵拉压迫可能引起气管软化。

(2)临床表现:骤然发作的呼吸困难。

(3)护理措施及处理:立即汇报医师,停止一切刺激和操作,面罩纯氧吸入,立即通知麻醉科行气管插管,暴露并清除咽喉部分泌物,保持呼吸道通畅。

7. 食管损伤

(1)原因:术中使用的牵开器较锐利,易刺破食管。

(2)临床表现:进食时出现呛咳,吸痰时有食物残渣,换药时伤口处有食物残渣渗出。此种并发症不多见,但易引起纵隔感染导致死亡。

(3)护理措施及处理:术后发现后应立即禁食、胃肠减压、营养支持;并进行局部清创术,严重者由胸外科进行食管修补术。

8. 喉返神经损伤

(1)原因:术中牵拉、压迫气管时间过长,或操作失误切断喉返神经,或电凝烧灼造成。

(2)临床表现:术后声音嘶哑。

(3)护理措施及处理:完全损伤的患者无法自行修复,一般3个月通过对侧代偿症状消失;不完全损伤者,术后3个月神经功能逐渐恢复。

9. 切口脂肪液化

(1)原因:颈椎后部有较厚的脂肪层,术中电刀的应用以及切口拉钩的挤压造成脂肪组织损伤。

(2)临床表现:表现为切口处流出淡血性液,流出液较为清亮,无混浊。患者常无发热,无明显红肿、压痛,化验检查常无白细胞增高,切口可有裂开。

(3)护理措施及处理:加强伤口渗出观察,及时换药。同时预防感染,往往1~2周的时间,切口可以愈合。对于严重患者需要进行清创缝合术。

四、健康教育

1. 肢体被动功能锻炼　术后当日开始按摩双下肢腓肠肌,由下至上,2~3次/日,30分钟/次。

2. 肢体主动功能锻炼

(1)双手握力练习和手指屈伸练习及精细动作的训练。方法:用力握拳和伸手指交替进行,双手握各种形状物体,如小皮球、杯子等;揉转石球或核桃,练手指及拇指的屈伸、手指内伸、外展及协调动作;精细动作如穿针、系衣服纽扣、拿筷子等,15～30分钟/次,每天2次。

(2)下肢锻炼。方法:股四头肌收缩训练、抬腿、踢腿、膝关节下蹲等动作的训练,行走不便的患者需在家属和陪护人员的陪同或搀扶下练习行走,以增强下肢力量,尽早恢复下肢功能。

3.起床活动　患者无特殊情况,肌力允许,带好颈托,术后第一天即可起床活动,但起床时遵循"起床三部曲",即半卧位坐床上30分钟→坐床边30分钟→站立床边30分钟,无头晕不适才可以行走,下肢无力者,需医护人员的搀扶。起卧时要侧起侧卧,防止暴力牵拉双臂引起脊髓再次损伤。第一次行走沿床边慢慢走数分钟即可,以不疲劳为度,循序渐进。行走时旁边要有人陪伴,确保安全。

4.颈托佩戴　术后继续佩戴颈托4～8周,行颈椎间盘置换术的佩戴颈托1周即可。卧床时不用戴颈托;保持良好的睡姿,取侧卧或仰卧时,头颈部、胸腰部保持生理曲度。对于合并骨质疏松症的患者,可适当延长佩戴颈托时间,同时应积极进行抗骨质疏松治疗。

5.合理用枕　枕头的高度,仰卧时为其本人的拳头高度;侧卧时,枕头的高度应为一侧肩膀的宽度。

6.保持正确的工作体位　避免长时间过度低头如看电视、看书、用电脑,防止颈部外伤,避免颈部突然受力,导致损伤。

7.饮食指导　给予健康饮食,高蛋白质、高维生素、补铁、易消化饮食。多吃蔬菜水果,多喝水,多补充优质蛋白质食物(家禽、鱼、虾、蛋类、豆制品),忌食用活血食物(如人参、西洋参、桂圆、红枣),忌辛辣刺激食物,戒烟。

8.术后2～3个月复查　如伤口出现红肿、渗液、疼痛、外伤等请立即就诊。

第三节　颈椎病的围手术期护理流程

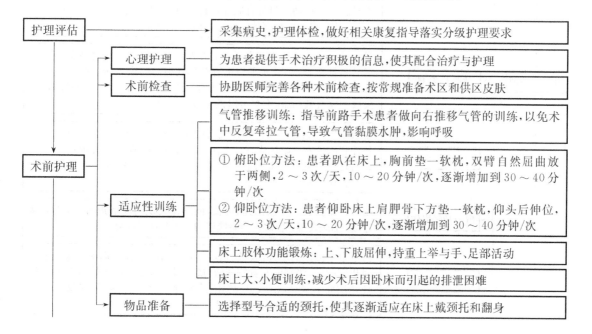

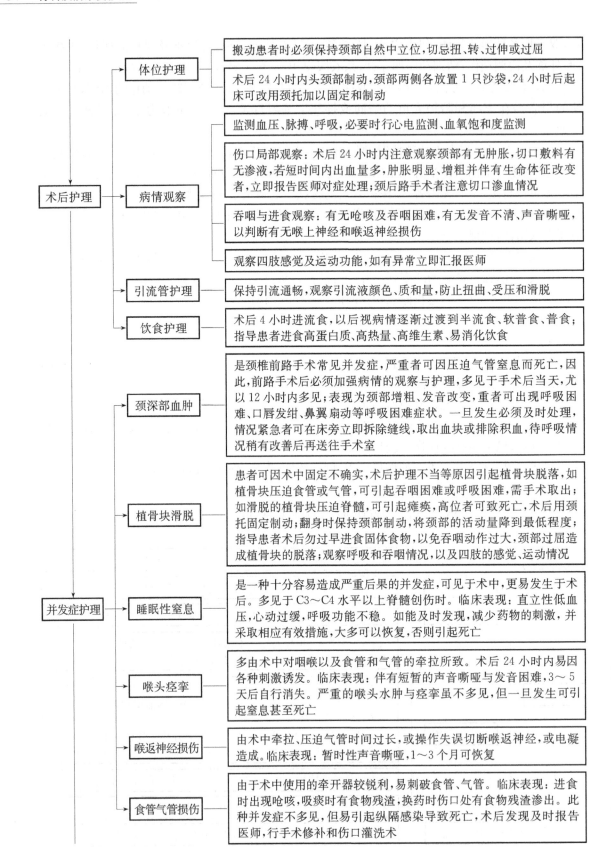

术后护理

体位护理
- 搬动患者时必须保持颈部自然中立位,切忌扭、转、过伸或过屈
- 术后 24 小时内头颈部制动,颈部两侧各放置 1 只沙袋,24 小时后起床可改用颈托加以固定和制动

病情观察
- 监测血压、脉搏、呼吸,必要时行心电监测、血氧饱和度监测
- 伤口局部观察:术后 24 小时内注意观察颈部有无肿胀,切口敷料有无渗液,若短时间内出血量多,肿胀明显、增粗并伴有生命体征改变者,立即报告医师对症处理;颈后路手术者注意切口渗血情况
- 吞咽与进食观察:有无呛咳及吞咽困难,有无发音不清、声音嘶哑,以判断有无喉上神经和喉返神经损伤
- 观察四肢感觉及运动功能,如有异常立即汇报医师

引流管护理
- 保持引流通畅,观察引流液颜色、质和量,防止扭曲、受压和滑脱

饮食护理
- 术后 4 小时进流食,以后视病情逐渐过渡到半流食、软普食、普食;指导患者进食高蛋白质、高热量、高维生素、易消化饮食

并发症护理

颈深部血肿
- 是颈椎前路手术常见并发症,严重者可因压迫气管窒息而死亡,因此,前路手术后必须加强病情的观察与护理,多见于手术后当天,尤以 12 小时内多见;表现为颈部增粗、发音改变,重者可出现呼吸困难、口唇发绀、鼻翼扇动等呼吸困难症状。一旦发生必须及时处理,情况紧急者可在床旁立即拆除缝线,取出血块或排除积血,待呼吸情况稍有改善后再送往手术室

植骨块滑脱
- 患者可因术中固定不确实,术后护理不当等原因引起植骨块脱落,如植骨块压迫食管或气管,可引起吞咽困难或呼吸困难,需手术取出;如滑脱的植骨块压迫脊髓,可引起瘫痪,高位者可致死亡,术后用颈托固定制动;翻身时保持颈部制动,将颈部的活动量降到最低程度;指导患者术后勿过早进食固体食物,以免吞咽动作过大,颈部过屈造成植骨块的脱落;观察呼吸和吞咽情况,以及四肢的感觉、运动情况

睡眠性窒息
- 是一种十分容易造成严重后果的并发症,可见于术中,更易发生于术后。多见于 C3~C4 水平以上脊髓创伤时。临床表现:直立性低血压,心动过缓,呼吸功能不稳。如能及时发现,减少药物的刺激,并采取相应有效措施,大多可以恢复,否则引起死亡

喉头痉挛
- 多由术中对咽喉以及食管和气管的牵拉所致。术后 24 小时内易因各种刺激诱发。临床表现:伴有短暂的声音嘶哑与发音困难,3~5天后自行消失。严重的喉头水肿与痉挛虽不多见,但一旦发生可引起窒息甚至死亡

喉返神经损伤
- 由术中牵拉、压迫气管时间过长,或操作失误切断喉返神经,或电凝造成。临床表现:暂时性声音嘶哑,1~3 个月可恢复

食管气管损伤
- 由于术中使用的牵开器较锐利,易刺破食管、气管。临床表现:进食时出现呛咳,吸痰时有食物残渣,换药时伤口处有食物残渣渗出。此种并发症不多见,但易引起纵隔感染导致死亡,术后发现及时报告医师,行手术修补和伤口灌洗术

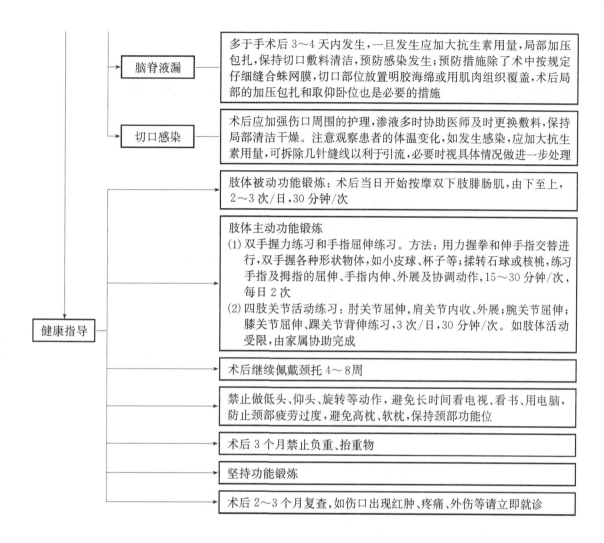

第四节 颈椎病的康复护理

一、康复评定

对颈椎病患者进行颈椎情况(包括活动度范围的测定、颈椎病试验、颈椎的感觉、运动、反射等方面)、日常生活活动能力、心理及社会支持状况、健康知识等方面的评定。日本骨科学会(Japanese Orthopaedic Association,JOA)颈椎功能评定标准(表2-1-1)。

表2-1-1 日本骨科学会(JOA)颈椎功能评定标准

内 容			得分
A. 运动功能	Ⅰ. 手指	不能使用任何餐具(包括筷子、汤匙或叉子)自己进食,和(或)不能扣上纽扣	0
		能用汤匙或叉子自己进食,但不能用筷子	1
		能使用筷子进食或能写字,但不实用,和(或)能扣大的纽扣	2
		能使用筷子进食或能写字,但动作较笨,和(或)能扣上袖口的扣子 正常	3

续　表

内　　　　容			得分
A. 运动功能	Ⅱ. 肩关节和肘关节	使用六级肌力计分法(MMT)评估三角肌和肱二头肌骨力,选择较弱的一块记录 GANJUE	4
		MMT2 或以下	−2
		MMT3	−1
		MMT5	0
	Ⅲ. 下肢	不能站起来和走路	0
		能站起来但不能行走	0.5
		在平地上没有手杖或其他支持物不能行走	1
		用支持物能行走,但步态较笨	1.5
		能在平地上独立行走,但上楼时必须要有支持物	2
		能独立上楼,但下楼需要支持物	2.5
		能快速行走,但步态较笨	3
		正常	4
B. 感觉功能	Ⅰ. 上肢	触痛觉完全丧失	0
		仅有正常感觉 50%或 50%以下和(或)严重的疼痛或麻木	0.5
		仅有正常感觉 60%或 60%以下和(或)中度的疼痛或麻木	1
		除主观麻木外没有任何客观感觉的丧失	1.5
		正常	2
	Ⅱ. 躯干	触痛觉完全丧失	0
		仅有正常感觉 50%或 50%以下和(或)严重的疼痛或麻木	0.5
		仅有正常感觉 60%或 60%以下和(或)中度的疼痛或麻木	1
		除主观麻木外没有任何客观感觉的丧失	1.5
		正常	2
	Ⅲ. 下肢	触痛觉完全丧失	0
		仅有正常感觉 50%或 50%以下和(或)严重的疼痛或麻木	0.5
		仅有正常感觉 60%或 60%以下和(或)中度的疼痛或麻木	1
		除主观麻木外没有任何客观感觉的丧失	1.5
		正常	2
C. 膀胱功能		尿潴留和(或)尿失禁	0
		尿潴留和(或)尿淋漓不尽感和(或)尿流变细和(或)不全失禁	1
		排尿受阻和(或)尿频	2

二、功能锻炼

1. 呼吸功能

(1) 缩唇呼吸训练:指导患者在嘴唇半闭时呼气,类似于吹口哨的口型。呼吸按节律进行,吸气与呼气时间比为 1∶2 或 1∶3,尽量将气体全部呼出。呼吸频率较平时减慢,每分钟 8~10 次为一组。每组训练 10~20 分钟,每天 3~4 组。

(2) 咳嗽训练:鼓励患者积极咳嗽、咳痰,咳嗽时按住胸部,嘱患者深吸气,用爆发力咳出肺深部痰液,每天 3 次。

2. **手的握力练习** 脊髓型颈椎病患者相当一部分会有手的握力减弱及精细动作不稳的问题,术后可选择保健球或握力器(圈)。通过指掌运动,可以使手指、手掌、手腕弯曲伸展灵活,促进指、腕、肘等上肢肌肉的运动,可防止和纠正退行性疾病所致的上肢麻木无力、颤抖、握力减退等症状。

3. **颈肩部肌肉锻炼** 主要针对颈肩部沉重酸痛为主的轻症颈椎病患者和颈椎术后内固定良好恢复期的患者,一般术后 2 周开始。

(1) 肌肉等长对抗练习(颈阻抗锻炼)。

1) 方法一:上身直立,头略后仰,立位或坐位均可,双手交叉放在枕后,用力向后仰头,同时双手用力抵住枕部使头不能后仰,即头和双手对抗。每次持续对抗 5~10 秒,放松,重复 3 次,每日 2 次(图 2-1-9、图 2-1-10)。

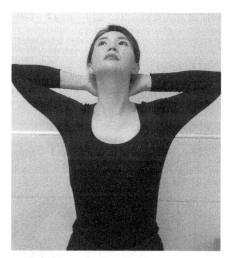 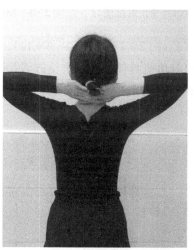

图 2-1-9 肌肉等长对抗练习　　图 2-1-10 肌肉等长对抗练习

2) 方法二:坐在椅子上背部靠在椅背上,颈椎保持中立位,双手交叉顶住前额,与此同时颈部尽可能地向前移动,两个动作互相对抗 10 秒,放松,重复 3 次,每日 2 次(图 2-1-11)。

3) 方法三:坐在椅子上背部靠在椅背上,颈椎保持中立位,手掌置于头部侧面,尽可能地推移头部,带动颈椎用力,颈部向反方向与手掌做对抗 10 秒,两边交替进行,放松,重复 3 次,每日 2 次(图 2-1-12)。

(2) 拉伸颈部肌肉:主要是针对胸锁乳突肌、斜角肌、斜方肌上束。

1) 拉伸胸锁乳突肌具体方法:① 坐位或者站位,颈部向对侧侧屈、仰头 30 秒,放松,重复 3 次。② 对侧手臂扳住头部、向同侧仰头、旋转牵拉 30 秒,

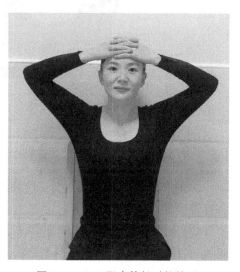

图 2-1-11 肌肉等长对抗练习

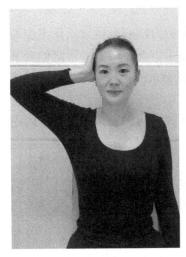
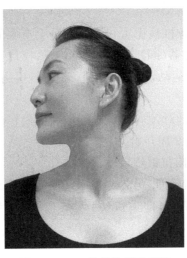
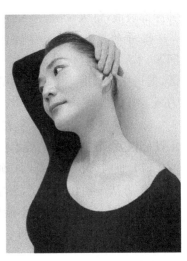

图2-1-12 肌肉等长对抗练习   图2-1-13 拉伸胸锁乳突肌   图2-1-14 拉伸胸锁乳突肌

放松,重复3秒(图2-1-13、图2-1-14)。

2) 拉伸斜角肌具体方法:坐位或者站位,一侧手臂屈曲背后,对侧手臂扳住头部,向对侧侧屈颈椎,伸展,向同侧回旋30秒,放松,斜方肌两侧交替进行,重复3次(图2-1-15、图2-1-16)。

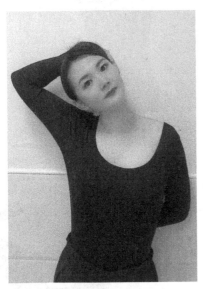
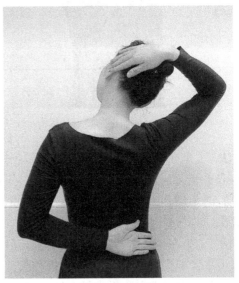

图2-1-15 拉伸斜角肌   图2-1-16 拉伸斜角肌

3) 两组拉伸动作注意区分:拉伸胸锁乳突肌时是仰头,而拉伸斜角肌是手臂屈曲背后,伸展颈椎。

(3) 俯卧位抬头练习:俯卧位,双肘撑于坚实的垫子上,脖颈向前,向下充分伸展,下巴贴近胸口,保持向前伸展,缓慢向上仰头,逐步能看到天花板,并坚持5～10秒,如此反复5次,每日2次(图2-1-17、图2-1-18)。

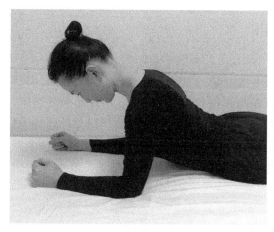

图 2 - 1 - 17 俯卧位抬头练习

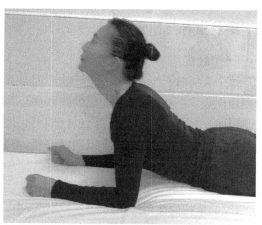

图 2 - 1 - 18 俯卧位抬头练习

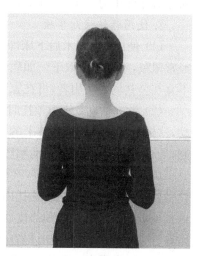

图 2 - 1 - 19 肩胛骨回缩拉伸练习

（4）肩胛骨回缩拉伸练习：除了颈部固有的肌肉组织，肩胛部位的肌肉也会对颈椎和肩带产生影响。

具体方法：站立时，头颈保持中立位，目视前方，挺胸缓慢双臂向后，向下伸展挤压后背并保持 30 秒，每日 2 组，每组 5 次（图 2 - 1 - 19）。

（5）颈部旋转练习：站位和坐位都可以，中立位时，保持上半身不动，头部缓慢分别向左向右，转到颈部最远同时最舒服的位置保持 5～10 秒，重复 5 次，每日 2 次（图 2 - 1 - 20、图 2 - 1 - 21）。

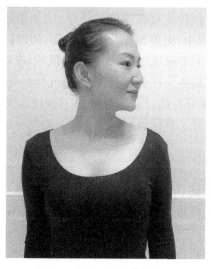

图 2 - 1 - 20 颈部旋转练习

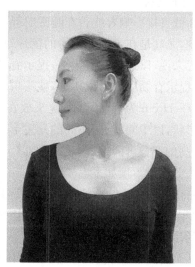

图 2 - 1 - 21 颈部旋转练习

三、康复指导与预防

（一）卧位

每个人每日至少有 1/4～1/3 的时间是在床上度过的。如睡眠的姿势不当,也容易引起或加剧颈椎病。一般情况下,理想的睡眠体位应该是头颈保持自然仰伸位,腰背部平卧于床,双腿略屈曲。对于不习惯仰卧休息者,则可采取侧卧位。但头颈部及双下肢仍以此种姿势为佳。俯卧位从生物力学、保持呼吸道通畅来看,都是不科学的,一个良好的体位,既能保持整个脊柱的生理曲度,又能使人感到舒适,从而达到松弛全身肌肉,恢复疲劳和调整关节生理状态的作用。

（二）颈托的使用

1. 颈托的主要作用　① 限制颈部的过度活动。② 缓解与改善椎间隙压力。③ 减轻椎节前方对冲性压力。④ 增加颈部支撑作用。

2. 使用颈托注意事项

（1）使用时间:术后下床即需要佩戴颈托,保持颈椎的稳定性。一般情况下如无不适,应经常佩戴,不要随便取下。如病情较轻,可于外出时戴上,尤其是需要乘车外出者,因工作需要不宜在公共场合使用者,可在家中使用,一般连续使用 2～3 个月。

（2）颈部活动:使用颈托时,同时要坚持颈部的正常活动,即日常生活及工作中的一般活动,这样既可缓解患者精神上的压力,又可锻炼颈部肌肉。对手术后的患者颈部活动应适当限制,活动时间由短到长,活动幅度由小到大,或按医嘱进行。

（3）佩戴颈托松紧适宜,维持颈椎的生理曲度,过松影响制动效果,过紧颈托边缘易压伤枕骨处皮肤,并影响呼吸;颈托内垫棉质软衬垫,以利于汗液吸收,每日更换内衬垫 1～2 次,确保颈部舒适、清洁;加强颈部皮肤护理,向患者及家属详细讲佩戴颈托期间皮肤护理的重要性,指导、协助并教会家属定时检查颈托边缘及枕部皮肤情况,并定时按摩。

（4）注意观察:患者在开始使用的 2～3 天可能会有不适,数日后即可消失。

（三）枕头的选择

枕头的高低直接影响着能否在睡眠时保持颈椎生理性前凸的体位,防止引起或加速健康人颈椎的退变,尤其是在颈椎病患者的治疗过程中,更要根据病情的变化,随时适当调整枕头的高低。一般来说,以运动障碍为主,提示脊髓前方形成压迫,枕头可略低些;以四肢麻痛等感觉障碍为主,提示脊髓后方形成压迫,枕头可略高些。枕头除了质软、透气性好等要求,枕头的上、下径以 10～11 cm 为宜,睡眠时枕头放在项后为佳,高枕、低枕及不枕枕头都是应当避免的。枕头的形状,以中间低、两头高的元宝形最好。其优点是:用中间低的部分维持颈椎的生理曲度,两头高的部分可固定、制动头颈部。

使用枕头的注意事项如下。

（1）切忌高枕:不仅在睡眠中不能高枕,即使在床上看书、斜卧在沙发上休息时亦不可高枕,尤其对中年以上的人群切忌高枕,以防因硬脊膜囊后方拉紧而对脊髓造成压迫,同时也减轻椎间盘内的压力,从而缓解椎节的退变。

（2）不可无枕:无枕可使头颈部处于仰伸位,此状态易使后方的黄韧带向椎管内突出,压迫、刺激脊髓,尤其是对椎管矢状径狭窄者,更易引起压迫症状。

（3）枕头禁放枕部上方，枕头的最佳位置应放在后项部，头后上部仅放一薄枕即可，或不放也可。

（四）颈部保暖与防潮

低温及潮湿亦与颈椎病的发生密切相关，因此，平时应避免这些不良刺激，需注意以下两点。

1. 防止颈部受凉　初夏或晚秋时，由于气温多变，颈部容易受凉而引起肌肉痉挛或风湿性改变，同时也应避免在空调环境下冷风持续吹向身体。特别是头颈部，以免造成颈椎内外的平衡失调而诱发或加重症状。

2. 避免潮湿环境　室内环境过于潮湿，必然引起机体排汗功能障碍，导致人体内外平衡失调而诱发颈椎病及其他骨关节疾患。

（五）颈部活动

长时间低头工作者，由于颈椎长时间前屈，椎间盘内的压力随着时间的延长而骤然升高，一旦超过其代偿能力则必然产生髓核后移，乃至后凸。因此应设法避免在某一种体位持续工作时间过久。在保质保量完成工作的前提下，应注意以下几点。

1. 定时改变头颈部体位　如确因工作需要，被迫体位也不可维持时间过久，如伏案书写或在自动流水线上装配等长时间低头工作，连续工作 15～20 分钟，即应抬头向窗外平视数秒至半分钟，以便使颈部肌肉放松。对那些需长时间向某一方向转动颈部者，可每间隔一段时间向相反方向转动、活动头颈部。

2. 定时远视　长时间近距离视物工作者，每隔半小时应抬头远眺半分钟左右，待眼睛疲劳消除后再继续工作，这样有利于缓解颈椎的慢性劳损。

3. 调整桌面或工作台的高度与倾斜度　工作时原则上应使头、颈、胸保持正常生理曲度，防止头颈部长时间处于仰伸位或屈曲位，应适当调整桌面或工作台的高度与倾斜度。

4. 活动　任何工作都不宜长时间固定某一种姿势，至少每小时能够全身活动 5 分钟左右。个人根据自身具体情况采取相应的活动，这对颈椎及全身骨关节系统均有帮助。

5. 自我颈项按摩与活动　工作一段时间后，可对颈项部肌肉进行自我按摩捏拿，做头前屈、后伸、左右侧屈、旋转活动。

（周燕燕　孙娟娟　姜　艳）

参 考 文 献

［1］陈丽君,陆萍,郑祺,等.骨科疾病健康教育手册[M].杭州：浙江大学出版社,2017：132－145.

［2］杨亚娟,彭飞,于海英,等.康复护理[M].上海：第二军医大学出版社,2016：141－145.

［3］李小金,谢文.常见脊柱疾病康复护理指引[M].广州：广东科学技术出版社,2014：86－96.

［4］颈椎病的手术治疗及围手术期管理专家共识[J].中华外科杂志,2018,56(12)：881－884.

［5］张伟华,王孟淋,安军明,等.颈椎病的诊断与非手术治疗[M].北京：人民军医出版社,2005：172－325.

［6］严力生,吴德升,赵杰,等.现代脊柱外科学[M].上海：上海世界图书出版社,2017：1058－1312.

［7］王征,陆宁,王冰,等.坎贝尔骨科手术学[M].13 版.北京：北京大学医学出版社,2018：1520－1525.

［8］党耕町,刘忠军,马庆军,等.罗思曼-西蒙尼脊柱外科学[M].北京：北京大学医学出版社,2017：680－803.

［9］沈慧勇,唐勇.脊柱内镜手术策略与操作图谱[M].广州：广东科学技术出版社,2017：92－96.

［10］顾卫东,王新伟.脊柱内镜手术技巧与演示[M].上海：上海科学技术出版社,2017：46－62.

第二章
腰椎退变及发育畸形病的康复护理

第一节　腰椎退变及发育畸形病的基础知识

腰椎(lumbar vertebrae)的位置位于腰部,在胸椎和骶椎之间(图2-2-1、图2-2-2)。腰椎对于人体具有非常重要的功能,具有保护支撑以及进行腰部运动的功能。人体有5个腰椎,每一个腰椎由前方的椎体和后方的附件组成。椎板内缘成弓形,椎弓与椎体后缘围成椎孔,上下椎孔相连,形成椎管,内有脊髓和神经通过,两个椎体之间的联合部分就是椎间盘。它是由纤维环和髓核两部分组成。髓核位于椎间盘的中央,它是一种富含水分、呈胶冻状的弹性蛋白。在髓核的周围是纤维环,一层层的纤维环把两个椎体连接在一起,并把髓核牢牢地固定在中央。腰椎退行性疾病是指随着年龄的增长,腰椎老化退变而形成的一组疾病的总称,包括腰椎间盘突出症、腰椎管狭窄症、腰椎滑脱等,其临床表现包括腰痛、下肢放射痛、肌力的改变或大、小便功能障碍等,腰椎退行性疾病及发育畸形病的治疗各不相同,应根据患者的具体病情和病因进行针对性治疗,以下是腰椎退变及发育畸形病的几种常见类型的诊断与治疗。

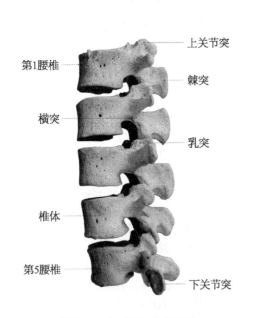

图 2-2-1　腰椎的位置图

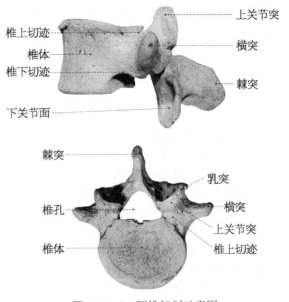

图 2-2-2　腰椎解剖示意图

一、腰椎间盘突出症

(一) 定义

腰椎间盘突出症是指因腰椎间盘变性、纤维环破裂、髓核组织突出压迫和刺激腰骶神经根、马尾神经所引起的一种综合征。腰椎间盘突出症常发生于青壮年，男性多于女性。好发部位为 L4/L5、L5/S1，占 90% 以上。腰椎间盘突出症发病的基础是椎间盘的退行性改变，腰部外伤或工作、生活中反复的轻微损伤导致髓核突出产生症状。职业、体育运动、遗传与腰椎间盘突出症的发生相关；肥胖、吸烟等是易发因素。

(二) 流行病学情况

腰椎间盘突出症为临床上最为常见的疾患之一，多见于青壮年，其中 80% 以上分布于 20～40 岁，男女的发病率相差甚大，一般认为男性与女性之比是 (7～12)：1(个别报道可达 30：1)。

(三) 病因

1. **腰椎间盘的退行性改变** 腰椎间盘的退行性改变是导致腰椎间盘突出的基本因素。髓核的退变主要表现为含水量的降低，并可因失水引起椎节失稳、松动等小范围的病理改变；纤维环的退变主要表现为坚韧程度的降低。

2. **各种损伤** 急性腰扭伤、腰椎小关节功能紊乱、腰椎压缩性骨折，这些损伤常伴有腰部多种组织如棘上韧带、棘间韧带、前后纵韧带、肌肉、筋膜、小关节滑膜等受累，进而影响脊柱椎体与椎体之间的稳定性，使椎间盘受到不均匀、不协调的病理性刺激，加速椎间盘组织的退变。还有突然性的损伤，如弯腰搬重物，抬、扛重物，突然扭转、投掷等，常会引起棘上韧带、棘间韧带以及椎间盘组织的损伤甚至发生腰椎间盘破裂。日常工作和劳动中，姿势不正确也会导致损伤；意外事故，如从高处坠落、高速行驶的汽车急刹车或突然剧烈的颠簸等，都可造成腰部及椎间盘组织损伤；特殊职业人群，如汽车司机、搬运工、长期伏案工作者等，由于职业的关系而需长时间保持一定的工作姿势和体位，腰部肌肉韧带长期处于高张力状态，会加重椎间盘承受的压力，引起腰部肌肉及其附着点的过度牵拉，造成局部缺血、充血、水肿、出现炎症反应等，最终使椎间盘变性膨出而发病。

3. **解剖因素** 腰骶先天异常包括腰椎骶化、骶椎腰化、半椎体畸形、小关节畸形和关节突不对称等。上述因素可使下腰椎承受的应力发生改变，从而构成椎间盘内压升高和易发生退变和损伤。

椎间盘在成年之后逐渐缺乏血液循环，修复能力差。在上述因素作用的基础上，某种可导致椎间盘所承受压力突然升高的诱发因素，即可能使弹性较差的髓核穿过已变得不太坚韧的纤维环，造成髓核突出。

4. **遗传因素** 腰椎间盘突出症有家族性发病的报道，在国内材料较少；但在椎管狭窄的人群中，其发病率明显为高。

5. **诱发因素** 在椎间盘退行性变的基础上，某种可诱发椎间隙压力突然升高的因素可致髓核突出。常见的诱发因素有腹压增加、腰姿不正、突然负重、妊娠、受寒和受潮等。

(四) 临床表现

1. 症状

(1) 腰痛：一般为腰椎间盘突出症的首发症状，可出现在劳动、激烈运动、扭挫伤等明显的外伤之后,也可以无明显诱因而出现。腰椎间盘突出症患者常有较长时间的慢性腰痛病史,并在此基础上疼痛突然加重或逐渐加重。疼痛性质多为持续性钝痛,也可出现痉挛性剧痛。95%以上的腰椎间盘突出症患者疼痛初起时范围较为弥散,腰部有局限性压痛、叩击痛或放射痛,但很快集中在下腰部或腰骶部,并向下肢放射;部分患者同时出现腰腿痛,个别患者表现为单纯腰痛或单纯下肢痛。腹压增加时,如咳嗽、喷嚏、排便等疼痛加重;平卧休息时疼痛减轻。下肢放射痛多为单侧,仅极少数中央型腰椎间盘突出症患者表现为双下肢症状,行走、久坐可导致疼痛加重,卧床休息疼痛减轻或消失。

(2) 下肢放射痛:一般在出现腰痛一段时间之后,部分患者与腰痛同时出现。疼痛表现为自腰骶部起,沿坐骨神经走行向下肢放射性疼痛,为突出物刺激或挤压相应的神经根所致,又称根性痛。疼痛性质剧烈,部分患者呈刀割样痛、烧灼样痛或电击样痛,严重者不能平卧及直腰。咳嗽、打喷嚏、用力排便可使疼痛加剧,疼痛可放射至臀部、小腿外后侧、足背及足趾。按压、叩击腰部时,疼痛沿上述路线放射。下肢放射痛多为一侧性,部分患者一侧轻一侧重,左右交替,少数中央型腰椎间盘突出症患者则为双下肢放射痛。

(3) 马尾神经症状:向正后方突出的髓核或脱垂、游离椎间盘组织压迫马尾神经,其主要表现为大、小便障碍,会阴和肛周感觉异常。严重者可出现大小便失控及双下肢不完全性瘫痪等症状,临床上少见。

(4) 肢体麻木感:多与下肢放射痛伴发,单纯表现为麻木而无疼痛者仅占5%,主要由脊神经根内的本体感觉和触觉纤维受刺激导致,麻木范围与受累神经根支配范围相一致。

2. 体征

(1) 一般体征

1) 腰部活动受限:大部分患者都有不同程度的腰部活动受限,急性期尤为明显,其中以前屈受限最明显,因为前屈时可进一步促使髓核向后移位,并增加对受压神经根的牵拉。

2) 腰椎侧凸:是一种为减轻疼痛的姿势性代偿畸形。视髓核突出的部位与神经根之间的关系不同而表现为脊柱弯向健侧或弯向患侧。

3) 压痛、叩痛及骶棘肌痉挛:压痛及叩痛的部位基本上与病变的椎间隙相一致,80%~90%的病例呈阳性。叩痛以棘突处为明显,系叩击振动病变部所致。压痛点主要位于椎旁1 cm处,可出现沿坐骨神经放射痛。约1/3的患者有腰部骶棘肌痉挛。

(2) 特殊体征

1) 直腿抬高试验及加强试验:患者仰卧,伸膝,被动抬高患肢。正常人神经根有4 mm滑动度,下肢抬高到60°~70°始感腘窝不适。腰椎间盘突出症患者神经根受压或粘连使滑动度减少或消失,抬高在60°以内即可出现坐骨神经痛,称为直腿抬高试验阳性。在阳性患者中,缓慢降低患肢高度,待放射痛消失,这时再被动屈曲患侧踝关节,再次诱发放射痛称为加强试验阳性。有时因髓核较大,抬高健侧下肢也可牵拉硬脊膜诱发患侧坐骨神经产生放射痛。

2) 股神经牵拉试验:患者取俯卧位,患肢膝关节完全伸直。检查者将伸直的下肢高抬,使髋关节处于过伸位,当过伸到一定程度出现大腿前方股神经分布区域疼痛时,则为阳性。此项试验主要用于检查L2~L3和L3~L4椎间盘突出的患者。

(3) 神经系统表现

1) 感觉障碍:早期多表现为皮肤感觉过敏,渐而出现麻木、刺痛及感觉减退。因受累神经根以单节单侧为多,故感觉障碍范围较小;但如果马尾神经受累(中央型及中央旁型者),则感觉障碍范围较广泛。视受累脊神经根的部位不同而出现该神经支配区感觉异常。阳性率达80%以上。

2) 肌力下降:70%～75%的患者出现肌力下降,L5 神经根受累时,踝及趾背伸力下降,S1 神经根受累时,趾及足跖屈力下降。

3) 反射改变:亦为本病易发生的典型体征之一。出现膝跳反射障碍,早期表现为活跃,之后迅速变为反射减退,表明 L4 神经根受累;L5 神经根受损时对反射多无影响;腱反射障碍表明 S1 神经根受累。反射改变对受累神经的定位意义较大。

3. 检查

(1) 腰椎 X 线平片:单纯 X 线平片不能直接反映是否存在椎间盘突出,但 X 线平片上有时可见椎间隙变窄、椎体边缘增生等退行性改变,是一种间接的提示,部分患者可以有脊柱偏斜、脊柱侧凸。此外,X 线平片可以发现有无结核、肿瘤等骨病,有重要的鉴别诊断意义。

(2) CT 检查:目前很多医院已列入术前常规检查。CT 检查可较清楚地显示椎间盘突出的大小、部位、形态和神经根、硬脊膜囊受压移位的情况,同时可显示椎板及黄韧带是否肥厚、小关节是否增生肥大、椎管及侧隐窝狭窄等情况,对本病有较大的诊断价值。

(3) 磁共振(MRI)检查:MRI 无放射性损害,对腰椎间盘突出症的诊断具有重要意义。MRI 可以全面地观察腰椎间盘是否病变,并通过不同层面的矢状面影像及所累及椎间盘的横切位影像,清晰地显示椎间盘突出的形态及其与硬膜囊、神经根等周围组织的关系,另外可鉴别是否存在椎管内其他占位性病变。但对于突出的椎间盘是否钙化的显示不如 CT 检查。

(4) 椎管造影:自非离子型水溶性造影剂问世之后,椎管造影成为一种有效而安全的检查,其影像特点为:① 压迹与充盈缺损均位于椎间隙。② 侧位片显示的压迹大小与病变大小一致,一般大于 3 mm,严重者可占据椎管矢状径的一半以上。③ 正位片显示的充盈缺损因致压物部位不同而不同,多偏向一侧并与下肢痛的病变部位一致。

(5) 其他:实验室检查主要用于排除一些疾病,起到鉴别诊断作用。电生理检查(肌电图、神经传导速度与诱发电位)可协助确定神经损害的范围及程度,观察治疗效果。

(五)诊断标准

对典型病例的诊断,结合病史、查体和影像学检查,一般多无困难,尤其是在 CT 与 MRI 技术广泛应用的今天。一般病例的诊断需要询问详细的病史,仔细且全面的体格检查,并且应该包括神经系统、腰部的一般症状以及患者的特殊体征、腰椎 X 线平片及其他拍片,酌情选用磁共振、CT 扫描、超声波检查及肌电图。非不得已一般不宜选用脊髓造影;椎间盘髓核造影因易将诊断引入歧途,原则上不用。如仅有 CT、MRI 表现而无临床症状,不应诊断本病。腰椎间盘突出症的诊断还需与常见的腰背痛疾病相鉴别。

(六)治疗

1. 非手术治疗　大多数腰椎间盘突出症患者可以经非手术治疗缓解或治愈。非手术治疗主要适用人群:年轻、初次发作或病程较短者;症状较轻,休息后症状可自行缓解者;影像学检查无明显椎管狭窄者。其治疗原理是改变椎间盘组织与受压神经根的相对位置或部分回纳,减轻对神经根的压迫,松解神经根的粘连,消除神经根的炎症,从而缓解症状。

(1) 绝对卧床休息:初次发作时,应严格卧床休息,强调大、小便均不应下床或坐起,这样才能有比较好的效果。卧床休息 3 周后可以在佩戴腰围保护下起床活动,3 个月内不做弯腰持物动作。此方法简单有效,但较难坚持。缓解后,应加强腰背肌锻炼,以减少复发的概率。

（2）牵引治疗:需要在专业医师的指导下进行,采用骨盆牵引,主要目的是增加椎间隙宽度,减少椎间盘内压,椎间盘突出部分回纳,减轻对神经根的刺激和压迫。

（3）理疗和推拿、按摩:注意暴力推拿按摩可以导致病情加重,应慎重。此种治疗方法可以缓解肌肉痉挛,减轻椎间盘内压力。

（4）支持治疗:可尝试使用硫酸氨基葡萄糖和硫酸软骨素进行支持治疗。硫酸氨基葡萄糖与硫酸软骨素在临床上用于治疗全身各部位的骨关节炎,这些软骨保护剂具有一定程度的抗炎抗软骨分解作用。

（5）皮质激素硬膜外注射:为减轻神经根周围炎症和粘连,我们可以选用皮质激素长效抗炎剂,一般采用长效皮质类固醇制剂＋2％利多卡因行硬膜外注射,每周 1 次,3 次为一个疗程,2～4 周后可再用一个疗程。

（6）髓核化学溶解法:利用胶原蛋白酶或木瓜蛋白酶,注入椎间盘内或硬脊膜与突出的髓核之间,选择性溶解髓核和纤维环,而不损害神经根,以降低椎间盘内压力或使突出的髓核变小从而缓解症状。但该方法有产生过敏反应的风险。

2. 手术治疗

（1）手术适应证:① 首次发作,但疼痛剧烈,尤以下肢症状明显,患者难以行动和入眠,处于强迫体位者。② 病史超过 3 个月,严格保守治疗无效或保守治疗有效,但经常复发且疼痛较重者。③ 出现单根神经根麻痹,伴有肌肉萎缩、肌力下降。④ 合并马尾神经受压表现。⑤ 合并椎管狭窄者。

（2）手术方法:① 经后路腰背部切口,部分椎板和关节突切除,或经椎板间隙行椎间盘切除。中央型椎间盘突出,行椎板切除后,经硬脊膜外或硬脊膜内椎间盘切除。合并腰椎不稳、腰椎管狭窄者,需要同时行脊柱融合术。② 经皮髓核切吸术/髓核激光气化术:通过特殊器械在 X 线监视下进入椎间隙,将部分髓核绞碎吸出或激光气化,从而减轻椎间盘内压力达到缓解症状目的,适用于膨出或轻度突出的患者,不适用于合并侧隐窝狭窄或者已有明显突出的患者及髓核已脱入椎管内者。近年来,显微椎间盘摘除、显微内镜下椎间盘摘除、经皮椎间孔镜下椎间盘摘除等微创外科技术使手术损伤减小,取得了良好的效果。

二、腰椎管狭窄症

（一）定义

腰部脊柱管因某种原因导致椎管管腔变窄,使其中内容物(马尾和神经根)长期受压而出现下肢、会阴部症状的一种综合征。可因退行性改变、椎管发育性狭窄、创伤或医源性等原因引起。

（二）流行病学情况

本症好发于 40～50 岁的男性,尤其是 L4～L5 和 L5～S1 最多见。典型症状为间歇性跛行。本病可与腰椎间盘突出症伴发(50％以上)。

（三）病因病理

腰椎管狭窄症是骨科的常见病,其发病原因十分复杂,有先天性的腰椎管狭窄,也有由脊柱发生退变性疾病引起的,还有由外伤导致脊柱骨折或脱位或腰手术后引起的椎管狭窄。其中最为多见的是退变性腰椎管狭窄症。按照病因可将腰椎管狭窄症进一步分为原发性腰椎管狭窄症和继发性腰椎管狭窄症。原发性腰椎管狭窄症临床上较少见,单纯由先天性骨发育异常引起;继发性腰椎管狭窄症由椎间盘椎体、关节退化变性或脊椎滑脱、外伤性骨折脱位、畸形性骨炎等引起。

（四）临床表现及辅助检查

1. 临床表现　病程多隐袭,发展缓慢。本症的主要症状是腰腿痛,常发生一侧或两侧根性放射性神经痛。严重者可有双下肢无力,括约肌松弛、二便障碍或轻瘫。腰椎管狭窄症的另一主要症状是间歇性跛行。多数患者当站立或行走时,腰腿痛症状加重。行走较短距离,即感到下肢疼痛、麻木无力,越走越重。略蹲或稍坐后腰腿痛症状及跛行缓解。引起间歇性跛行的主要原因,可能是马尾或神经根受刺激或压迫,可由体位的改变引起下肢放射性神经痛,尤其是每当腰椎过伸时,腰腿疼痛症状加重。

2. 体征　本病体征少,且与其他脊柱病变体征相似,体格检查的困难在于临床症状不典型,如疼痛和功能受限常仅仅出现于活动时,而休息时则消失。高度怀疑本病时,应行相应的影像学检查同时排除其他疾病。本病的特点是临床主诉重、体征轻、病变处有压痛,椎旁肌肉可有痉挛,腰部后神经受限。腰部过伸试验阳性是本病的主要体征。

3. 辅助检查

（1）X线检查：X线平片是腰椎管狭窄症的常规影像学检查。对先天性狭窄的诊断有一定价值,正侧位片可以观察骨性结构的变化。各种征象中椎弓根变短是腰椎管狭窄症的特征性变现。动力位片可以判断腰椎的稳定性,排除其他骨性疾病。

（2）CT扫描：CT检查作为主要影像学检查,可完整显示骨性椎管结构。对椎管狭窄的诊断价值很大,并可以准确显示异常组织性质及各韧带骨关节改变、椎间盘突出大小,并能准确测量出骨性椎管横、矢径等。也可直接看到骨性结构,显示椎体后缘、黄韧带、神经根的位置以及它们之间的关系。

（3）椎管造影：腰椎椎管造影是诊断该病的重要手段,有利于评估狭窄范围,了解有无多发性。狭窄主要表现为蛛网膜下腔完全性或部分性梗阻,完全性梗阻时出现造影剂完全中断,部分性梗阻的表现为不同程度的单个或多个平面的充盈缺损。但椎管造影是有创检查,存在相关并发症,应用较少。

（4）MRI检查：MRI检查被认为是评估中央型腰椎管狭窄症优先选择的影像学检查,能够清晰地分辨出椎管内各种组织,清楚显示出椎间纤维环突出程度以及脊髓、马尾神经受压状态,并且还能反映出是骨组织压迫还是软组织压迫,硬膜囊受压来自何部位,具有多维成像、无电离辐射危害的优点。

（五）治疗

1. 非手术治疗　包括卧床休息、牵引、推拿、理疗、封闭疗法及药物治疗等。

（1）卧床休息：休息与功能锻炼疼痛严重者,卧床休息,以缓解症状。症状缓解后,应佩戴腰围下床活动,酌情进行腰背肌功能锻炼,以调节新陈代谢及巩固疗效。

（2）牵引：慢性腰劳损、椎间盘突出患者,可采用骨盆水平牵引。

（3）推拿：推拿有舒筋活络、活血化瘀、消肿止痛作用。软组织损伤、椎间盘突出患者可选用,但应注意适应证的选择与手法操作。

(4) 理疗:包括超短波、低中音频、特定电磁波、多功能频谱、激光等,有改善局部血液循环作用。

(5) 封闭疗法:痛点及穴位封闭药物可选用当归、丹参注射液或2%普鲁卡因2～4 ml加入泼尼松龙25 mg。5～7天一次,可连续3～4次。压痛点明显患者,治疗效果好。

(6) 药物治疗:常用消炎止痛药有吲哚美辛、吲哚拉新、布洛芬等。患者若有肌肉痉挛,可服用美索巴莫(舒筋灵片)。另外,也可内服或外用中成药,中成药有舒筋活络、活血化瘀功效,如云南白药、三七片、跌打丸、虎骨膏、骨仙片、骨刺消痛液等。

2. 手术治疗

(1) 手术适应证:① 有较重的神经功能障碍,特别是马尾神经功能障碍者。② 长期非手术治疗无效,症状严重者。③ 多数混合性椎管狭窄症。腰椎管狭窄症的治疗以手术疗法为主,目的是解除压迫马尾和神经根的狭窄因素。对椎管及神经根准确而彻底地减压是治疗成功的关键,减压必须充分,但要适度。

(2) 手术方法:目前临床常用手术方式选择:① 一般骨性椎管狭窄症对症状严重者,应行椎管扩大减压术。② 侧隐窝狭窄及单纯小关节变异、肥大患者在确认受压神经根后,取扩大开窗术或半椎板入路术,凿去小关节突内半,再沿神经根向下切除相邻椎板上缘,以扩大神经根管,直到神经根充分松解为准。③ 伴有椎节不稳定可行椎体间融合术(目前多选用Cage)或椎弓根内固定术,或是两者并用。

三、腰椎滑脱症

(一) 定义

腰椎滑脱症是由先天性发育不良、创伤、劳损等原因造成相邻椎体骨性连接异常而发生的上位椎体与下位椎体部分或全部滑移,表现为腰骶部疼痛、坐骨神经受累、间歇性跛行等症状的疾病。

(二) 病因

腰椎滑脱症在病因方面存在一定的争论,但多因素病因学理论基本上已为大多数学者所接受,发病因素包括遗传性发育不良、生物力学应力、退行性病变、病理性改变、创伤等。

(三) 临床分型

1. 先天性腰椎滑脱症　骶骨的上部、小关节发育异常或第5腰椎椎弓的缺损,导致缺乏足够的力量阻止椎体前移的倾向,使其向前滑出。在儿童、青少年有症状的腰椎滑脱症患者中,先天性腰椎滑脱占14%～21%,男女比例约为1:2。

2. 峡部裂性腰椎滑脱症　峡部缺损导致腰椎滑脱,并不是所有的峡部裂都会发展成为腰椎滑脱。根据文献报道,峡部裂发展成为腰椎滑脱的概率为50%～81%,包括3种亚型。

(1) 峡部疲劳骨折:当背伸时,由于腰椎峡部要承受更大的压力和剪切力。峡部疲劳骨折而分离或吸收,使上位椎体向前滑出。

(2) 峡部延长:此种病变也是由峡部疲劳骨折引起的,因为峡部重复多次的疲劳性微小骨折使椎体滑向前方,所以愈合时使峡部延长但未断裂。

(3) 峡部急性骨折:多继发于严重的创伤,也可同时伴有椎体滑脱,常见的是仅有腰椎峡部裂而无滑脱。

3. 退行性腰椎滑脱症　长时间持续的下腰不稳或用力加大,使相应的小关节发生退行性改变导致腰椎滑脱。

4. 创伤性腰椎滑脱症　由创伤引起椎体的各个结构如椎弓、小关节、峡部等骨折,不是峡部孤立骨折。由于椎体前后结构连续性的破坏,从而发生滑脱。

5. 病理性腰椎滑脱症　由病变导致峡部、椎弓根及小关节变弱或破坏,导致继发性滑脱。包括肿瘤、感染、关节弯曲病等。

6. 手术后腰椎滑脱症　这种类型滑脱在之前的文献很少提及,但随着脊柱外科手术的广泛开展,其发生率呈增长趋势。

(四) 临床表现及辅助检查

1. 症状　有慢性腰痛史,常为酸胀、沉重、乏力感,时轻时重,同一姿势不能持久。伴有神经根受压时,疼痛可放射至小腿,出现牵拉、灼痛、麻木、刺痛等感觉。开始时症状多不严重,常不引起重视,病期可延续数月甚至数年。有的患者可伴有间歇性跛行,行走时疼痛明显,坐位时疼痛缓解。

2. 体征　最常见的体征是腰部屈曲范围增大(患者立位弯腰可摸到足趾),这是骨盆于股骨大转子的肌肉及股松弛之故。急性腰痛或腰肌痉挛者较少,直腿抬高试验多为阴性。第5腰神经被累及,常表现为大腿外侧皮肤感觉减低,伸肌张力减弱。有时小腿、大腿或臀部肌肉萎缩,膝腱反射、跟腱反射减低者约占 1/5。

3. 辅助检查

(1) X 线检查:本病的诊断及程度判定主要依据 X 线平片检查。凡疑诊本病者均应常规拍摄正位、侧位及左、右斜位片。Meyerding 分级在侧位片上将下位椎体上终板分为 4 等份,根据上位椎体向前滑移程度,将滑脱分为 4 度。此外,斜位片能显示"苏格兰狗颈断裂征"。

(2) CT 检查:在确诊有无椎弓崩裂或者脊柱滑脱方面,常规 CT 扫描和 X 线片相比并无优势可言。但多平面 CT 重建则较 X 线片有效,敏感度亦高。

(3) MRI:MRI 与 CT 的作用类似,其优点是无创,但对于骨组织分辨率较差。可以明确脊髓或神经根受压情况,协助鉴别诊断。在必须与其他疾病鉴别诊断或合并有神经症状者,仍是必不可少的诊断方法。

(五) 诊断标准

诊断主要依靠临床表现与 X 线检查。此外,临床还需检查有无其他下腰痛的体征,如腰椎间盘突出、背肌或韧带的扭伤与劳损等。

(六) 治疗

1. 非手术治疗　非手术治疗即保守治疗是一种被广泛认可的治疗腰椎峡部裂的有效方法,绝大多数腰椎峡部裂患者的症状可以通过保守治疗减轻或消失。保守治疗的方法包括卧床休息、腰背肌锻炼、腰围保护、口服药物治疗。佩戴腰围保护,口服药物主要为非甾体抗炎药对症治疗,联合应用维生素类药物。腰背肌锻炼常用的方法是飞燕式、五点式、四点式、三点式。

2. 手术治疗　手术治疗的目的是解除神经压迫和稳定腰椎。

(1) 手术适应证:① 患者腰痛症状经 6 个月正规保守治疗后无缓解甚至加重。② 腰椎 X 线检查提示病变节段不伴有腰椎滑脱或伴有 I 度以内的腰椎滑脱以及不伴有明显的腰椎不稳性疾病(椎间隙高度不低于正常椎间隙高度的 2/3)。③ 腰椎 MRI 提示病变节段不伴有椎间盘退变、椎间盘突出等。④ 病变节段峡部封闭试验阳性。治疗腰椎峡部裂的方法主要包括保守治疗与手术治疗，大部分患者尤其是年轻的单纯腰椎峡部裂患者可采用保守治疗治愈。长时间保守治疗无效或伴有神经症状的患者建议手术治疗。

(2) 手术方式：包括受压神经的减压、滑脱椎体的复位，以及滑脱椎体和邻近椎体的融合以及内固定。

第二节　腰椎退变及发育畸形病的围手术期护理

腰椎退变及发育畸形病手术包括椎板间开窗、椎间盘切除加椎间管扩大术、一侧半椎板切除和扩大椎管手术、全椎板切除减压和必要时加椎间管扩大手术、植骨融合和内固定术等。具体选用何种手术方式主要根据患者的具体病情而定。下面我们重点介绍临床中应用较多的手术方式的围手术期护理。

一、全麻下行腰后路减压植骨融合术及腰后路椎间盘髓核单摘的围手术期护理

(一) 术前护理

1. 术前检查　常见术前检查有影像学检查、超声检查、心电图、常规血液检查等，除做好术前检查外，患者还需做抗生素皮试、备血，按常规准备术区皮肤。

2. 用物准备　包括水杯、吸管、便器和护理垫。此外，可以预备纸巾、干毛巾等。

3. 术前训练

(1) 体位训练：由于在行腰椎手术时不能随意活动，而长时间不动会使患者感觉不适，甚至难以忍受，所以术前需进行体位练习，帮助患者提高耐受能力。方法：患者取俯卧位(图 2 - 2 - 3)，头转向一侧，两臂上举，前屈置于头部两侧，头下垫一软枕，胸部及耻骨联合处垫一海绵垫，使腹部悬空不接触床面，以利于呼吸和腹腔静脉回流。术前 3 天即开始练习，每日数次，每次时间从少到多，循序渐进，直至能坚持 2～3 小时，为手术做好准备。

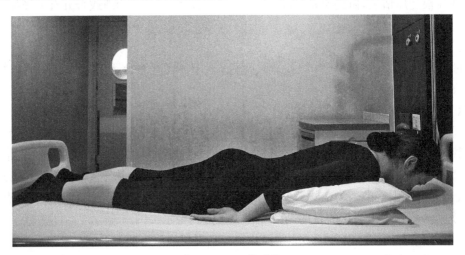

图 2 - 2 - 3　俯卧位

（2）床上大小便训练：训练在床上使用大小便器，以免术后因平卧的体位不习惯而影响大小便的排泄，减少术后发生便秘、尿潴留的可能，注意床单元的清洁。

4. 心理护理 术前患者难免有紧张、焦虑等情绪。因此，在术前要加强对患者的心理护理，耐心听取患者的意见和建议，向家属交代病情，解释手术的重要性和必要性，增加患者的安全感和信任感。

5. 饮食护理 嘱患者术前饮食应多样化、易消化，并保持冷热、软硬适中。指导患者进食高蛋白质、高维生素、高钙、高纤维素的食物，多食蔬菜、水果。术前晚 24：00 后禁食、水。若患者无糖尿病病史，推荐手术 2 小时前饮用 400 ml 含 12.5% 糖类的饮料，可减缓饥饿、口渴、焦虑情绪，降低术后胰岛素抵抗和高血糖的发生率。

6. 疼痛护理 正确评估患者疼痛，根据其疼痛程度采取相应的护理措施。有效的止痛能够减轻患者痛苦，提高其生活质量，增强其战胜疾病的信心。

7. 功能训练 术前教会患者轴线翻身、踝关节跖屈、背伸练习。指导患者正确的翻身方法，动作缓慢，使身体成一直线，保持轴式翻动，避免脊柱弯曲、扭转。麻醉清醒后可以开始进行肢体活动，练习股四头肌力量；踝关节跖屈、背伸练习（图 2-2-4），每天 2~3 次，每组 20~30 次，每次坚持 5 秒，避免术后神经根粘连，同时可保持关节活动度，防止肌肉萎缩等，避免术后神经根粘连。

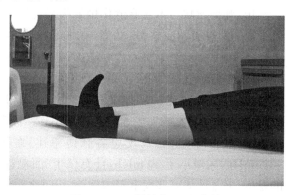

图 2-2-4 踝关节跖屈、背伸

（二）术后护理

1. 生命体征监测 患者术后回病房时，护理人员应及时了解患者麻醉情况，立即采取去枕平卧位，密切观察其神志、血压、呼吸、脉搏等的变化，头偏向一侧，保持呼吸道通畅，每小时测量血压、脉搏各 1 次，直至平稳。对合并高血压、心脏病等疾病的患者需常规行心电监护。

2. 体位护理 术后先平卧 6 小时，然后每 2 小时轴线翻身一次，防止脊柱扭曲，腹部侧前方切口尽量选择健侧卧位。仰卧位时，在膝关节和头下各放置一个枕头，将肩部抬高。侧卧位时，位于上方的膝关节屈曲，在两侧膝关节之间放置一个枕头。

3. 创腔内负压引流护理 创腔内负压引流持续 24~72 小时，要妥善固定引流管，慎防滑脱，保持引流管通畅，避免因引流不畅形成椎管内血肿。术后 24 小时内严密观察切口渗血及引流液量、性质和颜色，并做好记录。若每小时引流量大于 100 ml 或 4~6 小时内引流量大于300 ml 时，要及时报告医师，警惕有活动性出血。如果引流液颜色澄清或粉红色，应多加注意是否有脑脊液外漏，若引流液小于 5 ml 时，应及时寻找原因，尽快排除堵塞。

4. 感染的预防 局部感染是造成腰椎间盘手术失败的主要原因，术后相应一段时间应根据医嘱实行抗生素的围手术期用药，控制感染。

5. 排尿、排便的护理 留置尿管期间，保持导尿管通畅，每天进行会阴护理 2 次，排便困难者除合理饮食外，可指导患者每天按顺时针按摩下腹部，适当使用开塞露或甘油栓塞肛，或者用番泻叶 5g 泡水当茶服用以解除便秘，帮助患者训练反射性排便，养成定时排便的习惯。严格床上排便、排尿，忌坐起下床。

6. 脊髓神经功能的观察　观察双下肢感觉活动情况术后每天详细检查患者双下肢、鞍区浅感觉的缺失和下肢肌力变化,并与术前作对比。术后第 2 天开始指导患者做直腿抬高活动,以减少神经根粘连,增加脊神经能力,预防肌肉萎缩,每天数次,高度逐渐增加以能耐受为限,3～4 周后伸腰起坐并指导患者做腰背肌锻炼,每天 3 次,循序渐进,并使患者明白这种锻炼是恢复功能、减少并发症的最好办法。

7. 饮食护理　术后 6 小时可进食流质如鱼汤、蛋汤、米汤等,次日可进普食,少量多餐,避免进食含渣较多的食物,以免过早排便时体位改变引起伤口疼痛和出血,鼓励患者进食高蛋白质的、富含维生素易消化的食物,多饮水以保持大便通畅。

8. 皮肤护理　定时轴线翻身,每 2 小时一次,防止皮肤压疮。

9. 尿道护理　留置导尿者每天清洁尿道口 2 次,术后第 1 天生命体征平稳,可夹闭尿管,有尿意时开放一次,以训练膀胱功能,为早日拔除尿管做准备。

10. 疼痛护理　术后麻醉作用消失后,感觉开始恢复,切口疼痛逐渐加剧,此时要针对患者手术的情况做相应解释、劝慰,并细心检查排除加剧伤口疼痛的其他原因,必要时给予镇痛剂。

11. 术后的常见并发症的护理

(1) 失血性休克:① 导致因素:由于腰椎退变及发育畸形病的手术创面大,而医师术中只能采取压迫止血或明胶海绵充填,不能采取结扎或阻断动脉的方法,所以常常出血量比较大。② 评估判断:若发现患者脉搏急速、血压下降、舒张压低于 60 mmHg,收缩压低于 90 mmHg,尿量小于 30 ml/h,伴有口干、面色苍白、出冷汗等症状,即判定患者有出血性休克的发生,出血性休克多发生于术后 12 小时之内。③ 紧急处理:患者一旦发生失血性休克须立即报告医师,遵医嘱加快输液速度,一般滴数为 80～100 滴/分,给予持续低流量吸氧 2 L/min,或遵医嘱输血浆,必要时另建一条静脉通道加大补液量,但同时防止急性肺水肿的发生,床旁心电监护持续监护并做好护理记录。

(2) 血肿:① 导致因素:术后血肿的发生往往与术中出血较多,术后引流不通畅有关。② 评估判断:当患者术后创腔内引流量与手术大小及术中出血情况不相称;伤口敷料有大量渗出液;切口周围隆起,高于皮肤表面,患者自觉切口胀痛,用手触摸时有波动感;患者主诉肢体运动感觉下降。③ 紧急处理:一旦发现血肿异常及时报告,协助医师行切开引流或血肿穿刺,伤口给予加压包扎;保持患者平卧位;遵医嘱给予抗炎补液治疗,促进血肿吸收,防止切口感染。严重者需进行血肿清除术。

(3) 脑脊液漏:① 导致因素:术中硬脊膜损伤未及时发现或处理不当所致。② 评估判断:术后伤口引流量较大且为清淡的血性液体,引流量不减或逐渐增多,最后为清亮的液体时,多怀疑为脑脊液漏,对引流液做生化检查可明确为脑脊液漏。③ 紧急处理:立即报告医师加强换药,保持切口敷料清洁、加压包扎;嘱患者保持头低脚高位;给予抗炎补液治疗,防止颅内感染和低颅压性头痛。

(4) 腹胀:① 导致因素:术中手术操作对腹腔脏器的刺激以及长时间俯卧位对胃肠的压迫引起腹胀;术后卧床活动减少,不习惯卧床大小便,致肠蠕动减慢引起腹胀;术后胃肠功能减弱进食大量高蛋白高脂饮食,饮水不足引起腹胀;血钾低于正常引起腹胀;术中麻药的使用、术后镇痛泵的使用及各种止痛药的使用均可引起腹胀。② 评估判断:多见于术后 12～24 小时;

患者自觉腹部胀痛,叩诊全腹呈鼓音,听诊腹部肠鸣音减弱或消失。③ 紧急处理:腹胀发生,立即进行肛管排气,甘油灌肠剂灌肠;如效果欠佳,禁食水,行胃肠减压。如果腹胀不明显,可以咀嚼口香糖(木糖醇无糖),每间隔 3 小时咀嚼 1 次,每次咀嚼 10~15 分钟,每次 2 颗。10~15 分/次,间隔 2~3 小时咀嚼 1 次;进行腹部按摩。

(5) 切口感染:① 导致因素:术前全身情况差或伴有糖尿病、贫血病史;术中操作不精细,过多的组织损伤,过多应用电刀;引流管不通畅,伤口术后积血、积液;术后未能注意全身支持疗法,保持机体抵抗力。② 评估判断:患者高热、畏寒、白细胞增多、中性粒细胞比例增加、C 反应蛋白阳性,局部伤口可出现疼痛加重、肿胀、渗出,甚至伤口裂开,有脓性分泌物流出。③ 紧急处理:如发生感染,应加大抗生素用量,可拆除几针缝线以利引流,必要时视具体情况做进一步处理。术后应加强伤口周围的护理,渗液多时协助医师及时更换敷料,保持局部清洁干燥。注意观察患者的体温变化,局部疼痛的性质(有跳痛者可疑)。

(6) 神经根粘连:① 导致因素:手术中神经根松解时可能损伤到神经根鞘膜,术后神经根肿胀、渗出,这些是造成术后神经根粘连的根源。② 评估判断:多发生于术后 1~2 周,表现为平卧时直腿抬高(图 2-2-5)小于 30°,且有牵拉痛。③ 紧急处理:主要为术后 24 小时即行直腿抬高练习,因遵循循序渐进的原则,开始抬腿次数不能太多,以免因神经根水肿而加重疼痛。

(7) 静脉血栓栓塞症:① 导致因素:脊柱手术患者由创伤引起的下肢静脉内膜损

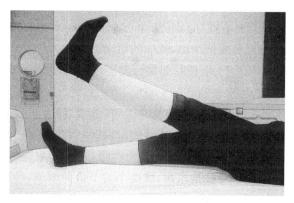

图 2-2-5 直腿抬高

伤,长期卧床导致静脉血流瘀滞,手术引起的高凝状态,以上因素均增加静脉血栓形成的风险。② 评估判断:DVT 患者临床表现是单侧肢体的肿胀、疼痛为主要表现;PE 患者表现复杂,多数患者无特异性表现。典型表现为呼吸困难和胸痛。③ 预防措施:早期预防是防止发生 VTE 的关键。目前的预防方法通常包括嘱患者早期活动,多饮水,双下肢给予抬高,促进静脉回流。给予使用梯度压力袜。

(8) 切口脂肪液化:① 导致因素:腰椎后部有较厚的脂肪层,术中电刀的应用以及切口拉钩的挤压造成脂肪组织损伤。② 评估判断:表现为切口处流出淡血性液,流出液较为清亮,无混浊。患者常无发热,无明显红肿压痛,化验检查常无白细胞增高,切口可有裂开。③ 紧急处理:加强伤口渗出观察,及时换药。同时预防感染,往往 1~2 周的时间,切口可以愈合。严重患者需要进行清创缝合术。

(三) 健康教育

1. 饮食指导

(1) 应多食高蛋白质、高热量、含维生素及粗纤维多的食物,以防止便秘,多饮水,防止泌尿系统感染和结石。

(2) 戒烟,饮食清淡易消化,忌辛辣刺激;应以富含钙、蛋白质、B 族维生素、维生素 C 和维生素 E 的饮食为主。其中钙是骨的主要成分,以牛奶、鱼、猪尾骨、黄豆、黑豆等含量为多。

（3）日常饮食中应当注意合理搭配，切不可偏食。因为主副食中的营养是不尽相同的，粗粮和细粮也要同时吃。粗细粮、干饭和稀食粥、主副搭配达到全面营养，才可满足人体营养的需求，维持正常得人体需要，才能更好地促进腰椎病患者的康复。

2. 用药指导

（1）对于腰部疼痛难忍患者，可遵医嘱服用非甾体类抗炎药（通过抑制前列腺素的合成，发挥其解热、镇痛、消炎作用），如：塞来昔布胶囊（西乐葆）、美洛昔康（莫比克）、洛索洛芬（乐松）等，但对本品过敏的患者禁用。

（2）当腰椎病引起神经受损时会出现酸、胀、麻、痛等不同症状。腰椎神经根受到刺激或压迫时，就会出现臀、腿部放射性疼痛、麻木，甚至瘫痪。遵医嘱给予神经营养药物，如甲钴胺分散片或弥可保片，作为辅助治疗手段。如果服用1个月以上无效，则无须继续服用。从事汞及其化合物的工作人员，不宜长期大量服用本品。

3. 生活指导

（1）不宜穿高跟鞋行走，鞋跟高度3 cm左右较合适。增加1 cm，腰椎的后伸及腰背肌的收缩就会成倍增加，腰痛的机会就增加。

（2）上、下楼时如果行走姿势不当，会出现脚"踏空"而闪腰的情况。良好的行走姿势可以预防、治疗腰痛。

（3）进行力所能及的运动，游泳、仰卧屈腿挺腹、倒走等，配合自我按摩腰部，增强腰部血液循环，可减少腰痛症状的复发。

（4）采取不正确的姿势弯腰拾物，如双腿伸直站立，在不屈曲髋、膝关节或屈曲程度不足的情况下弯腰拾东西，腰椎小关节负荷增加，易造成关节囊、肌肉、韧带的劳损。

（5）正确的拾物姿势是先屈曲髋、膝关节，充分下蹲后再弯腰捡拾东西。

（6）洗衣、淘米、洗菜时，最好不要将盆直接放在地上，或太低的位置，而应放在不必过度弯腰的高度，这样可以避免腰部过度弯曲，减少腰部的负担。

（7）保持脊柱挺直，不要左右歪斜、东倚西靠，尽可能不弯曲腰部。

（8）扫地、拖地时，应将扫帚或拖布的把加长，以避免过度弯曲腰部，造成腰肌劳损。

（9）保暖避寒，不宜洗冷水澡，保持良好情绪。

（10）合理使用腰围：① 腰围规格要与自身腰的长度、周径适应，上缘达肋下缘，下缘至臀裂。避免佩戴过窄、过短腰围。② 根据病情调整腰围佩戴时间：症状较重，应经常使用；症状较轻，可在外出时，较久端坐时戴。在睡眠或卧床休息解除。③ 佩戴后仍要避免过度活动。④ 在使用腰围期间，逐渐增加腰背肌锻炼，以防止和减轻腰肌的萎缩。

4. 功能锻炼　运动疗法：提高腰背肌肌力，改变和纠正异常力线，增强韧带弹性，活动椎间关节，维持脊柱正常形态及稳定性。下面是几个简单易行的训练动作，可治疗及预防腰椎间盘突出。

（1）挺胸：俯卧，用双手支撑床，抬头同时用手逐渐支撑起上半身并尽量将头昂起。

（2）蹬足：先屈膝关节，足背勾紧，然后足跟用力向斜上方蹬出。

（3）伸腰：也就是伸懒腰，站立时两脚分开与肩同宽，双手上举做伸懒腰动作。

（4）悬攀：双手攀于门框或横杠上，高度以足尖着地为宜，使身体呈半悬垂状。

（5）直腿抬高：仰卧，两腿伸直轮流抬起，动作轻松稍快，不引起疼痛为度，连做8～10次。

（6）飞燕式：第一步：患者俯卧于床上，双上肢向背后伸，抬头挺胸，使头、胸及双上肢离开床面。第二步：两腿伸直向上抬起，离开床面，可交替进行抬起，然后同时后伸抬高。

（7）三点支撑法：患者双臂放置于胸前，用头顶及双足支撑使全身呈弓形撑起，腰背部尽力后伸。

（8）五点式：患者用头、双肘及双足作为支撑点，使背部、腰臀部向上抬起，悬空后伸。

5. 预防保健

（1）3个月内勿做猛烈的弯腰动作，正确使用腰围带，腰围带起到固定作用，避免活动时造成脊柱扭曲。

（2）饮食：应多食高蛋白质、高热量、含维生素及粗纤维多的食物，以防止便秘，多饮水，防止泌尿系统感染和结石。

（3）定期进行健康检查：尤其是青少年应注意检查有无先天性或特发性畸形，如特发性脊柱侧弯或椎弓崩裂。如有此类情况在以后易发生腰椎退变而过早出现腰背痛。对于已从事剧烈腰部活动的人，应注意有无发生椎弓根骨折等，如有这种结构上的缺陷，应该加强背部保护，防止反复损伤。

（4）改善不正确的姿势：纠正青少年不良的读写姿势。目前青少年由于学习负荷较重，普遍存在不良的读书、写字姿势，如果长时间得不到改正，将影响脊柱的正常发育，可能成为成年后腰背痛的原因。注意自我调节，避免长期做反复固定动作，避免脊柱过载，以免促使和加速椎间盘疾患。

（5）卧床休息、放松肌肉：卧床休息是不应忽视的治疗腰椎间盘突出症的措施之一。经康复治疗，可使椎间隙增宽，从而降低椎间盘对神经根内压力，同时可扩大椎间孔和神经根管，减轻突出椎间盘对神经根的压迫，而减轻反应和症状。但直立行走和工作活动，可使肌肉紧张和椎间盘受到重力压迫及神经根受到压迫，因此，在治疗中应强调卧床休息。

（6）加强自我康复锻炼：自我康复锻炼对骨骼肌肉系统也有良好的作用，如肌肉附着处的骨突增大，骨密度增高，肌肉力量增强。运动改善了骨、关节、韧带的血液循环，增加了代谢过程，使骨骼的有机成分增加，无机成分减少，使骨的强度、韧性增加，延缓骨质的退行性改变。强有力的背部肌肉，可防止腰背部软组织损伤，腹肌和肋间肌锻炼，增加腹内压和胸内压，有助于减轻腰椎负荷。

二、在局麻下经皮椎间孔镜下腰椎间盘髓核摘除术的围手术期护理

（一）术前护理

1. 术前检查　常见术前有影像学检查、超声检查、心电图、常规血液检查等，除做好术前检查外，患者还需做抗生素皮试、备血，按常规准备术区皮肤。

2. 用物准备　用物准备包括水杯、吸管、便器和护理垫。此外，可以预备纸巾、干毛巾等。

3. 术前训练

（1）体位训练：由于经皮椎间孔镜下腰椎间盘髓核摘除患者突出位置及手术医师习惯有关，主要有俯卧位和侧卧位，俯卧位体位训练同上，侧卧位根据入路方式的选择卧位方向。体位训练可从术前3天开始练习，每天数次，每次时间从少到多，循序渐进，直至能坚持2～3小时，为手术做好准备。

（2）训练床上大小便：训练床上使用大小便器，以免术后因平卧的体位不习惯而影响大小便的排泄，减少术后发生便秘、尿潴留的可能，注意床单元的清洁。

4. **心理护理**　对于术前患者加强沟通和心理护理，耐心听取患者的意见和建议，向家属交代病情，解释手术的重要性和必要性，增加患者的安全和信任感。

5. **饮食护理**　饮食应多样化、易消化，并保持冷热、软硬适中。指导患者进食高蛋白质、高维生素、高钙、高纤维素的食物，多食蔬菜、水果。术前不需要禁饮食，术前 2 小时可进食糖类，以补充热量，提高患者对手术的耐受性。术前可咀嚼口香糖（木糖醇），每间隔 3 小时咀嚼 1 次，每次咀嚼 10～15 分钟，每次 2 颗。可以缓解患者术前口渴、饥饿的不适反应。若患者无糖尿病病史，推荐手术 2 小时前饮用 400 ml 含 12.5% 糖类的饮料，可减缓饥饿、口渴、焦虑情绪，降低术后胰岛素抵抗和高血糖的发生率。

6. **疼痛护理**　正确评估患者疼痛，根据其疼痛程度采取相应的护理措施。有效的止痛能够减轻患者痛苦，提高其生活质量，增强其战胜疾病的信心。

7. **功能训练**　术前教会患者轴线翻身、踝关节跖屈、背伸练习。指导患者正确的翻身方法，动作缓慢，使身体成一直线，保持轴式翻动，避免脊柱弯曲、扭转。麻醉清醒后可以开始进行肢体活动，练习股四头肌力量；踝关节跖屈、背伸练习，每天 2～3 次，每组 20～30 次，每次坚持 5 秒，避免术后神经根粘连，同时可保持关节活动度，防止肌肉萎缩等，避免术后神经根粘连。

（二）术后护理

1. **体位护理**　术后卧床休息 24 小时（前 6 小时平卧休息以压迫止血），每 2 小时轴线翻身 1 次，密切观察患者呼吸、血压、脉搏等生命体征变化，观察下肢感觉、运动、肌力情况；3 天内以卧床休息为主。术后 24 小时内持续给药止痛。

2. **饮食护理**　术后即可饮温开水进温热食物，饮食宜易消化、富含纤维素，以促进排便。术后 2～3 天减少或停止静脉输液。

3. **下床活动**　术后 2～4 小时即可佩戴腰围短时间离床活动。下床方法：戴腰围→侧卧→移动下肢→下肢与床边垂直→双上肢撑于床上→躯干坐起→稳定 5 分钟→下床站立→床边行走；上床方法：站立床边→双腿屈膝→双手撑床→上身缓慢俯卧床上→双腿上床。

4. **功能锻炼**　术后 2～3 小时后可指导患者进行训练，左右腿每次 10 下，每天 3～5 次；术后 2 天进行腰背肌功能锻炼，1 周内采用五点支撑法（头、双肘、双足为支点）向上悬空背部、腰臀部，1～2 周采用三点支撑法（头、双足）行全身弓形撑起，每次抬臀 10～20 次，每天 2～3 次；2 周后采用飞燕式锻炼法（取俯卧位，胸部与床接触，头、手、肩、足后仰），每天 3～4 次，每次 20～40 分钟，活动量循序渐进。

（三）健康教育

1. 饮食指导

（1）多吃些新鲜水果和蔬菜，如西红柿、菠菜、香蕉、苹果等。

（2）增加维生素和膳食纤维，如麦片等。

（3）戒烟酒，饮食宜清淡。

（4）增加钙的摄入，如虾皮等。

（5）增加优质蛋白质，如鱼类、虾、禽类。

2. 生活指导

（1）运动可加强背伸肌、腹肌的肌力锻炼，使腰椎的稳定性增加，从而推迟腰椎关节退变演变的速度。打太极拳对本病有较好的作用。

（2）推拿按摩对于缓解椎管狭窄的症状有很大的帮助，但是应该去正规的医院接受治疗，因为如果方法不对会使症状加重。作用：可活血化瘀，舒缓经脉，缓解症状。

（3）烟酒对人的健康很有危害性的，因此要戒烟酒。对于烟瘾特别大者可逐渐减量。

（4）保持心情愉快，对疾病要有乐观积极的心情，缓解精神压力和紧张情绪，注意日常生活中请勿腰部负重。

3. 随访指导

（1）术后1～2周行四肢肌力舒缩及各关节的活动，如直腿抬高等。

（2）离床活动时腰部予腰围固定，并避免腰部剧烈转动。

（3）加强腿部功能锻炼，如前屈、后伸、左右侧屈、左右旋转等运动，以增强腿部肌力；防止意外损伤的发生。

（4）2个月后定期复查X线片。

第三节 腰椎退变及发育畸形病的围手术期护理流程

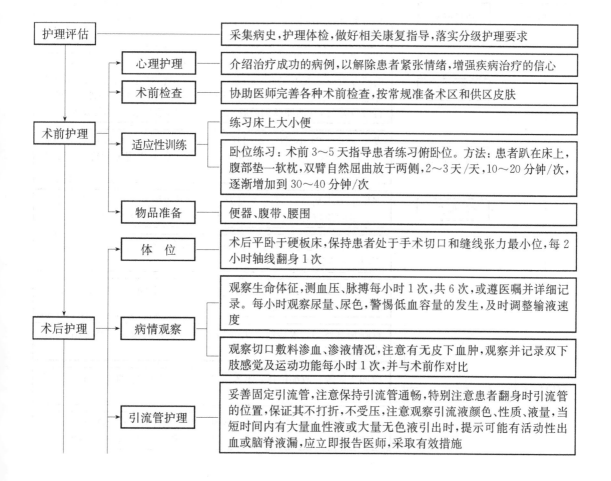

护理评估		采集病史，护理体检，做好相关康复指导，落实分级护理要求
术前护理	心理护理	介绍治疗成功的病例，以解除患者紧张情绪，增强疾病治疗的信心
	术前检查	协助医师完善各种术前检查，按常规准备术区和供区皮肤
	适应性训练	练习床上大小便
		卧位练习：术前3～5天指导患者练习俯卧位。方法：患者趴在床上，腹部垫一软枕，双臂自然屈曲放于两侧，2～3天/天，10～20分钟/次，逐渐增加到30～40分钟/次
	物品准备	便器、腹带、腰围
术后护理	体位	术后平卧于硬板床，保持患者处于手术切口和缝线张力最小位，每2小时轴线翻身1次
	病情观察	观察生命体征，测血压、脉搏每小时1次，共6次，或遵医嘱并详细记录。每小时观察尿量、尿色，警惕低血容量的发生，及时调整输液速度
		观察切口敷料渗血、渗液情况，注意有无皮下血肿，观察并记录双下肢感觉及运动功能每小时1次，并与术前作对比
	引流管护理	妥善固定引流管，注意保持引流管通畅，特别注意患者翻身时引流管的位置，保证其不打折，不受压，注意观察引流液颜色、性质、液量，当短时间内有大量血性液或大量无色液引出时，提示可能有活动性出血或脑脊液漏，应立即报告医师，采取有效措施

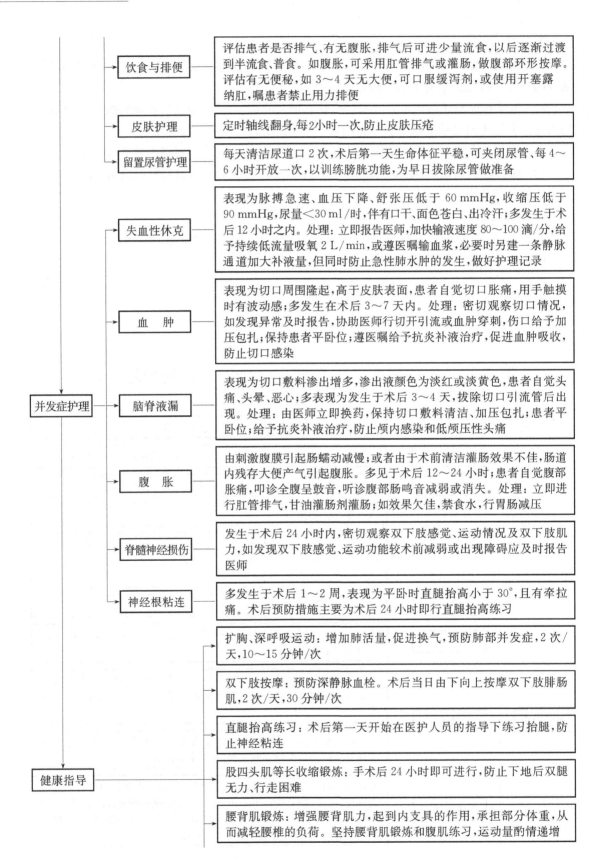

饮食与排便 —— 评估患者是否排气、有无腹胀,排气后可进少量流食,以后逐渐过渡到半流食、普食。如腹胀,可采用肛管排气或灌肠,做腹部环形按摩。评估有无便秘,如 3～4 天无大便,可口服缓泻剂,或使用开塞露纳肛,嘱患者禁止用力排便

皮肤护理 —— 定时轴线翻身,每2小时一次,防止皮肤压疮

留置尿管护理 —— 每天清洁尿道口 2 次,术后第一天生命体征平稳,可夹闭尿管、每 4～6 小时开放一次,以训练膀胱功能,为早日拔除尿管做准备

并发症护理

失血性休克 —— 表现为脉搏急速、血压下降、舒张压低于 60 mmHg,收缩压低于 90 mmHg,尿量<30 ml/时,伴有口干、面色苍白、出冷汗;多发生于术后 12 小时之内。处理:立即报告医师,加快输液速度80～100 滴/分,给予持续低流量吸氧 2 L/min,或遵医嘱输血浆,必要时另建一条静脉通道加大补液量,但同时防止急性肺水肿的发生,做好护理记录

血肿 —— 表现为切口周围隆起,高于皮肤表面,患者自觉切口胀痛,用手触摸时有波动感;多发生在术后 3～7 天内。处理:密切观察切口情况,如发现异常及时报告,协助医师行切开引流或血肿穿刺,伤口给予加压包扎,保持患者平卧位;遵医嘱给予抗炎补液治疗,促进血肿吸收,防止切口感染

脑脊液漏 —— 表现为切口敷料渗出增多,渗出液颜色为淡红或淡黄色,患者自觉头痛、头晕、恶心;多表现为发生于术后 3～4 天,拔除切口引流管后出现。处理:由医师立即换药,保持切口敷料清洁、加压包扎;患者平卧位;给予抗炎补液治疗,防止颅内感染和低颅压性头痛

腹胀 —— 由刺激腹膜引起肠蠕动减慢;或者由于术前清洁灌肠效果不佳,肠道内残存大便产气引起腹胀。多见于术后 12～24 小时;患者自觉腹部胀痛,叩诊全腹呈鼓音,听诊腹部肠鸣音减弱或消失。处理:立即进行肛管排气,甘油灌肠剂灌肠;如效果欠佳,禁食水,行胃肠减压

脊髓神经损伤 —— 发生于术后 24 小时内,密切观察双下肢感觉、运动情况及双下肢肌力,如发现双下肢感觉、运动功能较术前减弱或出现障碍应及时报告医师

神经根粘连 —— 多发生于术后 1～2 周,表现为平卧时直腿抬高小于 30°,且有牵拉痛。术后预防措施主要为术后 24 小时即行直腿抬高练习

健康指导

扩胸、深呼吸运动:增加肺活量,促进换气,预防肺部并发症,2 次/天,10～15 分钟/次

双下肢按摩:预防深静脉血栓。术后当日由下向上按摩双下肢腓肠肌,2 次/天,30 分钟/次

直腿抬高练习:术后第一天开始在医护人员的指导下练习抬腿,防止神经粘连

股四头肌等长收缩锻炼:手术后 24 小时即可进行,防止下地后双腿无力、行走困难

腰背肌锻炼:增强腰背肌力,起到内支具的作用,承担部分体重,从而减轻腰椎的负荷。坚持腰背肌锻炼和腹肌练习,运动量酌情递增

下床指导：第一次下床应在医师指导下，佩戴支具或腰围下床时应有陪护扶行，如有不适，应立即卧床休息。保持行走地面干燥，防止滑倒。具体下床时间遵医嘱

术后3个月内禁止抬重物；早期不要做腰部屈伸及旋转动作，尽量减少脊柱活动。术后2～3个月门诊复查，如有不适，随时复诊

第四节　腰椎退变及发育畸形病的康复护理

一、目的和意义

康复护理是为了让患者术后的腰椎功能得到最大限度的改善，重建患者身心平衡，最大限度地恢复患者生活的能力。

二、训练方法

（一）第一阶段（术后1～3天）

术后第1天即协助患者做踝关节背伸活动，并行术侧下肢的直腿抬高练习，由30°开始，逐日逐渐加大幅度，第3天鼓励患者主动练习直腿抬高，并协助患者做压髋压膝等活动，同时做足踝关节、膝关节运动，以防止术后神经根与创口周围瘢痕组织粘连而造成术后遗留疼痛。

（二）第二阶段（术后5～7天）

进行腰背肌功能训练，锻炼的动作力度、幅度、次数、时间应根据患者的年龄、体力而定，由轻渐重，由简而繁，循序渐进。腰背肌锻炼能增强脊柱稳定性和腰背肌力，防止肌肉萎缩，对防止术后下腰痛有重要作用。功能锻炼方法可采用飞燕式（图2-2-6）、三点支撑法（图2-2-7）、五点支撑法（图2-2-8），每天3～4组，每组50下左右，坚持6个月以上。

1. 飞燕式

（1）第一步：患者俯卧在床上，双上肢后伸，抬头挺胸，使头胸和双上肢离开床面。

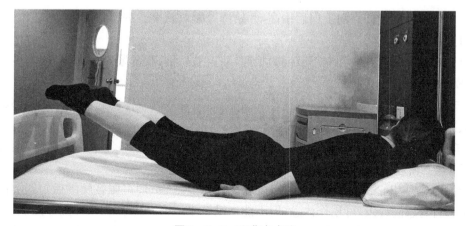

图2-2-6　飞燕点水法

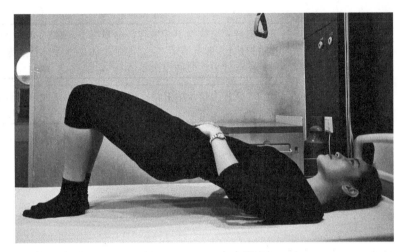

图2-2-7　三点支撑法

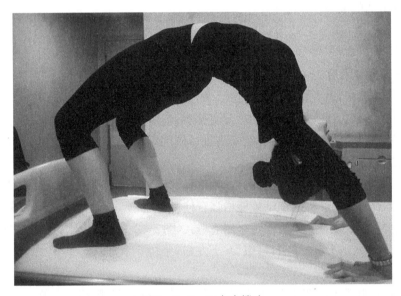

图2-2-8　五点支撑法

（2）第二步：双腿伸直向上向后抬高，开始练习时双腿交替进行抬高，熟悉动作要领以后双腿同时抬起。

（3）第三步：患者头胸和双下肢同时抬起，双上肢后伸，腹部紧贴床面，身体呈弓形，如飞燕点水姿势，故名飞燕点水法。

2.**三点支撑法**　患者用头颈、双足作为支撑点，患者双臂放于胸前，使背部、腰部、臀部向上抬起悬空后伸。

3.**五点支撑法**　患者将头、双肘、双足作为支撑点，使背部、腰部、臀部向上抬起悬空后伸。

（三）第三阶段（术后3～4周以后）

患者可佩戴腰围下地活动，但仍然以卧床休息为主，5～7周可佩戴腰围做短距离散步、行走，如患者自身感到疲倦，可稍作休息，但不能运动。术后7～8周，患者可戴腰围从事一些轻松工作，禁止做会造成背部压力的动作，如重复弯腰抬举重物、旋转腰部等。根据病情术后

2～3个月可开始帮助患者做背肌背伸运动,俯卧、仰卧锻炼,腰背肌、腰肌锻炼每天各10组,腰背肌锻炼可增强腰背部的肌力,预防肌肉萎缩,增强脊柱的稳定性。避免腰部过度劳累,以防手术的肌肉未痊愈前再次受到损伤。

三、注意事项

1. **腰围的规格**　要与自身腰的长度、周径相适应,其上缘须达肋下缘,下缘至臀裂。腰围后侧不宜过分前凸,以平坦或略向前凸为好。不要使用过窄的腰围,以免腰椎过度前凸,也不要使用过短的腰围,以免腹部过紧。一般可先试戴半小时,以不产生不适感为宜(图2-2-9、图2-2-10)。

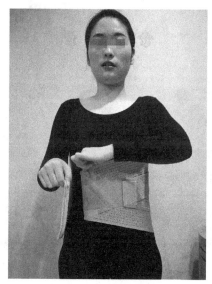 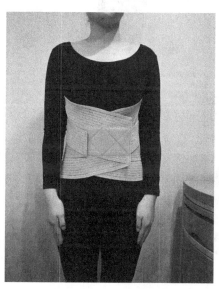

图2-2-9　腰围佩戴时　　　　　　图2-2-10　腰围佩戴后

2. **早期活动**　告知患者取侧卧位,双腿垂于床下,双臂交替撑床缓慢坐起,不宜仰卧位直接坐起,坐起后不要急于下床,可在床边坐15～30分钟。在术后3个月内不做腰背肌锻炼及重体力活动,如搬箱子、移动桌椅等,主要以直立行走为主,可以进行简单的日常生活。3个月后可行腰背肌锻炼,主要是为了加强腰背肌肌力和耐力,加强腰椎的稳定和保护腰椎,缓解肌肉紧张痉挛,减轻疼痛,降低腰椎负荷。改善局部血液循环,降低炎性物质和代谢产物的堆积,促进损伤修复(飞燕式、五点式、四点式、三点式)。3～6个月避免过度扭转、冲撞、跳跃等剧烈活动及提重物,要尽可能减少久坐、跑、跳,避免睡软床,避免弯腰拾物,提取重物时可采取屈膝、下蹲的姿势,加强腰背肌锻炼半年以上,增强腰部肌肉及脊柱稳定性。

3. **室温适宜**　室温过低会导致腰背肌肉及椎间盘周围组织血运障碍,增加腰痛的机会。室温控制在26℃为宜。

4. **体位**　每小时改变一次体位,改善腰背肌紧张状态,避免长时间固定坐姿,必要时经常起身行走。

5. **其他**　选择合适、舒适的运动鞋,避免穿高跟鞋,鞋最高度以3 cm为宜,以免增加腰椎负担。减轻体重,防止肥胖。术后6周可恢复性生活。

四、日常活动指导

1. 站　站时抬头挺胸,背部打直,缩小腹。不要挺着肚子,不要穿高跟鞋,避免腰椎前突。注意工作台面的高度,应配合正常直立站姿(图2-2-11)。

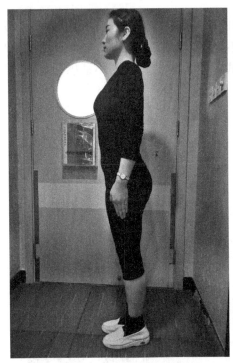 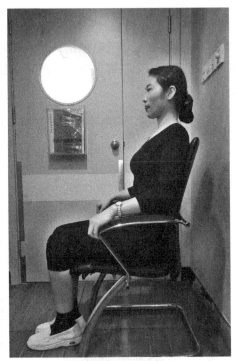

图2-2-11　站立姿势　　　　　　　　　图2-2-12　坐位姿势

2. 坐　臀部靠椅背,双脚踏平地时,髋、膝、踝均应略大于90°的弯曲。坐高椅子时,脚下可垫一个矮凳子,应善用下背圆枕垫及扶手(图2-2-12)。

3. 卧　避免趴睡太久,床不可太软,枕头不可太高过硬,睡前局部热敷有肋背部肌肉使之放松及休息(图2-2-13)。

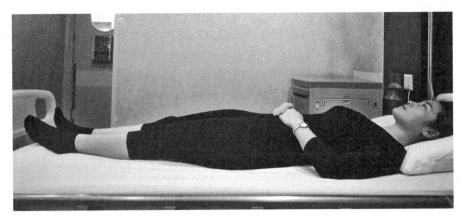

图2-2-13　卧位姿势

　　4. 搬取物品　　正确姿势见图2-2-14所示。拿东西时，请尽量向前一步，不要俯身弯腰去拿。捡东西时应正面屈膝，而不是弯腰或侧身去捡。取高处物品时用矮凳协助，不要踮脚。避免抬重物，尽量请他人协助帮忙（图2-2-15、图2-2-16）。

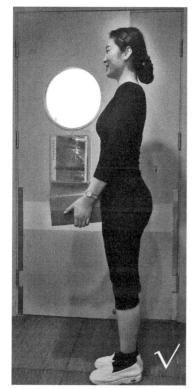

图2-2-14　搬取物品

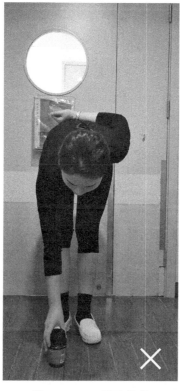

图2-2-15　搬取物品

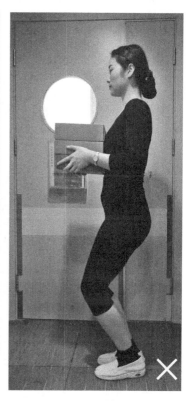

图2-2-16　搬取物品

（周秋芳、范建平）

参 考 文 献

［1］周谋望,岳寿伟,何成奇,等."腰椎间盘突出症的康复治疗"中国专家共识[J].中国康复医学杂志,2017,32(02)：129-135.

［2］孙玉珍,高小雁,田伟.脊柱外科患者的体位护理1 480例[J].实用护理杂志,2003(07)：25.

［3］段红光.腰椎间盘突出症的发病机制和诊断[J].中国全科学,2012,15(36)：4227-4230.

［4］罗啸,黄异飞.腰椎管狭窄症的诊断与治疗现况[J].新疆医学,2015,45(10)：1527-1529.

［5］尹进,彭宝淦.腰椎峡部裂的治疗策略[J].中国矫形外科杂志,2016,24(02)：151-154.

［6］Kurd MF, Patel D, Norton R, et al. Nonoperative treatment of symptomatic spondylolysis[J]. J Spinal Disord Tech, 2007, 20(8)：560-564.

［7］Sundell CG, Jonsson H, din L, et al. Clinical examination, spondylolysis and adolescent athletes[J]. Int J Sports Med, 2013, 34(3)：263-267.

［8］王慧,梁瑛琳,刘秀梅.脊柱外科围术期常见并发症的循证护理[J].护理研究,2008(18)：1630-1631.

［9］谢春娜,林佩达.腰椎骨折术后并发症的观察及护理[J].护理与康复,2010,9(06)：492-493.

[10] 汪四花,林芬,鲁琛.腰椎退行性侧弯患者后路减压融合固定术后并发症的护理[J].中华护理杂志,2009,44(09):790-791.

[11] 周健美,徐娟.快速康复外科理念在经皮椎间孔镜腰椎髓核摘除术患者护理中的应用[J].护理实践与研究,2017,14(23):153-155.

第三章
脊柱韧带病的康复护理

第一节　脊柱韧带病的基础知识

一、定义

脊柱韧带骨化症是一类特殊的异位骨化疾病(ectopic ossification)。异位成骨可以出现在全身多个组织器官中,如结缔组织、心脏、血管、骨骼肌和植入物等。韧带骨化性疾病包括后纵韧带骨化症(ossification of posterior longitudinal ligament,OPLL)、黄韧带骨化症(ossification of ligament flavum,OLF)、弥漫性特发性骨肥厚症(diffuse idiopathic skeletal hyperostosis,DISH)、老年性强直性脊椎骨肥厚病(forestier's disease)等。脊柱纵横面观见图2-3-1。

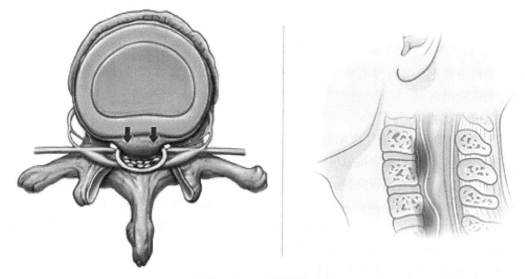

图2-3-1　脊柱纵横面观

随着脊柱外科及相关影像学技术的不断发展,脊柱韧带骨化病患者的数量逐年增加。脊柱韧带骨化病在中国、日本等亚洲国家人群中具有较高的发病率,但由于疾病本身的复杂性,目前对于该疾病的认识尚不深入,其手术治疗较常规脊柱手术具有难度大、风险高、疗效不确定、护理难等多方面的特点。本章详细介绍了脊柱韧带骨化病的病因学、流行病学、诊断标准、治疗、康复护理等内容。

二、流行病学情况

亚洲人群中 OPLL 尤其多见,日本的发病率为 1.9%～4.3%,美国、欧洲等地发病率仅为 0.01%～1.7%。OLF 多发生于中老年人,以下胸椎最为常见,男女的发病率之比约为 3:2,男女平均发病年龄约为 61 岁和 68 岁。DISH 常见于老年男性,欧美报道较多,男女发病率约为 2:1。OPLL 和 OLF 的发病率、发病部位、发病年龄、病理变化等相似,具有较高的合并发生率,并且发病机制目前还不甚清楚,仍处于探索阶段。

三、病因

(一) 退行性改变

前文提到,韧带骨化症多见于中老年人,同时还伴有椎体退行性改变等其他慢性退行性改变,黄韧带骨化过程为增生分化、形成软骨、血管侵入、成骨,组织病理也证实慢性退行性改变与以上骨化进程一致,提示胸椎黄韧带骨化与退行性改变关系密切。但需注意的是,对于高龄老年人黄韧带骨化发生率呈下降趋势。

(二) 内分泌及代谢异常

糖尿病等内分泌代谢疾病与韧带骨化存在相关性,但具体发生机制并不清楚。国外一项动物研究显示,糖尿病小鼠较正常小鼠胸椎黄韧带骨化风险明显上升,推测可能与胰岛素生长因子诱导增生有关。在中、日、韩,胸椎黄韧带骨化发生率高,这可能与这三个国家的饮食习惯有关。最新报道显示,氟及其化合物能够诱导异位骨化,从而诱发黄韧带骨化,氟及其化合物能够诱导软骨细胞钙化。铜离子是赖氨酸氧化酶重要辅助因子,能够促进胶原蛋白的合成,当血清铜离子水平上升时,黄韧带胶原蛋白水平上升,导致弹性纤维、胶原纤维失衡,最终诱发黄韧带钙化。另有报道显示,钙磷比例失调、甲状旁腺素水平升高是胸椎黄韧带骨化的重要危险因素。

(三) 遗传因素

亚洲黄种人韧带骨化发生率相对更高,反映了种族遗传在该病发生中的作用。现有研究证实,韧带骨化与人类白细胞抗原单倍体和 XI 型胶原基因变异有关。一项针对日本的胸椎黄韧带骨化、正常人群的对比研究显示,维生素 D 受体基因多态性成为黄韧带骨化的主要危险因素,等位基因 *Bb* 可能是黄韧带骨化的致病基因。弹性纤维相关基因突变,会导致纤维异常,从而增加黄韧带骨化发生风险。Yoshizawa 等发现基因 MSX-2 可以抑制正常韧带细胞分化为成骨细胞,该基因缺失者出现黄韧带骨化风险更高。

(四) 机械应力刺激和生物力学因素

很多研究都证明机械应力刺激和脊柱韧带骨化有密切联系。Zhang 等通过体外培养 OPLL 细胞和非 OPLL 细胞,研究波形蛋白在机械刺激下的信号转导通路的潜在作用,结果发现通过机械伸展,OPLL 细胞中的成骨细胞基因编码 OCN、ALP 和 COL I 的表达水平增强,但是非 OPLL 细胞的表达没有变化;另外,通过 SIRNA 敲除波形蛋白的表达导致 OCN、ALP 和 COL I mRNA 表达增加,说明在机械刺激诱导下,波形蛋白的表达下调在 OPLL 细胞成骨分化过程中起到了重要作用。

四、临床表现

（一）颈椎后纵韧带骨化症

1. 颈部症状 病变早期颈部可无痛，进而可逐渐出现轻度酸痛及不适，颈椎活动大多正常或轻度受限，当被动超出其正常活动范围时，可引起颈痛或酸胀感。

2. 神经症状 主要是脊髓压迫症状，奇特的是不同程度的、可有间歇性的、慢性、进行性痉挛四肢瘫痪。

（二）颈椎黄韧带骨化症

1. 局部症状 可出现颈部肿胀、乏力、僵硬，可伴有颈部疼痛、僵直、活动受限等症状。

2. 脊髓压迫症状 颈椎黄韧带骨化症在临床上表现为颈椎管狭窄引起的脊髓压迫症状。脊髓压迫的程度及范围与病变过程以及程度成正比。

3. 锥体束征 脊髓压迫明显时，患者出现锥体束征阳性，表现为四肢腱反射亢进、肌张力增高、病理反射阳性等。

（三）胸椎后纵韧带骨化症

胸椎后纵韧带骨化症的临床表现与骨化物的大椎管的直径和脊柱本身活动度有关，一些患者可没有症状，也有报道称可因创伤引起脊髓病症状。

1. 局部症状 有患者就诊时仅主诉持续性背部模糊痛，其病史可数月或数年，因无特异性往往被忽略，若病变累及肋间神经根，部分患者出现肋间神经刺激性疼痛，同时伴有胸腹部异常症状。

2. 锥体束带症状 起病缓慢、隐匿，病程多成渐进性发展，早期仅感觉行走一段距离后下肢无力，休息后可继续，呈脊髓圆形间歇性跛行表现，病情进展后出现下肢无力、脚踩棉花感、行走困难、躯干及下肢麻木与束带感，甚至大小便失禁、性功能障碍等。

（四）胸椎黄韧带骨化症

1. 起病时间 本病起病缓慢、隐匿，病程多成渐进性发展，且持续时间较长。如遇某种诱因，包括轻微外伤或过劳而可发病，甚至使病情迅速恶化。

2. 主要症状 多发症状为下肢麻木及感觉异常，单侧或双下肢无力，步行困难（约占60%），50%的患者行走可有脚踩棉花感，40%的患者可有胸腹部束带感或其他症状，如下肢放射性痛、背痛等。

3. 体征 主要表现为单侧或双下肢的肌力减退，且可伴有浅反射减弱、锥体束征及括约肌功能障碍等。

（五）腰椎后纵韧带骨化

与一般腰椎变形的临床表现无差，其表现主要为腰痛、下肢放射性疼痛、麻木、间歇性跛行等。但由于腰椎椎管较颈椎、胸椎等脊柱其他部位椎管容积更大，因此腰椎 OPLL 的存在并不一定引起临床症状，只有当 OPLL 达到一定严重程度才会压迫马尾神经引起临床表现。

五、诊断标准

（一）颈椎后纵韧带骨化症的诊断

诊断 OPLL 的诊断主要依据影像学检查。主要依据 X 线平片或断层片上椎体后缘的高密度影;不能明确诊断或骨化影较小者可行 CT 或 MRI 检查,必要时可酌情行 CTM 或 Gd-GDPA 检查。椎管造影检查目前已少用。

(二) 颈椎黄韧带骨化症的诊断

主要是影像学表现:X 线片、脊髓造影、CT 及 MRI 可发现来自椎管后方的骨性压迫,多数颈椎黄韧带骨化范围较局限,1~2 个椎节,一般不超过 3 个椎节,但也有少数病例可呈现长节段的病灶,甚至延伸至胸椎。

(三) 胸椎后纵韧带骨化症的诊断

对于临床怀疑胸段脊髓受压的患者,在全面而系统地进行临床体格检查的基础上,结合 CT、MRI 等影像学检查结果,对胸椎后纵韧带骨化症的临床诊断并不困难。有报道显示我国胸椎管狭窄症的病因中,黄韧带骨化症占 80% 以上,胸椎间盘突出症占 15%,腰椎 OPLL 不足 5%。当缺少足够影像学资料时,需与以下常见胸椎疾病进行鉴别诊断。

1. 胸椎黄韧带骨化症　是导致临床胸椎管狭窄症的常见原因之一,致压物主要来自脊髓后方的黄韧带骨化,临床表现亦缺少特异性。需要注意的是,胸椎后纵韧带骨化症患者常合并存在黄韧带骨化,借助 MRI 或 CT 检查临床不难鉴别或明确。

2. 胸椎间盘突出症　多见于中、下胸椎,病程相对较短,少数病例可急性起病。既可表现为脊髓压迫症状,也可表现为肋间神经受损症状。MRI 多表现为位于椎间隙水平的前方致压物,当突出之椎间盘发生钙化时,T1 与 T2 也可均为低信号,此时鉴别需根据压迫位置、椎间盘退变情况等进行综合判断。

3. 胸椎管内肿瘤　以神经源性良性肿瘤多见,可见于胸椎任一节段。根据肿瘤位置和累及神经结构的不同,临床表现多样。MRI 检查具有较好的鉴别诊断价值。

(四) 胸椎黄韧带骨化症的诊断

影像学检查对本病的确诊具有重要作用。

1. X 线片　凡疑有本病者,均应常规进行 X 线片检查,并以此作出初步诊断,同时应排除其他骨关节病变的可能性。X 线片上多能发现胸椎黄韧带骨化灶,应注意观察。

2. 脊髓造影　单纯椎管造影只能提示椎管的梗阻性病变及程度,但不能定性及全面反映病变的部位。

3. CT 扫描　CT 对本病的诊断最为理想,不仅可以显示 OLF 的部位、形态、大小和继发性椎管狭窄的程度,尤其对细微的小关节骨化、增生性病变等更为敏感,而且对椎管内结构的观察也较为细致。

4. CTM　更能够反映脊髓的形态变化及程度,但与造影剂影像重叠,有时难以反映致压物的部位、形态及大小,尤其对骨化程度及对神经组织的观察仍欠满意。

5. MR 检查　具有更大的优越性,既可对矢状面大范围进行观察,又便于发现病变及排除椎管内可能存在的其他疾病。但对骨化之韧带横断面显示欠佳,且对早期、较小或偏侧性病变容易漏诊。综上所述,就诊断准确率而言,MR 与 CT(或 CTM)扫描两者之结合是诊断本病的最佳选择。

(五) 腰椎后纵韧带骨化症的诊断

腰椎 OPLL 可以通过 X 线和 CT 检查明确诊断。

六、治疗

（一）颈椎后纵韧带骨化症的治疗方法

1. 颈椎后纵韧带骨化症的保守治疗

（1）适应证：颈项部疼痛及颈部活动受限等局部症状为主，或仅有轻度神经症状，宜选择保守治疗。

（2）方法：主要包括以下几方面。

1）药物：主要为解痉止痛、消炎镇痛剂和肌肉松弛剂等对症药物以及为了改善神经症状的神经营养类药物，此类药物既可口服给药亦可注射给药。

2）外敷药：可缓解局部疼痛，具有温热效应与清凉效应的膏药都可显效。

3）温热理疗法：如石蜡疗法等，对缓解局部症状有效。

4）局部制动：可维持颈椎的稳定、矫正颈椎的不良位置与姿势及防止颈椎的非生理性运动；方法主要是颈围制动，2～3 个月后症状多可缓解。

2. 颈椎后纵韧带骨化症的手术治疗适应证

（1）临床症状重，骨化明显，椎管狭窄明显者。

（2）症状进行性加重者。

（3）保守治疗无效者。

（4）合并有脊髓型颈椎病、椎管狭窄、椎间盘突出或椎节不稳者。

（二）颈椎黄韧带骨化症治疗方法

颈椎黄韧带骨化的治疗主要分为非手术治疗和手术治疗两种。

1. 非手术治疗　对症状较轻以及骨化早期（增生肥厚为主）的非症状性患者，可采用非手术治疗。包括颈部制动、颈托固定、理疗以及以缓解局部症状及营养神经等为主的药物治疗等。但该类患者如已存在明显的临床症状，则非手术治疗往往效果不佳。

2. 手术治疗　经保守治疗无效，或病情进展迅速者，在无明确手术禁忌证的情况下，均应考虑手术治疗。

（三）胸腰椎韧带骨化患者

目前国内外文献一致认为早期手术治疗是解决 OLF 所致脊髓受压的最佳方法。此病起病表现往往较为严重，且发展迅速，因此多数学者主张诊断一旦明确，应尽早手术。手术治疗的关键是力争早期、准确、彻底清除位于脊髓后方的致压物，同时应避免误伤脊髓。既往由于缺乏较细的手术工具而使手术疗效多不尽如人意；近年来由于器械的改进，经验的积累及技术水平的提高，目前已取得了满意的疗效。

（戴晓洁）

第二节　脊柱韧带病的围手术期护理

近年来，随着医疗诊断技术的进步，脊柱韧带骨化症手术例数逐年增加，由于脊柱韧带骨化症手术本身难度高、风险大、时间长，术后并发症发生概率较常规手术明显升高，加之节段多、脊髓压迫严重的风险、病例逐渐增多，给脊柱韧带骨化症术后护理及康复都带来了新的挑战,临床护理人员应重视护理的重要性,以使患者手术后的获益最大化。

一、术前护理

脊柱韧带骨化症手术由于难度大、时间长,对患者的创伤也较大,要取得满意的治疗效果,术前护理可以给患者创造个良好的心态,有利于手术的顺利进行,以使得患者接受手术后的获益最大化。

(一) 心理护理

患者对该疾病和手术不了解,常犹豫不决,对手术表示怀疑,要求保守治疗,而延误治疗。此时护士要关心、体贴患者,让患者明确手术是唯一有效的治疗手段,耐心听取患者的倾诉,向患者仔细讲解手术方法、目的及意义,让患者配合手术,同时请术后的患者介绍配合手术的经验,以解除患者的紧张情绪,从而提高手术成功率。

(二) 一般准备

术前完善各项常规检查,治疗基础疾病,给予患者高蛋白质、高热量、高维生素及易消化饮食。对于颈后路手术患者,为适应手术需要,术前指导患者进行适应性训练。术前 3 天开始指导患者在床上进行俯卧位练习,并逐渐延长时间,直至俯卧位下可以坚持 2~3 小时,从而保证手术顺利进行。同时指导患者进行床上大、小便,利于术后排便。术前晚常规用氯己定(洗必泰)抗菌沐浴进行沐浴,术前 30 分钟使用抗生素。

(三) 呼吸功能的训练

术前指导患者进行肺功能训练,并学会正确的咳嗽动作,促进肺扩张,可使患者在术后早期有效消除呼吸道分泌物,避免肺部感染。

1. 有效咳嗽训练   指导患者先深吸气,在吸气末屏气 3~4 秒后爆破性咳嗽,使胸廓振动将气道内分泌物咳出,鼓励患者咳嗽排痰。

2. 深呼吸训练   深吸气数秒钟,要求患者尽最大努力扩胸后,再用力呼气,3~5 次/天,每次 10~15 分钟。

3. 吹气球训练   先吸气,然后将肺内气体尽可能地吹入气球内,使气球越来越大,3~5次/天,每次 20~30 分钟。

4. 颈椎前路术前备皮   上至鼻尖,下至双侧乳头连线,两侧至腋中线。颈后路的术前备皮范围在双侧耳郭顶点连线至双侧肩胛骨下缘,两侧至腋中线。

二、术后护理

(一) 体位护理

术后平卧 6 小时(无须去枕),患者清醒后即可鼓励其适量在床上运动,如四肢活动等。每 2 小时轴线翻身一次,防止脊柱扭曲,仰卧位,在膝关节和头下各放置一个枕头,将肩部抬高。或者侧卧位,位于上方的膝关节屈曲,在两侧膝关节之间放置一个枕头。

(二) 观察生命体征

测血压、脉搏、呼吸每小时 1 次,共 6 次,或遵医嘱并详细记录。警惕低血压的发生。根据生命体征情况,及时调整输液速度。

（三）观察切口敷料渗血、渗液情况

注意有无皮下血肿，观察并记录双下肢感觉及运动功能每小时 1 次，并与术前作比较。

（四）引流管护理

妥善固定引流管，注意保持引流管通畅，特别注意患者翻身时引流管的位置，保证其不打折、不受压，注意观察引流液颜色、性质、液量，当短时间内有大量血性液或大量无色液引出时，提示可能有活动性出血或脑脊液漏，应立即报告医师，采取有效措施。

（五）饮食与排便护理

评估患者是否有无腹胀，术后 4 小时后患者可进少量流食以后逐渐过渡到半流食、普食。预防术后腹胀，麻醉清醒后，开始咀嚼木糖醇无糖口香糖，1～2 颗/次，10～15 分钟/次，间隔 2～3 小时咀嚼 1 次。如腹胀，可采用肛管排气或灌肠，做腹部环形按摩。评估有无便秘，如 3～4 天无大便，可口服缓泻剂，或使用开塞露纳肛，嘱患者禁止用力排便。

（六）皮肤护理

定时轴线翻身每 2 小时一次，防止皮肤压疮。

（七）留置尿管护理

每天清洁尿道口 2 次，术后第一天生命体征平稳，可夹闭尿管，有尿意时开放尿管，以训练膀胱功能，为早日拔除尿管做准备。

（八）疼痛护理

术后麻醉作用消失后，感觉开始恢复，切口疼痛逐渐加剧，此时要针对患者手术的情况做出相应解释、劝慰，并细心检查排除加剧伤口疼痛的其他原因，必要时给予镇痛剂。

三、健康宣教

脊柱韧带骨化症手术由于技术难度较大，手术时间往往很长，对患者创伤也较大。与常规脊柱手术相比，术后发生各种意外的风险明显升高。要取得满意的治疗效果，除了在手术前进行充分的准备工作，手术中认真、细致操作，还需要重视康复护理工作。

（一）术后早期主动运动训练

床上训练开始，可先做一些深呼吸运动，逐渐配合扩胸运动，改善肺功能。四肢远端一些小范围的关节运动，如握拳，双足背伸、背屈运动。如患者术前症状较重四肢运动明显障碍，可由家属用被动的方法完成。

（二）住院恢复期训练

在恢复期，四肢运动要从卧位逐渐过渡到半卧位、坐位的锻炼，然后是下床活动。颈椎术后患者在颈托保护下可以适当运动，在此过程中要逐渐增加肌肉训练量，尤其是手部等活动，如对指、分指、抓拿等动作应着重下肢训练加以训练；下肢训练先通过直腿抬高、伸屈活动以加强肌力和关节活动范围，并逐渐在家属和陪护人员的陪同或搀扶下训练站立、迈步，然后过渡到行走。

（三）出院后康复训练

应当积极锻炼四肢的肌肉力量及活动功能。上肢的锻炼，包括肩、臂、腕的活动以及握拳练习，还有手部精细动作的训练，如穿针、系纽扣、拿筷子夹豆子等。下肢锻炼包括肌肉收缩练习、直腿抬高，下肢负重抬举等动作的练习，逐步过渡到参加散步、慢跑甚至游泳等活动。

第三节　脊柱韧带病的围手术期护理流程

一、颈椎韧带骨化症的围手术期护理流程

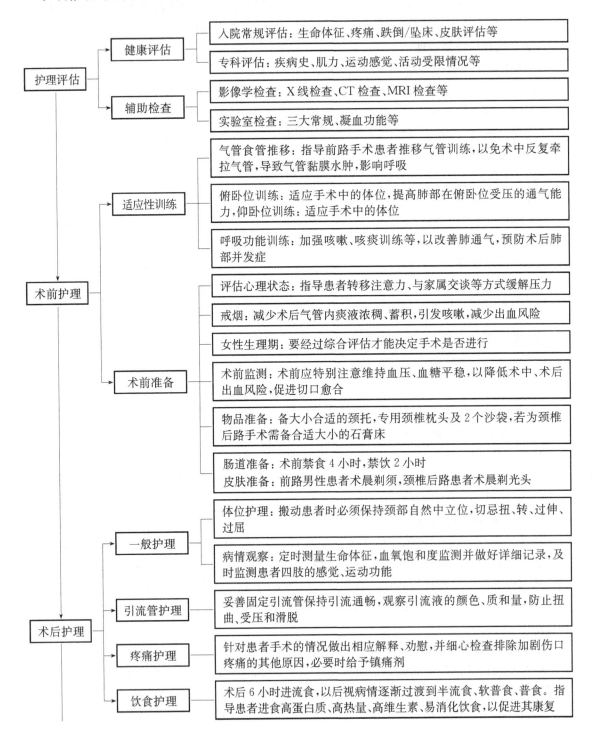

护理评估
- 健康评估
  - 入院常规评估：生命体征、疼痛、跌倒/坠床、皮肤评估等
  - 专科评估：疾病史、肌力、运动感觉、活动受限情况等
- 辅助检查
  - 影像学检查：X线检查、CT检查、MRI检查等
  - 实验室检查：三大常规、凝血功能等

术前护理
- 适应性训练
  - 气管食管推移：指导前路手术患者推移气管训练，以免术中反复牵拉气管，导致气管黏膜水肿，影响呼吸
  - 俯卧位训练：适应手术中的体位，提高肺部在俯卧位受压的通气能力，仰卧位训练：适应手术中的体位
  - 呼吸功能训练：加强咳嗽、咳痰训练等，以改善肺通气，预防术后肺部并发症
- 术前准备
  - 评估心理状态：指导患者转移注意力、与家属交谈等方式缓解压力
  - 戒烟：减少术后气管内痰液浓稠、蓄积，引发咳嗽，减少出血风险
  - 女性生理期：要经过综合评估才能决定手术是否进行
  - 术前监测：术前应特别注意维持血压、血糖平稳，以降低术中、术后出血风险，促进切口愈合
  - 物品准备：备大小合适的颈托，专用颈椎枕头及2个沙袋，若为颈椎后路手术需备合适大小的石膏床
  - 肠道准备：术前禁食4小时，禁饮2小时　皮肤准备：前路男性患者术晨剃须，颈椎后路患者术晨剃光头

术后护理
- 一般护理
  - 体位护理：搬动患者时必须保持颈部自然中立位，切忌扭、转、过伸、过屈
  - 病情观察：定时测量生命体征，血氧饱和度监测并做好详细记录，及时监测患者四肢的感觉、运动功能
- 引流管护理
  - 妥善固定引流管保持引流通畅，观察引流液的颜色、质和量，防止扭曲、受压和滑脱
- 疼痛护理
  - 针对患者手术的情况做出相应解释、劝慰，并细心检查排除加剧伤口疼痛的其他原因，必要时给予镇痛剂
- 饮食护理
  - 术后6小时进流食，以后视病情逐渐过渡到半流食、软普食、普食。指导患者进食高蛋白质、高热量、高维生素、易消化饮食，以促进其康复

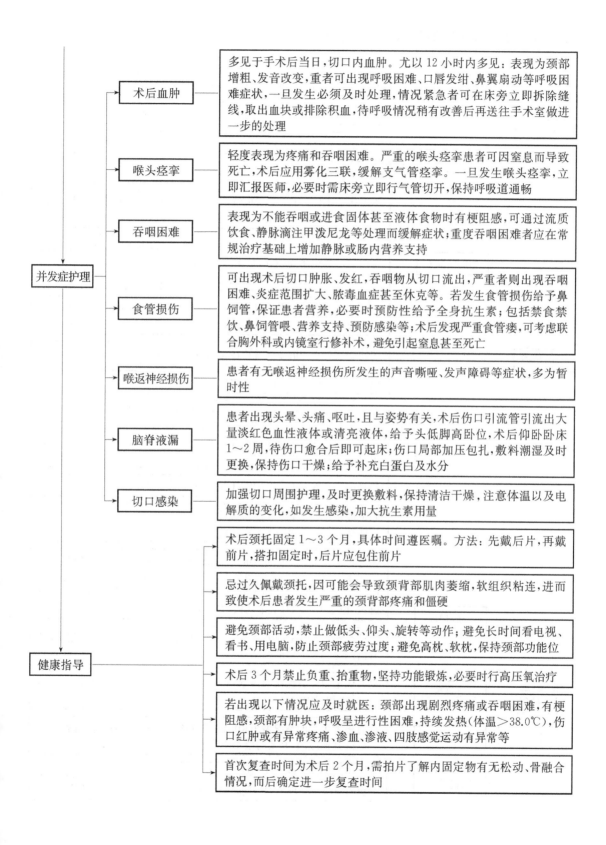

并发症护理

- **术后血肿**：多见于手术后当日,切口内血肿。尤以 12 小时内多见：表现为颈部增粗、发音改变,重者可出现呼吸困难、口唇发绀、鼻翼扇动等呼吸困难症状,一旦发生必须及时处理,情况紧急者可在床旁立即拆除缝线,取出血块或排除积血,待呼吸情况稍有改善后再送往手术室做进一步的处理

- **喉头痉挛**：轻度表现为疼痛和吞咽困难。严重的喉头痉挛患者可因窒息而导致死亡,术后应用雾化三联,缓解支气管痉挛。一旦发生喉头痉挛,立即汇报医师,必要时需床旁立即行气管切开,保持呼吸道通畅

- **吞咽困难**：表现为不能吞咽或进食固体甚至液体食物时有梗阻感,可通过流质饮食、静脉滴注甲泼尼龙等处理而缓解症状；重度吞咽困难者应在常规治疗基础上增加静脉或肠内营养支持

- **食管损伤**：可出现术后切口肿胀、发红,吞咽物从切口流出,严重者则出现吞咽困难、炎症范围扩大、脓毒血症甚至休克等。若发生食管损伤给予鼻饲管,保证患者营养,必要时预防性给予全身抗生素；包括禁食禁饮、鼻饲管喂、营养支持、预防感染等；术后发现严重食管瘘,可考虑联合胸外科或内镜室行修补术,避免引起窒息甚至死亡

- **喉返神经损伤**：患者有无喉返神经损伤所发生的声音嘶哑、发声障碍等症状,多为暂时性

- **脑脊液漏**：患者出现头晕、头痛、呕吐,且与姿势有关,术后伤口引流管引流出大量淡红色血性液体或清亮液体,给予头低脚高卧位,术后仰卧卧床 1~2 周,待伤口愈合后即可起床；伤口局部加压包扎,敷料潮湿及时更换,保持伤口干燥；给予补充白蛋白及水分

- **切口感染**：加强切口周围护理,及时更换敷料,保持清洁干燥,注意体温以及电解质的变化,如发生感染,加大抗生素用量

健康指导

- 术后颈托固定 1~3 个月,具体时间遵医嘱。方法：先戴后片,再戴前片,搭扣固定时,后片应包住前片

- 忌过久佩戴颈托,因可能会导致颈背部肌肉萎缩,软组织粘连,进而致使术后患者发生严重的颈背部疼痛和僵硬

- 避免颈部活动,禁止做低头、仰头、旋转等动作；避免长时间看电视、看书、用电脑,防止颈部疲劳过度；避免高枕、软枕,保持颈部功能位

- 术后 3 个月禁止负重、抬重物,坚持功能锻炼,必要时行高压氧治疗

- 若出现以下情况应及时就医：颈部出现剧烈疼痛或吞咽困难,有梗阻感,颈部有肿块,呼吸呈进行性困难,持续发热(体温＞38.0℃),伤口红肿或有异常疼痛、渗血、渗液、四肢感觉运动有异常等

- 首次复查时间为术后 2 个月,需拍片了解内固定物有无松动、骨融合情况,而后确定进一步复查时间

二、胸腰椎韧带病的围手术期护理流程

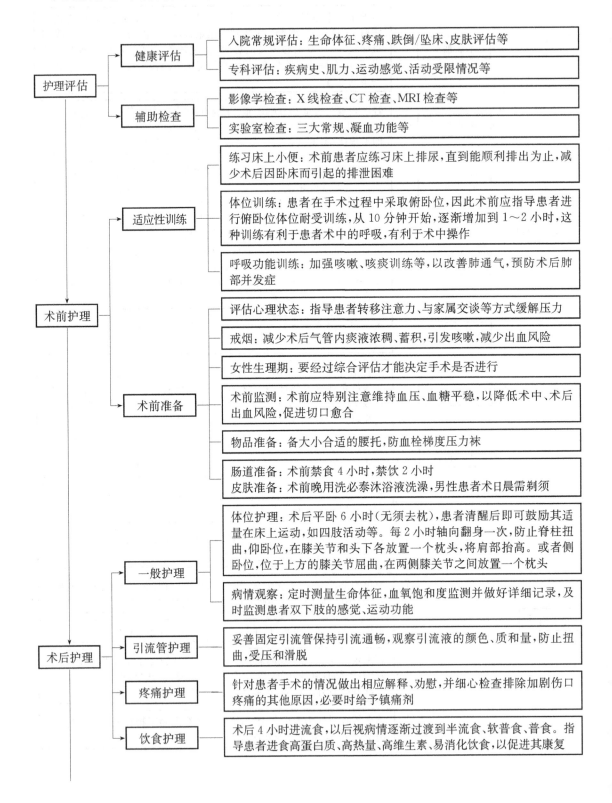

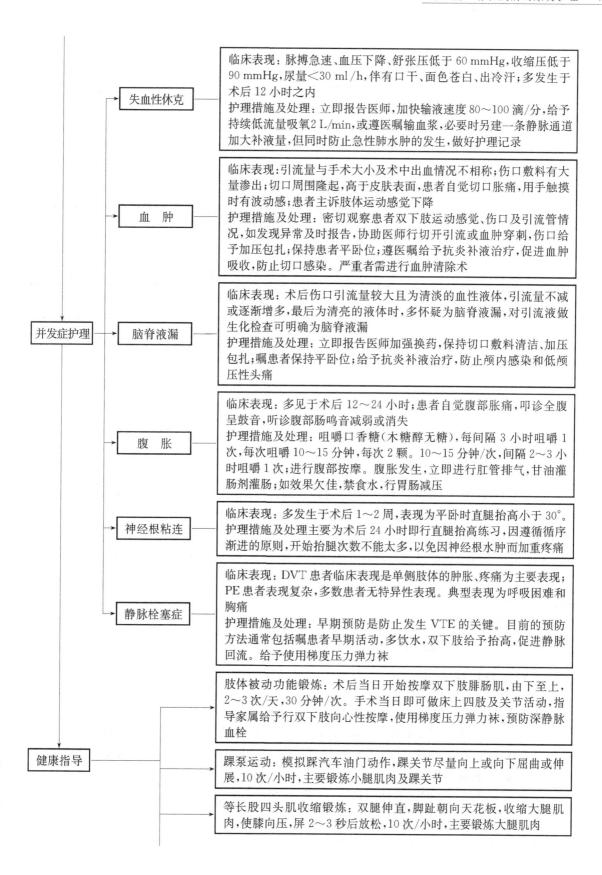

并发症护理

失血性休克
临床表现:脉搏急速、血压下降、舒张压低于 60 mmHg,收缩压低于 90 mmHg,尿量<30 ml/h,伴有口干、面色苍白、出冷汗;多发生于术后 12 小时之内
护理措施及处理:立即报告医师,加快输液速度80～100 滴/分,给予持续低流量吸氧2 L/min,或遵医嘱输血浆,必要时另建一条静脉通道加大补液量,但同时防止急性肺水肿的发生,做好护理记录

血肿
临床表现:引流量与手术大小及术中出血情况不相称;伤口敷料有大量渗出;切口周围隆起,高于皮肤表面,患者自觉切口胀痛,用手触摸时有波动感;患者主诉肢体运动感觉下降
护理措施及处理:密切观察患者双下肢运动感觉、伤口及引流管情况,如发现异常及时报告,协助医师行切开引流或血肿穿刺,伤口给予加压包扎;保持患者平卧位;遵医嘱给予抗炎补液治疗,促进血肿吸收,防止切口感染。严重者需进行血肿清除术

脑脊液漏
临床表现:术后伤口引流量较大且为清淡的血性液体,引流量不减或逐渐增多,最后为清亮的液体时,多怀疑为脑脊液漏,对引流液做生化检查可明确为脑脊液漏
护理措施及处理:立即报告医师加强换药,保持切口敷料清洁、加压包扎;嘱患者保持平卧位;给予抗炎补液治疗,防止颅内感染和低颅压性头痛

腹胀
临床表现:多见于术后 12～24 小时;患者自觉腹部胀痛,叩诊全腹呈鼓音,听诊腹部肠鸣音减弱或消失
护理措施及处理:咀嚼口香糖(木糖醇无糖),每间隔 3 小时咀嚼 1 次,每次咀嚼 10～15 分钟,每次 2 颗。10～15 分钟/次,间隔 2～3 小时咀嚼 1 次;进行腹部按摩。腹胀发生,立即进行肛管排气,甘油灌肠剂灌肠;如效果欠佳,禁食水,行胃肠减压

神经根粘连
临床表现:多发生于术后 1～2 周,表现为平卧时直腿抬高小于 30°。护理措施及处理主要为术后 24 小时即行直腿抬高练习,因遵循循序渐进的原则,开始抬腿次数不能太多,以免因神经根水肿而加重疼痛

静脉栓塞症
临床表现:DVT 患者临床表现是单侧肢体的肿胀、疼痛为主要表现;PE 患者表现复杂,多数患者无特异性表现。典型表现为呼吸困难和胸痛
护理措施及处理:早期预防是防止发生 VTE 的关键。目前的预防方法通常包括嘱患者早期活动,多饮水,双下肢给予抬高,促进静脉回流。给予使用梯度压力弹力袜

健康指导

肢体被动功能锻炼:术后当日开始按摩双下肢腓肠肌,由下至上,2～3 次/天,30 分钟/次。手术当日即可做床上四肢及关节活动,指导家属给予行双下肢向心性按摩,使用梯度压力弹力袜,预防深静脉血栓

踝泵运动:模拟踩汽车油门动作,踝关节尽量向上或向下屈曲或伸展,10 次/小时,主要锻炼小腿肌肉及踝关节

等长股四头肌收缩锻炼:双腿伸直,脚趾朝向天花板,收缩大腿肌肉,使膝向压,屏 2～3 秒后放松,10 次/小时,主要锻炼大腿肌肉

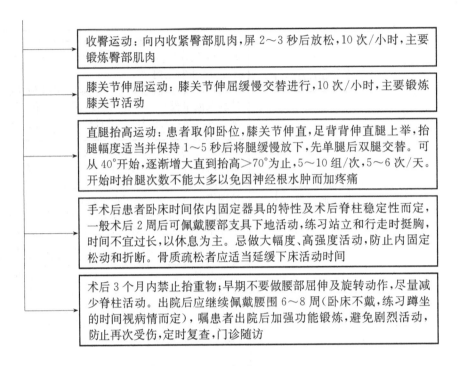

收臀运动：向内收紧臀部肌肉，屏2～3秒后放松，10次/小时，主要锻炼臀部肌肉

膝关节伸屈运动：膝关节伸屈缓慢交替进行，10次/小时，主要锻炼膝关节活动

直腿抬高运动：患者取仰卧位，膝关节伸直，足背背伸直腿上举，抬腿幅度适当并保持1～5秒后将腿缓慢放下，先单腿后双腿交替。可从40°开始，逐渐增大直到抬高＞70°为止，5～10组/次，5～6次/天。开始时抬腿次数不能太多以免因神经根水肿而加疼痛

手术后患者卧床时间依内固定器具的特性及术后脊柱稳定性而定，一般术后2周后可佩戴腰部支具下地活动，练习站立和行走时挺胸，时间不宜过长，以休息为主。忌做大幅度、高强度活动，防止内固定松动和折断。骨质疏松者应适当延缓下床活动时间

术后3个月内禁止抬重物；早期不要做腰部屈伸及旋转动作，尽量减少脊柱活动。出院后应继续佩戴腰围6～8周（卧床不戴，练习蹲坐的时间视病情而定），嘱患者出院后加强功能锻炼，避免剧烈活动，防止再次受伤，定时复查，门诊随访

第四节　脊柱韧带病的康复护理

一、非手术治疗康复措施

对于CT或MRI上无明显脊髓压迫的脊柱韧带骨化病的患者，采取定期随访观察即可。目前尚不推荐预防性手术治疗脊柱韧带骨化症。对于无或轻度神经功能障碍的患者，家庭康复则为首选治疗。

（1）对于存在颈肩部及胸腰部疼痛不适症状的患者，采用的保守治疗包括短期支具制动、药物治疗（非甾体抗炎药）、姿势纠正和物理治疗。应注意强调患者避免突然或过度的脊椎活动，防止跌倒导致损伤。

（2）局部热疗：晚睡前，使用温热毛巾包裹热水袋（温度以50～60℃为宜）后，于颈椎后方持续热敷30分钟，可有效缓解颈部疼痛和改善夜间睡眠。

二、术后康复措施

（一）肢体被动功能锻炼

术后当天开始按摩双下肢腓肠肌，由下至上，2～3次/天，30分钟/次。手术当日即可做床上四肢及关节活动，指导家属给予行双下肢向心性按摩，使用梯度压力弹力袜，预防深静脉血栓。

（二）肢体主动功能锻炼

1. 踝泵运动　模拟踩汽车油门动作，踝关节尽量向上或向下屈曲或伸展，10次/小时，主要锻炼小腿肌肉及踝关节。

2. 等长股四头肌收缩锻炼　双腿伸直，脚趾朝向天花板，收缩大腿肌肉，使膝向压，屏2～

3 秒后放松,10 次/小时,主要锻炼大腿肌肉。

　　3. **直腿抬高运动**　患者取仰卧位,膝关节伸直,足背背伸直腿上举,抬腿幅度适当并保持 1～5 秒后将腿缓慢放下,先单腿后双腿交替。可从 40°开始,逐渐增大直到抬高＞70°为止, 5～10 组/次,5～6 次/天。开始时抬腿次数不能太多以免因神经根水肿而加疼痛。

　　4. **收臀运动**(图 2-3-2)　向内收紧臀部肌肉,屏 2～3 秒后放松,10 次/小时,主要锻炼臀部肌肉。

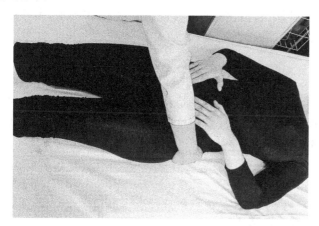

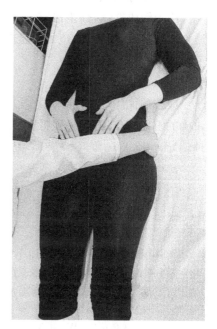

图 2-3-2　收臀运动

　　5. **膝关节伸屈运动**　膝关节伸屈缓慢交替进行,10 次/小时,主要锻炼膝关节活动。

　　6. **腹部按摩运动**(图 2-3-3)　患者取仰卧位,双膝弯曲,腹部放松,患者双手重叠(左手向下,右手向上)置于患者右下腹部,以大鱼际肌和掌根着力,沿着升结肠、横结

图 2-3-3　腹部按摩运动

肠、降结肠、乙状结肠方向反复推展按摩,使腹部下陷 1 cm,幅度由小到大,直至产生肠蠕动。每天 2 次,早餐后和晚餐后 30 分钟进行,每次 10～15 分钟。主要帮助缓解便秘。

　　7. **深呼吸训练**

　　(1)缩唇呼吸训练:嘱患者由鼻深吸气直到无法吸入为止,稍屏息 1～2 秒,缩唇如吹口哨那样,由口缓慢呼出,吐气时完全排空。每天 6～8 次,每次 10 分钟,每做 5 次深呼吸后休息一下。

　　(2)腹式呼吸训练(图 2-3-4):患者取仰位,两膝轻轻弯曲,以使腹肌松弛。患者一手放在胸骨柄部,以控制胸部起伏,另一手放在腹部,以感觉腹部隆起程度,在呼气时用力向上向内推压,帮助腹肌收缩。由鼻子深吸气时腹部徐徐凸隆至不能再吸入气体,憋气约 2 秒,收紧腹部肌肉,然后缩唇慢呼气至腹部凹陷,呼气时间是吸气时间的 2 倍。

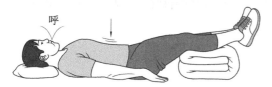

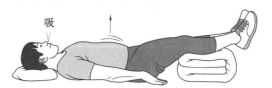

图 2-3-4　腹式呼吸训练

（3）吹气球练习：深吸一口气，再均匀吐出，2次/天，10~20下/次。

8. 加强肌肉训练　颈椎手术患者应行项背肌功能锻炼：上身直立，头略后仰，立位或坐位均可，双手交叉放在枕后（即后脑勺）部位，用力向后仰头，同时双手用力抵住枕部使头不能后仰，即头和双手对抗。每天锻炼4组，每组对抗20次，每次持续对抗5~10秒。用手对抗，或者背靠门、墙等物体对抗均可。胸腰椎手术坚持腰背肌锻炼和腹肌练习，运动量酌情递增。

（三）饮食指导

给予健康饮食，高蛋白质、高维生素、补铁、易消化饮食。多吃蔬菜水果、多喝水、多补充优质蛋白质食物（如家禽、鱼、虾、蛋类、豆制品），忌食活血食物（如人参、西洋参、桂圆、红枣）、忌辛辣刺激食物，戒烟。

（四）术后康复指导

应按照循序渐进的原则逐渐增加运动量，防止过度运动造成再损伤；注意防湿保暖；保持正确的工作体位，避免过度低头（弯腰），定时调整姿势；对于症状较重的患者尚应进行一些心理辅导，消除悲观和急躁情绪，增强与疾病斗争的信心。

（戴晓洁　于亚平）

参 考 文 献

［1］陈宇，陈德玉，卢旭华.脊柱韧带骨化病［M］.上海：上海科学技术出版社，2014.8.

［2］高小雁，陈雅芬，韩冰，等.积水潭脊柱外科护理［M］.北京大学医学出版社，2014：43-77.

［3］周文娟，刘义兰，胡德英，等.新编骨科康复护理指南［M］.武汉：华中科技大学出版社，2013.

［4］宁宁，朱红，刘晓艳，等.骨科护理手册［M］.北京：科学出版社2015：364-373.

［5］Chen Y, Chen D, Wang X, et al. Significance of segmental instability in cervical ossification of the posterior longitudinal ligament and treated by a posterior hybrid technique ［J］. Arch Orthop Trauma Surg, 2013, 133(2)：171-177.

［6］孙天胜，沈建雄，刘忠军.中国脊柱手术加速康复——围术期管理策略专家共识［J］.中华骨与关节外科杂志，2017(4)：271-279.

［7］王丽，李曦辰.ARCH钢板治疗颈椎后纵韧带骨化症的围手术期护理［J］.实用临床护理学电子杂志，2016(3)：88-89.

［8］续开亮，赵宇，李文菁.黄韧带骨化病因研究进展［J］.中国骨与关节外科，2015(1)：84-89.

［9］侯晓飞，陈仲强.胸椎黄韧带骨化的病理学及发病机制研究进展［J］.中国微创外科杂志，2014(10)：945-947.

［10］綦珂，何平，沈洪兴.颈椎后纵韧带骨化自然史及手术治疗进展［J］.中国矫形外科杂志2013，(13)：1321-1323.

［11］孙垂国，陈仲强，刘忠军，等.胸椎黄韧带骨化症术后远期疗效分析［J］.中华外科杂志，2012，50(5)：426-429.

［12］陈超，王岩，张雪松.颈椎后纵韧带骨化症的手术并发症分析［J］.中国脊柱脊髓杂志，2010(3)：192-196.

第四章
脊柱畸形的康复护理

第一节 脊柱畸形的基础知识

一、定义

按通俗话来说,脊柱畸形就是人的脊柱长歪了,它包括多种类型,如果是左右方向长歪了,就叫脊柱侧凸;如果是脊柱前后长歪了,就叫脊柱前凸或脊柱后凸,脊柱后凸比较常见,就是人们常说的"罗锅""地背天"等(图2-4-1)。

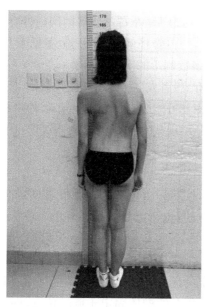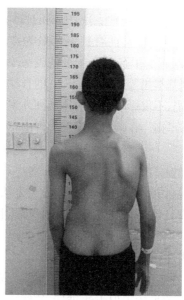

图2-4-1 脊柱畸形

脊柱侧凸(scoliosis)是指脊柱的一个或数个节段向侧方弯曲伴有椎体旋转的三维脊柱畸形,脊柱畸形可通过人体三维平面来描述(图2-4-2)。国际脊柱侧凸研究学会(scoliosis research society,SRS)对脊柱侧凸定义如下:应用Cobb法测量站立正位X线的脊柱侧方弯曲,如角度大于10°则为脊柱侧凸。

脊柱畸形分为脊柱侧凸、King分型及成人脊柱侧凸、枕颈部畸形、颈肋畸形、先天性斜颈、颈椎先天融合(短颈)畸形、寰椎沟环畸形、颈椎半椎体畸形、脊柱裂及椎弓不连、腰骶椎畸形、

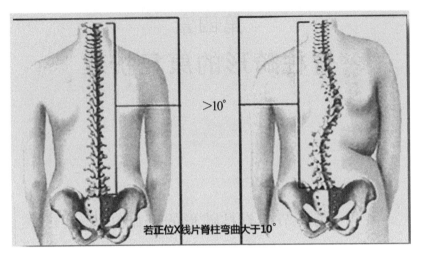

图 2 - 4 - 2　人体各平面示意图

退变性脊柱侧弯、脊髓血管畸形等,其中特发性脊柱侧凸最为常见,脊柱侧凸俗称脊柱侧弯。下面详细介绍脊柱侧弯的病因学、流行病学、诊断标准、治疗、康复护理等内容。

二、流行病学情况

脊柱侧凸是疾病的一种表现,中国的发病率约为 1% 左右,据统计,国内外脊柱侧弯男女罹患比例为 1∶4,但以特发性脊柱侧弯最为常见,约占脊柱侧弯的 80%,多见于儿童及青少年。10~16 岁年龄组青少年有 2%~4% 的发病率,多数侧弯的度数较小。在 20° 左右的脊柱侧凸患者中,男女比例基本相等;而在大于 20° 的脊柱侧凸患者人群中,女性超过男性。该病如果不积极治疗或治疗不当,不仅影响患者的体型和外观,而且可能造成心肺功能异常,使脊柱过早退变,出现疼痛,躯干不平衡。在畸形严重的患者中,甚至出现截瘫、心肺功能衰竭等严重的并发症。

三、分类

脊柱侧凸病因多种多样,有很多分类方法,按照病因可分为先天性脊柱侧凸、后天性脊柱侧凸、特发性脊柱侧凸;脊柱侧凸可以是结构性的,也可以是非结构性的。临床上一般习惯按病因分为结构性和非结构性脊柱侧凸。

(一) 结构性脊柱侧凸

结构性脊柱侧凸是指伴有旋转的结构固定的侧方弯曲,即患者不能通过平卧或侧方弯曲自行矫正侧凸,或虽矫正但无法维持,X 线可见累及的椎体固定于旋转位,或两侧弯曲的 X 线表现不对称。

1. 特发性脊柱侧凸　这类侧凸最多见,占全部脊柱侧凸的 80% 左右。根据年龄可分成 3 型:婴儿型年龄在 4 岁以下,少儿型年龄在 4~10 岁,青少年型年龄在 11 岁至骨发育成熟时。青少年型脊柱侧凸病情进展最快的时期也是手术最佳年龄阶段。

2. 先天性脊柱侧凸　先天性脊柱侧凸即通过 X 线、MRI 或手术证实的特定的先天性椎体异常而引起的脊柱侧凸。这种畸形出生后即发病,因而患者出现畸形较特发性脊柱侧凸早,早期发病使先天性脊柱侧凸患者很少能接受到早期最佳的治疗。由于形成的弯曲易于进展,并且患者仍有较长的生长期,所以容易产生较严重的畸形,先天性脊柱侧凸通常较僵硬,难以矫正。

3. 神经肌肉性脊柱侧凸　是指由神经和肌肉方面的疾病导致的肌肉力量不平衡,特别是脊柱旁肌左右不对称所造成的侧弯,最常见的原因包括小儿麻痹后遗症、大脑痉挛性瘫痪、进行性肌肉萎缩等。

4. 间质病变性脊柱侧凸　间质病变性脊柱侧凸如马方综合征、埃当二氏综合征等。

5. 神经纤维瘤病性脊柱侧凸　神经纤维瘤病性脊柱侧凸为神经纤维瘤病合并脊柱侧凸,其特征性表现为皮肤咖啡斑,全身超过 6 个咖啡斑即有诊断意义,同时患儿常有营养不良表现,常具有畸形发生早、发展快、侧弯僵等特点。

6. 类风湿疾病性脊柱侧凸　是脊椎的慢性进行性炎症,以骶髂关节和脊柱附着点炎症为主要病变的疾病,这个是属于自身免疫性疾病的,此病最好就是早期发现、早期治疗。

7. 其他　如创伤、骨软骨营养不良、代谢障碍等合并脊柱侧凸。

骨软骨营养不良合并脊柱侧凸是由莫基奥(Morquio)综合征引起脊柱畸形其特征性表现为躯干明显变短、矮小、畸形,股骨头和髋臼呈进行性改变,关节肿大,肌肉韧带松弛。本病为常染色体隐性遗传,两性均可发病,男性稍多于女性。代谢障碍等合并脊柱侧凸是由于内分泌系统以及营养代谢的异常等。

(二) 非结构性脊柱侧凸

非结构性脊柱侧凸在侧方弯曲像或牵引像上可以被矫正。非结构性侧凸的脊柱及其支持组织无内在的固有的改变,Bending 像表现对称,所累及椎体未固定在旋转位。包括姿势不正、癔症、神经根刺激等,如髓核突出或肿瘤刺激神经根引起的侧凸,还有双下肢不等长、髋关节挛缩以及某些炎症引起的侧凸。病因治疗后,脊柱侧凸即能消除。

四、病因

脊柱畸形的病因与特发因素、先天因素和疾病因素等有关。对于侧凸来说,特发性是其常见原因;对于后凸来说,以神经纤维瘤病Ⅰ型,Scheumann 病为常见冠状位畸形,将其畸形位置分为上胸段、中胸段、胸腰段/腰段。

(一) 特发因素

特发因素即特发性脊柱侧凸,从病因学上来讲,并不十分明确,但是与基因和遗传具有一定关系,此外还存在椎旁肌肉本身分布不平衡的原因。形态学是指椎体本身没有结构异常,椎体分隔正常,拥有对称的椎弓根、发育正常的椎板和关节突。

(二) 先天因素

1. 先天性脊柱侧凸　对于先天性脊柱侧凸或者后凸,通常是指椎体本身结构异常而导致的脊柱畸形。

2. 先天性脊柱畸形　是由于在胚胎发育过程中(胚胎发育前 6 周)形成的脊索和髓节发育异常,同时还可能伴发翼状肩胛(sprengel deformity)、Klippel - Feil 综合征等病变。

3. 先天性脊柱后凸畸形　是由椎体的先天性融合(分隔障碍)造成的,与先天性脊柱侧凸的发病机理是类似的,但是形态上只是对矢状位曲度存在影响。

(三) 疾病因素

1. 神经肌肉型脊柱侧凸　主要是由全身肌肉系统病变,导致胸背部本身肌肉无力和病变,造成椎旁肌不能够很好地支撑脊柱。

2. **神经纤维瘤病**　也是造成脊柱侧(后)凸的重要原因。神经纤维瘤病本身是由基因缺陷导致神经嵴细胞发育异常从而造成多系统损害。

3. **马方综合征**　也是引起脊柱侧凸的原因,男女发病比例类似,是染色体显性遗传病(15号染色体15q21.1变异造成),但是也有约25%的患者的脊柱侧凸是染色体变异造成的。

4. **成人脊柱侧**　主要存在两种病理类型,其一是患者青少年时期的特发性脊柱侧凸进展到成人期而出现相应症状,称成人特发性脊柱侧凸;其二是在成年期内由椎间盘退变造成,称退变性成人脊柱侧凸,后者是最常见的类型。另外还包括先天性脊柱侧凸成年表现、麻痹性侧凸、外伤后畸形等。

5. **Scheumann病**　主要原因是微小外伤导致终板营养血管的闭塞,使得终板失去血供。

6. **脊柱结核造成的脊柱侧凸**　脊柱结核是造成局部后凸的主要原因之一,由于结核病灶侵犯椎体和椎间隙,在局部形成局限性包裹,而导致疾病的发生,严重可造成脊髓的压迫而导致截瘫的症状。

7. **强直性脊柱炎**　是一种侵犯脊柱,累及骶髂关节和周围关节的慢性进行性疾病。

五、临床表现

脊柱畸形根据位置可以分为颈椎畸形、胸椎畸形和腰椎畸形。根据形态学可以分为前凸畸形、侧凸畸形和后凸畸形。从外形上,侧弯可以产生背部隆起畸形,产生"剃刀背"畸形,有的甚至产生"漏斗胸"或"鸡胸"畸形,同时合并这种背部畸形,可以伴随双侧肩关节不平衡或者骨盆不平衡,以及双下肢不等长;后凸畸形,尤其是胸椎结核性后凸畸形,可以引起患者明显局部畸形,身高减少,胸腔和腹腔容量的减少,甚至造成神经功能、呼吸功能、消化功能的损害等;同时对于脊柱骨结构本身发育不良的患者,可以伴发脑脊膜膨出、隐形脊柱裂等神经发育异常的表现。此外,先天性脊柱侧凸还可能伴有心血管系统异常、气管-食管瘘、多囊肾等多脏器异常的表现。

1. **特发性脊柱侧凸**　其临床表现最常见的是"剃刀背"。主要临床表现有两肩及两侧髂前上棘不等高,胸廓不对称,头部在骨盆上方没有居中,骨盆倾斜,循环系统压迫症状心脏移位、心功能受限、心跳加速,其次是肺活量减少、呼吸加速,消化不良、食欲不振,还可以产生神经根性疼痛及脊髓麻痹症。

2. **先天性脊柱侧凸**　在临床上可以表现为腰骶部窦道、汗毛增多、局部隆起、皮下脂肪瘤等。通常伴有其他脏器的发育畸形,同时还可能伴发翼状肩胛、Klippel-Feil综合征等病变。

3. **神经肌肉型脊柱侧凸**　其中最常见的原因就是脑瘫。此类患儿区别于其他类型侧凸,经常伴随全身疾病,如关节脱位、癫痫、智力障碍,甚至是压疮。发病时间多数是在婴儿期或少年期就开始,脊柱骨骼本身发育良好,椎体外形无变异,但是由于双下肢不能够行走,多数患儿只能坐在轮椅上,伴有明显的双下肢肌肉萎缩,严重者会影响支撑呼吸功能的肋间肌(如Duchenne综合征),引起早期死亡。

4. **神经纤维瘤病**　神经纤维瘤病患者查体时,通常可在皮肤表面看到牛奶-咖啡斑和周围神经多发性神经纤维瘤,多位于躯干非暴露部位。另外,眼部可见Lisch结节,是上睑纤维瘤或者丛状神经纤维瘤,眼眶可触及肿块或者凸眼搏动,裂隙灯可见虹膜粟粒橙黄色圆形小结节,为错构瘤,是神经纤维瘤病的特有表现,可随着年龄而增大。

5. 马方综合征　男女发病比例类似,也称为蜘蛛掌畸形。其脊柱畸形发病年龄早,50%的患者是在 6 岁时首发的,尽管外观类似特发性侧凸表现,但是 Cobb 角大,进展快,曲度僵硬,不易进行矫正,同时容易出现椎体间的侧方位移,植骨容易出现不愈合。

6. 成人脊柱侧凸　以疼痛为主要表现形式,同时会伴有腰椎管狭窄的症状。对于病史的询问,应该包括对日常功能的评价,脊柱畸形对于工作、生活的影响。查体包括对脊柱畸形、肌肉骨骼系统和神经系统的检查,包括双下肢的长度,以避免矫形后重新造成身体的不平衡。

7. Scheumann 病　又称为休门病,青少年圆背。按发病部位来说,可以分为胸椎Scheumann 病和腰椎 Scheumann 病。按照定义连续三个椎体后缘与前缘的夹角大于5°,同时出现椎体邻近终板的"虫噬样"改变,主要原因是微小外伤导致终板营养血管的闭塞,使得终板失去血供。

8. 脊柱结核造成的脊柱侧凸　脊柱结核造成严重畸形的患者,多数为成年人,起病多是由于青少年时期感染结核,或者隐形感染,给予了积极救治。

9. 先天性脊柱后凸　先天性脊柱后凸畸形,和先天性脊柱侧凸的发病机理是类似的,但是形态上只是对于矢状位曲度存在影响。同样由于形成角状后凸畸形的形成,容易导致脊髓受压,或者由脊髓本身血运障碍导致双下肢瘫痪症状。

10. 强直性脊柱炎　临床表现多数是从骶髂关节逐渐发展到脊柱关节突关节和肋椎关节。容易造成脊柱的后凸畸形,造成患者的局部疼痛。患者就诊的原因主要是脊柱的僵硬后凸,而不能抬头看前方。同时由于胸椎后凸增大,患者呼吸功能障碍,消化功能也造成一定程度的减退。此外,疾病可以累及心血管系统、眼部、耳部等器官。

六、诊断标准

脊柱侧凸的早期诊断、早期治疗至关重要。因此需健全中小学生的普查工作,做到预防为主。

(一)脊柱侧凸的病史

详细询问与脊柱畸形有关的一切情况,如患者的健康状况、年龄及性成熟等。还需注意既往史、手术史和外伤史。应了解脊柱畸形的幼儿母亲妊娠期的健康状况,妊娠 3 个月内有无服药史,妊娠分娩过程中有无并发症等。家族史应注意其他人员脊柱畸形的情况。神经肌肉型的脊柱侧凸中,家族史尤为重要。

(二)脊柱侧凸的体检

注意 3 个重要方面:畸形、病因及并发症。

体检时充分暴露,仅穿短裤及后面开口的宽松外衣,注意皮肤的色素改变,有无咖啡斑及皮下组织肿物,背部有无毛发及囊性物。注意乳房发育情况,胸廓是否对称,有无漏斗胸、鸡胸及肋骨隆起及手术瘢痕。检查者应从前方、侧方和背面去仔细观察。

检查者首先要对早期轻型脊柱侧凸的征象有所认识,从患者背面观察以下内容。

(1)两肩不等高。

(2)肩胛一高一低。

(3)一侧腰部皱褶皮纹。

(4) 腰前屈时两侧背部不对称,即"剃刀背征"(图2-4-3)。

(5) 脊柱偏离中线(图2-4-4)。

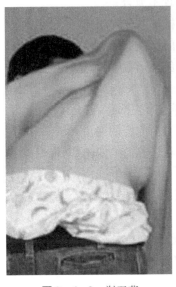

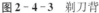

图2-4-3　剃刀背

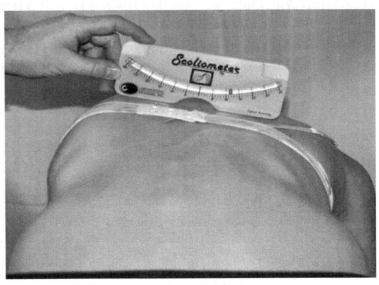

图2-4-4　脊柱侧弯测量计

脊柱侧凸是脊柱的侧方弯曲,但是侧弯通常伴有旋转,并产生典型的椎旁肋骨隆起畸形(paravertebral rib hump)。方法如下:患者面向检查者,嘱患者向前弯曲直至躯干与水平面平行,观察背部是否对称,一侧隆起说明肋管及椎体旋体旋转畸形,然后检查脊柱屈曲、过伸及侧方弯曲的活动范围,最后应仔细进行神经系统检查,尤其是双下肢。脊髓积水(hydromyelia)和脊髓拴系(tethered cord),脊髓积水多为左侧弯,因此建议对所有左侧弯的脊柱侧凸患者行 MRT 检查。患者的身高、体重、双臂间距、双下肢长度、感觉均需记录在案。

(三) 脊柱侧凸的 X 线检查

1. **直立位全脊柱正侧位像**　直立位全脊柱正侧位像是诊断的最基本手段。X 线需包括整个脊柱,照 X 线时必须强调直立位,不能卧位,若患者不能直立,宜用坐位像,这样才能反映脊柱侧凸的真实情况(图2-4-5)。

2. **脊柱弯曲(bending)像**　脊柱弯曲像包括仰卧位、卧位弯曲像等,目前以仰卧位弯曲像应用最多,但仰卧位弯曲像预测脊柱柔韧度的效果较差,主要用于:① 评价腰弯的椎间隙的活动度。② 确定下固定椎。③ 预测脊柱柔韧度。

3. **悬吊牵引(traction)像**

(1) 悬吊牵引像的作用:可以提供脊柱侧凸牵引复位的全貌;适用于神经肌肉功能有损害的患者;适用于评价躯干偏移和上胸弯;可以估计下固定椎水平。

(2) 在检查前,应仔细询问每一个患者是否合并有颈椎疾患。

(3) 老年人或骨质疏松症患者反映其柔软性。

4. **支点弯曲像(fulcrum bending radiograph)**　支点弯曲像使患者侧卧在塑料圆筒上,圆筒置于胸弯顶椎对应的肋骨上。

5. **斜位像**　检查脊柱融合的情况,腰骶部斜位像用于脊柱滑脱、峡部裂患者。

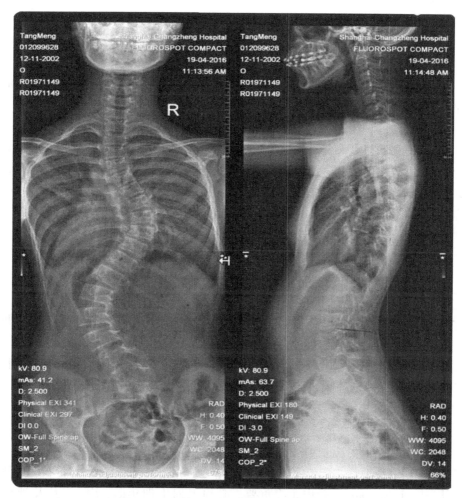

图 2 - 4 - 5　站立位全脊柱前后位片和侧位片

6. Ferguson 像　检查腰骶关节连接处,为了消除腰前凸,男性患者球管向头侧倾斜 30°,女性倾斜 35°,这样得出真正的正位腰骶关节像。

7. Stagnara 像　严重脊柱侧凸患者(大于 1 000°),尤其伴有后凸、椎体旋转者,普通 X 线像很难看清肋骨、横突及椎体的畸形情况。

8. 断层像　检查病变不清的先天性畸形、植骨块融合情况以及某些特殊病变如骨样骨瘤等。

9. 切位像　患者向前弯曲,球管与背部成切线。主要用于检查肋骨。

10. 脊髓造影　非常规应用。指征是先天性脊柱侧凸或脊髓受压、脊髓肿物、硬膜囊内疑有病变。

11. CT 和 MR　对合并有脊髓病变的患者很有帮助,如脊髓纵裂、脊髓空洞症等。了解骨嵴的平面和范围,对手术矫形、切除骨嵴及预防截瘫非常重要。

(四) 脊柱侧凸的脊柱侧凸的 X 线测量

1. X 线阅片的要点

(1) 端椎:脊柱侧弯的弯曲中最头端和尾端的椎体。

（2）顶椎：弯曲中畸形最严重，偏离垂线最远的椎体。

（3）主侧弯（原发侧弯）：是最早出现的弯曲，也是最大的结构性弯曲，柔软性和可矫正性差。

（4）次侧弯（代偿性侧弯或继发性侧弯）：是最小的弯曲，弹性较主侧弯好，可以是结构性也可以是非结构性。

2. 脊柱侧凸弯度测量

（1）Cobb法：最常用，头侧端椎上缘的垂线与尾侧端椎下缘垂线的交角即为Cobb氏角。若端椎上、下缘不清，可取其椎弓根上、下缘的连线，然后取其垂线的交角即为Cobb氏角。

（2）Ferguson法：很少用，有时用于测量轻度侧弯。找出端椎及顶椎椎体的中点，然后从顶椎中点到上、下端椎中点分别画2条线，其交角即为侧弯角。

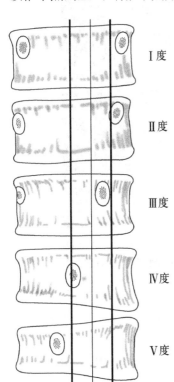

I度

II度

III度

IV度

V度

图2-4-6　椎体旋转测量方法

3. 脊柱侧凸旋转度的测定　通常采用Nash-Moe法（图2-4-6）：根据正位X线片上椎弓根的位置。

（1）分度：将其分为5度。

1）I度：椎弓根对称。

2）II度：凸侧椎弓根移向中线，但未超过第1格，凹侧椎弓根变小。

3）III度：凸侧椎弓根已移至第2格，凹侧椎弓根消失。

4）IV度：凸侧椎弓根移至中央，凹侧椎弓根消失。

5）V度：凸侧椎弓根越过中线，靠近凹侧。

（2）X线评估参数：摄片后标记顶椎、上下端椎、顶椎偏距、骶骨中心垂线（CSVL）等。

4. 脊柱侧凸成熟度的鉴定　成熟度的评价在脊柱侧凸的治疗中尤为重要。必须根据生理年龄、实际年龄及骨龄来全面评估。

5. 脊柱侧凸的实验室检查　术前常规检查血、尿常规、肌酐、尿素氮、血糖等。

6. 脊柱侧凸的肺功能检查　肺功能实验分为4组：静止肺容量；动态肺容量；肺泡通气量；放射性氪的研究。脊柱侧凸的患者常规使用前3种实验，肺活量的减少与侧弯的严重程度相关。

7. 鉴别诊断　当婴儿型或少儿型脊柱侧弯病儿出现一些体征时，包括脊柱疼痛、下肢痛或畸形，青春期明显推迟、大小便习惯改变或神经功能异常，应特别注意对脊髓的临床检查。某些作者建议，对小于10～11岁的进展型脊柱侧弯畸形的所有儿童，应常规行脊髓检查。部分作者则认为，只有存在其他主诉和体征时才需行脊髓检查。脊髓造影是好的检查方法，但正被非侵入性的脊髓MR检查所取代。对每一位年龄在11岁以下的脊柱侧弯儿童有以下情况时需要进行脊髓检查，包括脊柱疼痛、侧弯快速发展（≥20～30/月），左侧胸段畸形，同时可有局部神经功能异常，包括腹壁浅反射改变以及大小便功能的改变等。

七、脊柱侧凸的治疗

（一）治疗原则

脊柱侧凸总的治疗原则为观察、支具和手术。治疗目的包括：矫正畸形；获得稳定；维持平衡；尽可能减少融合范围。

（二）特发性特发性脊柱侧凸

分为非手术治疗和手术治疗两种方法。

1. 非手术治疗　非手术治疗包括理疗、体疗、表面电刺激、石膏及支具。但最主要和最可靠的方法是支具治疗。

（1）支具的使用：常见的支具包括 Milwaukee 支具（图 2-4-7）、Boston 支具（图 2-4-8）。支具治疗的适应证如下：① 20°～40°的轻度脊柱侧凸，婴儿型和早期少儿型的特发性脊柱侧凸，偶尔 40°～60°也可用支具，青少年型的脊柱侧凸超过 40°时，不宜支具治疗。② 骨骼未成熟的患儿宜用支具治疗。③ 两个结构性弯曲到 50°或单个弯曲超过 45°时，不宜支具治疗。④ 合并胸前凸的脊柱侧凸，不宜支具治疗。因支具能加重前凸畸形，使胸前后径进一步减小。⑤ 节段长的弯曲，支具治疗效果佳，如 8 个节段 50°侧凸支具治疗效果优于 5 个节段的 50°脊柱侧凸者。⑥ 40°以下弹性较好的腰段或胸段侧凸，波士顿支具效果最佳。⑦ 患者及家长不合作者不宜进行支具治疗。

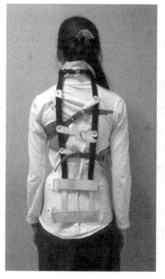
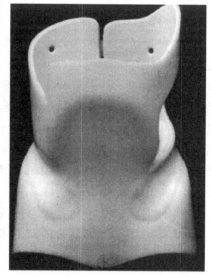

图 2-4-7　Milwaukee 支具　　图 2-4-8　Boston 支具

（2）矫正体操：① 方法：矫正操通常在卧位或匍匐位进行，这样可消除脊柱的纵向重力负荷，可放松脊柱关节，增加脊柱活动度。同时在此姿位可利用部分体重作肌力练习的负荷，增加锻炼效果。② 作用意义和疗效评价：矫正体操与支架、电刺激相比，它的最大优点是简便，无痛苦，依从性最高。对早期轻度侧弯、脊柱活动度良好的患者，应以矫正体操作为主要的矫正手段，可取得良好效果，但须注意观察，防止可能发生的侧弯矫枉过正。

（3）姿势训练：主动的姿势训练是指患者直接通过意识控制躯干的姿势肌。还有一种姿势训练的方法是通过生物反馈装置将脊柱不正确的姿势反馈于患者,使其控制躯干的姿势肌,养成维持正确姿势的巩固习惯,以达到矫正侧弯的目的。

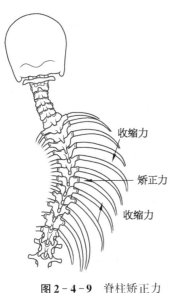

图 2-4-9　脊柱矫正力

（4）侧方表面电刺激疗法：电刺激有可靠的肌肉增强作用,作用于凸侧的肋间肌和腹壁肌群,使侧弯的脊柱获得一矫正力,如图 2-4-9 所示。

（5）心理治疗：侧弯患者由于外界环境因素和本身性格因素方面的原因,会产生自卑、忧郁、怨恨、自暴自弃等消极的心理反应,以致可产生不配合治疗或其他一些错误行为。因此,心理治疗对一些患者来说是相当必要的。

2. 手术治疗

（1）适应证：① 支具治疗不能控制畸形发展,脊柱侧凸的度数继续增加。② 肺功能障碍以及青少年型脊柱侧凸中的躯干不对称,畸形严重需矫形者。③ 保守治疗不能控制的较年长患者的疼痛或伴有神经症状者。④ 45°以上的青少年型脊柱侧凸。⑤ Cobb 角 40°,但伴有严重胸前凸、明显肋骨隆起者。⑥ 先天性侧凸中的一些类型及神经纤维瘤病性侧凸的骨营养障碍型,其畸形进展趋势远较特发性侧凸严重,极难以支具控制,宜早期手术。

（2）特发性脊柱侧凸：总的原则是把手术时机选择在脊柱生长已大部完成,而侧凸还未发展到严重程度时。进行手术的标准存在一定争议,多数学者认为侧弯 Cobb 角度在 45°以上,或者出现肩关节或者骨盆失平衡,可以考虑手术治疗,手术方式可以分为侧前方手术和后路手术进行固定矫形植骨融合。

（3）先天性脊柱侧（后）凸：对于先天性脊柱侧（后）凸的治疗,分为观察和手术治疗。手术根据不同年龄,畸形位置和全身平衡情况,可以选择不同的手术方式。

（4）神经肌肉型脊柱侧凸：全身情况,骨科专科情况和脊柱畸形同时进行评价。对于此类患者,具有支撑功能的座椅十分必要,支具治疗在青春期生长高峰来临后基本无效。

（5）神经纤维瘤病：和其他类型侧凸相比,神经纤维瘤病更加倾向早期矫正融合,而对于躯干生长影响不大。

（6）马方综合征：支具治疗对于马方综合征或马方体型疾病无效。手术治疗主要是通过后路固定矫形融合的方法,必要时联合前路手术椎间隙植骨融合。术前评估是非常重要的,尤其是马方综合征容易并发心肺主动脉等重要脏器的病变,因此对于术前的整体评估不可缺少。

（7）成人脊柱侧凸：手术治疗的指征：畸形进展；脊柱平衡功能差；畸形严重影响心肺代偿功能；具有神经功能的损害。

（8）Scheumann 病：发生 Scheumann 病的治疗原则可以考虑支具治疗,后凸的局部 Cobb 角度小于 50°考虑支具治疗。如果局部 Cobb 角度大于或等于 50°,同时患者出现腰背部疼痛,应该考虑手术治疗,以缓解其进展。

（9）先天性脊柱后凸：对于此种畸形,没有自身缓解的可能性,只能依靠手术,切除融合的椎体,使得脊髓在腹侧压迫。同时获得坚固的支撑作用。

（10）强直性脊柱侧凸：手术的方式以后路手术为主，目的的主要是稳定脊柱，恢复矢状位失平衡，使得患者双眼可以平视，恢复正常生活。

（范建平 郑芳芳）

第二节 脊柱侧弯的围手术期护理

脊柱畸形根据位置可以分为颈椎、胸椎和腰椎畸形。脊柱畸形中比较常见的手术为脊柱侧弯后路三位矫形植骨融合内固定术。手术目的是提高患者的生活质量，但手术只是患者康复成功的一半，患者术后的康复护理和功能锻炼尤为重要。

一、术前护理

脊柱侧弯是指脊柱的 1 个或数个节段向侧方弯曲伴有椎体旋转的三维脊柱畸形，在中国的发病率约为 1%。脊柱侧弯多见于儿童及青少年，及早发现和及早治疗，是预防畸形加重和减少畸形对青少年身心健康严重危害的最佳方法。一般 Cobb 角度＞40°考虑手术治疗。进行手术治疗的目的是在尽可能矫正脊柱侧弯和恢复脊性正常屈肢的同时，保持脊柱的平衡，减少脊柱手术融合的范围，尽可能多地保留脊柱的功能，防止脊柱侧弯的不断加重。

（一）术前心理护理

脊柱侧弯大多为青少年，随着年龄增长，他们的审美观逐渐成熟，而体型上存在的缺陷使他们长期处于自卑、忧郁状态，同时患者及家属对手术存在许多顾虑护士需要讲解手术在国内外的发展、疗效、优点，向患者及家属介绍成功病例，鼓励患者及家属在术中、术后积极配合治疗、锻炼，使患者了解有关疾病防治、护理及功能锻炼重要性的知识，从而消除顾虑，树立信心。

（二）呼吸功能训练

一般在入院后根据患者肺功能检测情况确定训练计划。锻炼时以患者自感稍累而无呼吸困难为度，勿因过度锻炼而引发呼吸衰竭，要循序渐进。锻炼过程中要不断地进行肺功能检测以了解肺功能训练的效果，同时要不断地鼓励患者，增加其战胜疾病的信心。

1. 缩唇呼吸

（1）目的：降低呼吸频率，增加潮气量，改善肺内气体交换，改善肺功能，防止小气道过早关闭，减少残气量。

（2）方法：嘱患者闭口用鼻吸气，鼓起上腹屏气 1～2 秒，然后通过缩唇，像吹口哨缓慢呼气 1～6 秒。吸气与呼气时间比为 1：2。

2. 腹式呼吸方法 以吸鼓呼缩的方法，一手放于胸前，一手放于腹部，胸部尽量保持不动；吸气时紧闭双唇，经鼻腔缓缓地深吸气，腹部随之隆起；呼气时口唇稍稍缩小，让气体经过口腔慢慢吹出，上腹部慢慢下陷；方式：每天 4～5 次，每次 10 分钟，每分钟呼吸 8～10 次，呼吸尽量深而慢（图 2-4-10）。

3. 胸式呼吸方法 取仰卧位或坐位，将手贴于胸廓，呼气末用手轻压胸廓，吸气时，有意鼓起胸部，同时尽量使腹部在呼吸过程中保持静止 2～3 次/天，每次 15 分钟（图 2-4-11）。

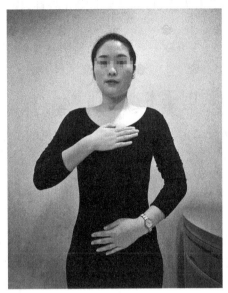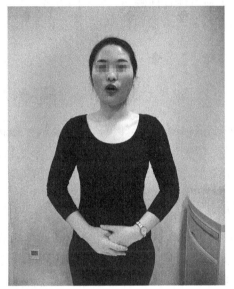

图 2 - 4 - 10　腹式呼吸　　　　　　　图 2 - 4 - 11　胸式呼吸

4. 有效咳嗽训练　采用横膈呼吸,口微开,深吸气,再以两次短促的呼吸,呼出所有气体,然后维持嘴微张,快速吸一口气再用力咳嗽一两次,把痰液咳出来。如无痰者做 2 次短而有力的咳嗽,做完咳嗽后休息。每次咳嗽次数不宜过多,根据体力情况,一般每次咳嗽 2~3 次,每天练习 4~5 次。

5. 吹气球　先深吸一口气,然后将肺内气体吹入气球,每天 2 次,每次 15 分钟。

(三) 术前准备

1. 练习卧床大小便　向患者说明练习的重要性,患者入院后即训练在床上卧位大小便,预防术后因不习惯而导致尿潴留及便秘,适应术后卧床期间的顺利排便。

2. 体位训练

(1) 指导患者进行俯卧位训练,以适应术中卧位的需要,教会患者床上轴向翻身及侧身卧床的方法,以适应术后体位要求和预防压疮。

(2) 床上翻身练习:轴线翻身从左 45°到平卧,再到右 45°翻身,防止脊柱扭转(图 2 - 4 - 12、图 2 - 4 - 13)。操作步骤:① 双手放于胸前。② 对侧腿屈曲用力。③ 保持头、肩、臀成一直线向一侧侧翻。④ 术后可以在护士及家属协助下进行。

(3) 脊柱侧弯切口较长,30~40 cm,备皮范围上至颈椎,下至尾椎,左右至腋中线。手术当天清晨,皮肤如有汗毛应予以剃毛,防止皮肤刮破,肥皂洗净,用碘酊、酒精消毒,无菌巾包好备皮区,术前 30 分钟常规应用抗生素预防感染。

(4) 术前一天应理发、剃须、备皮,嘱咐做好全身及局部的清洁术前沐浴,请务必修剪指甲,女性患者应及时卸除指甲油;女性患者在月经期,请主动告知医护人员。

(5) 术前饮食注意事项:术前 1 周以优质蛋白质及清淡饮食为佳,宜食用牛羊肉、鸡肉、奶类、豆制品、蛋类、新鲜蔬菜、瓜果、动物肝脏、鲜鱼等。不宜食用浓茶、咖啡、辛辣刺激性食物,忌食桂圆、红枣、西洋参等活血类食物,少吃螃蟹、虾、苦瓜、鱼腥草、马齿苋等寒性食物。

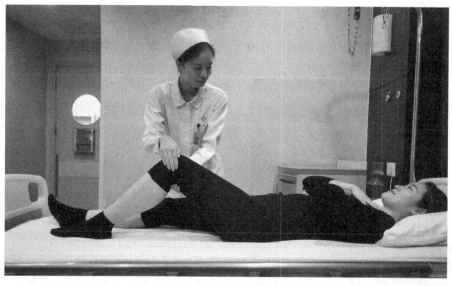

图 2 - 4 - 12　轴线翻身

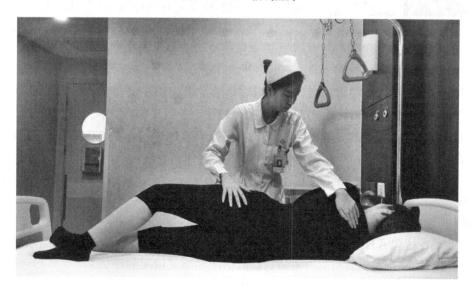

图 2 - 4 - 13　轴线翻身

二、术后护理

（一）术后一般护理

1. 病情观察　心电监护密切观察生命体征变化,血压、心率、呼吸、血氧饱和度的监测,注意观察双下肢感觉、运动情况及切口敷料,警惕有无肢体麻木、切口渗血等神经的损害症状出现,及时发现并上报处理。

2. 体位护理　一般术后 6 小时内平卧,保持脊柱平躺,四肢可适当活动,如简单的肌肉收缩。平卧 6 小时后,每 2～3 小时翻身 1 次,双下肢予软枕抬高,翻身侧卧时要求用翻身枕,避免身体扭曲需轴线翻身。

（二）引流管护理

（1）由于脊柱侧弯手术较大导致患者失血量较多，通常术后会有一侧引流管连接自体血回输装置，回流进去的血一般术后 4 小时内完成回输。术后自体血回输（图 2-4-14）：指献血者与供血者为同一个体，将术前所采集患者的体内血液或术中、术后所回收的因手术或创伤而丢失的血液再回输到患者体内的方法，它是一种安全、有效、简单、易行、节约血源的好方法。

（2）术后伤口引流管引流积血，引流管一般 24～72 小时拔除，术后要妥善固定引流管并保持通畅，严密观察引流液颜色、性质、量并及并及时记录。术后 2 小时内出血应在 50～100 ml，如术后 10～12 小时内持续超过 600 ml，需夹闭引流管 15～30 分钟后再开放引流管，通知医师及时处理。引流液少而局部肿胀明显需考虑引流不畅，应及时查明原因，防止引流管扭曲、弯折血块堵塞或引流管的负压消失等，因此必需定时挤压引流管。若每天引流液少于 50 ml 可以拔管。

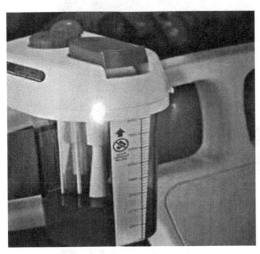

图 2-4-14　自体血回输装置

（三）疼痛的护理

疼痛护理是脊柱侧弯患者术后护理的重要内容之一。由于脊柱侧弯手术患者中，儿童及青少年占大多数，在术后 48～72 小时内，肌肉和静脉给予镇痛剂（如吗啡和哌替啶）是必要的，目前应用 PCA（患者自控式止痛泵）给药方法可持续有效地缓解疼痛。大约在术后第 3 天，根据腹部情况，注射给药可改为口服给药。以后的 2～4 周内仍有可能需要口服镇痛剂。在这一时期，可通过延长两次给药时间和减少剂量来减少药量，这要根据患者每天的活动和睡眠的效果来决定。

（四）神经系统的护理

脊柱侧弯手术患者神经系统情况的监测和评估，是术后护理必不可少的重要组成部分之一。

1. 神经系统检查　包括对肌肉力量、收缩、活动和感觉情况的评估。

2. 患者主诉　如感觉困倦或肢体发沉、肢端剧烈疼痛、麻木、刺痛或肢端无法移动等，重视上述任何一种主诉，护士都应立即进行神经系统的检查和评估。如果没有发现损伤，应给患者调整舒适的体位，并向值班医师汇报患者情况。尽管评估结果正常，但患者仍坚持主诉，应立即报告主治医师，并引起注意。精细的护理评估能在早期发现问题，并预防不可逆性的神经损伤。

（五）呼吸系统的护理

（1）脊柱侧弯手术患者由于长时间麻醉和脊柱畸形等，术后可能会出现肺部不完全扩张，涉及胸腔的手术，可能会出现气胸等，这些均可导致呼吸困难。

（2）术后 24 小时内肺部状态评估至少应每 1～2 小时进行一次，以后的 48 小时内可每 4～6 小时进行一次，如有气短、胸痛、体温升高等症状时，应继续进行呼吸系统评估，并及时报告值班医师。

（3）术后进行有效的胸部物理治疗,可预防肺不张和肺炎的发生。护士应指导患者进行有效咳嗽,并给予叩背,必要时行雾化吸入治疗,帮助患者排痰,保持呼吸道通畅。

（4）术后伤口疼痛是影响患者自主咳嗽和深呼吸的主要因素之一。因此在治疗前,应根据情况给予适当的镇痛药,在治疗中,可按住伤口以减轻疼痛,并向患者解释为何要进行深呼吸和自主咳嗽,以取得患者的配合。

（六）消化系统的护理

（1）患者术后应随时注意腹部情况,因为脊柱侧弯或后凸畸形的矫正、手术时,对肠道的刺激以及长时间的使用镇痛麻醉剂都可造成术后肠蠕动恢复减慢。

（2）胃肠道反应的观察及护理

1）观察:由于手术牵拉及全身麻醉的影响或维持过度矫正的位置,可因肠麻痹发生恶心、呕吐等胃肠道反应,一般在24～48小时肠蠕动恢复后即可消失;术后患者精神过度紧张及因疼痛而大声叫喊或呻吟,吞下大量空气,使胃排空延迟,胃内容物滞留,胃内压增高而诱发恶心、呕吐,术后患者未完全清醒或胃肠活动未恢复正常时即进食,以及术后24小时内频繁搬动,也可诱发患者恶心、呕吐。

2）护理:若手术结束3天后出现恶心、频繁呕吐呈喷射状,呕吐物为胆汁,应警惕肠系膜上动脉综合征。症状轻微时,可服薄荷粉,按摩足三里穴或三阴交穴,一旦出现肠系膜上动脉综合征,应立即禁食,持续胃肠减压、补液等,一般1周后恢复正常。无胃肠反应患者术后常规进食,宜清淡、易消化流质或软食,忌食辛辣、油腻、煎炸之品,多食富含蛋白质、维生素食物,同时进粗纤维类蔬菜,防止便秘。术后常规禁食水2～3天,当患者无腹胀、无呕吐、肠鸣音恢复,可给予饮水,如果无不良反应,可逐步进清流食,观察24小时无异后可进普食。

（3）应激性溃疡的观察:① 由于手术创伤大,患者在应激状态下胃肠道黏膜缺血、防御机制削弱,容易诱发应激性溃疡的发生。② 临床表现:上腹部疼痛、腹胀、嗳气,突发呕血和便血,重者可出现失血性休克症状;有的胃穿孔出现腹膜刺激征。③ 护理措施及处理:建立静脉通道,补充血容量;留置胃管,观察胃液及大便的性状、量;遵医嘱给予止血抗酸治疗等。

（七）饮食指导

1. 饮食原则　遵循禁食→流质→半流质→普食的饮食原则。术后2～3天禁食,待肛门排气后方可进食流质,肛门未排气前,不吃牛奶、豆奶、甜的食物,以免腹胀。逐渐过渡到半流质饮食,如稀饭、面条、馄饨等,可搭配一些小菜,但要煮得熟烂一些,以利于患者消化吸收。根据病情,可遵医嘱恢复正常的普通饭菜,但避免辛辣刺激、油腻、不易消化的食品。

2. 食物的选择

（1）高蛋白质食物利于伤口愈合:如新鲜鱼类、鸡鸭类、蛋类、肉类。

（2）水果可提高抵抗力:猕猴桃、橙子、苹果、香蕉等各种时令水果均可。

（3）富含纤维素的食品可预防便秘:各种茎叶类蔬菜、玉米、红薯等粗粮。

3. 其他注意事项　由于术前禁食、术后进食量又少,所以肠道内形成粪便也减少。再加上术后长时间卧床、运动量不足,以致肠蠕动减慢,粪便在体内停留时间延长,粪便内的水分被肠道吸收走,因而发生便秘。在生活、饮食上应注意以下几点。

（1）在患者肠道未通气前,不吃牛奶、豆奶、甜食等产气食物,以免腹胀。

（2）卧床期间多吃新鲜蔬菜水果,进食富含粗纤维的食物,如芹菜、韭菜、茭白、玉米、红薯、麦片、苹果等,可预防便秘。

（3）卧床期间要多进行床上功能锻炼,还可进行腹部热敷、腹部按摩(围绕肚脐眼,从左下腹部开始,按顺时针方向进行按摩),促进肠蠕动以利于排气、排便。

（4）便秘严重时,可遵医嘱使用开塞露纳肛或服少量缓泻剂。

（八）功能锻炼

术后第 2 天,在患者疼痛可耐受的情况下指导其进行直腿抬高及足背背伸、背屈运动,每天 3 次,每次 10～15 个,以后逐渐增加。术后第 3 天指导患者进行姿势锻炼、屈曲性锻炼和肺功能锻炼(吹气球、吹水泡和做深呼吸运动,促使肺复张)改善呼吸运动强度应循序渐进。术后第 4 天鼓励患者床上活动四肢,减少卧床并发症的发生。

（九）并发症的预防和护理

1. 腹胀

（1）原因:由刺激腹膜引起肠蠕动减慢;或者术后卧床活动减少,肠道内残存大便产气引起腹胀。

（2）临床表现:多见于术后 12～24 小时;患者自觉腹部胀痛,叩诊全腹呈鼓音,听诊腹部肠鸣音减弱或消失。

（3）护理措施及处理:禁食、水,胃肠减压,顺时针按摩腹部,甘油灌肠剂,肛管排气等。

2. 失血性休克

（1）原因:术中及术后出血过多未能及时补充血容量。

（2）临床表现:脉搏急速,血压下降,舒张压低于 60 mmHg,收缩压低于 90 mmHg,尿量小于 30 ml/小时,伴有口干、面色苍白、出冷汗;多发生于术后 12 小时之内。

（3）护理措施及处理:立即报告医师,加快输液速度至 80～100 滴/分,给予持续低流量吸氧 2 L/min,或遵医嘱输血浆,必要时另建一条静脉通道加大补液量,但同时防止急性肺水肿的发生,做好护理记录。

3. 硬膜外血肿

（1）原因:术中止血不彻底及术后切口深处出血未能及时引出,则积血形成硬膜外血肿压迫脊髓。

（2）临床表现:术后数小时至 1 天内切口处胀痛,双下肢及会阴部疼痛,麻木、无力,排尿困难等,症状呈进行性加重。

（3）护理措施:术后患者回病房后平卧 6 小时,以压迫帮助止血。保持伤口负压球引流在位,通畅,观察引流液的量、性质。严密观察双下肢感觉运动情况。如有异常及时向医师汇报,不可再观察等待,以免造成不可逆转的神经损害。

4. 脊神经损伤

（1）原因:手术牵拉、畸形矫正过度可能引起术后脊髓水肿平面上升或破坏脊髓血供,或硬膜外血肿直接压迫均会造成脊髓损伤。

（2）临床表现:多发生于术后 24 小时内,患者双下肢感觉、运动功能障碍,与术前比较出现进行性加重。

（3）护理措施及处理:患者清醒后立即检查肢体活动感觉情况,密切观察双下肢感觉、运动情况及双下肢肌力,如有肢体发沉,肢端剧烈疼痛、麻木或肢端无法移动等,应立即报告主治医师及时处理,预防不可逆的神经损伤,考虑为血肿压迫或植骨块脱落压迫,应手术解除。

5. 脑脊液漏

(1)原因:术中损伤硬脊膜。

(2)临床表现:切口敷料渗出增多,渗出液颜色为淡红或淡黄色,患者自觉头痛、头晕、恶心;多表现为发生于术后3～4天,拔除切口引流管后出现。

(3)护理措施及处理:立即报告医师加强换药,给予加压包扎,保持切口敷料清洁干燥;密切观察患者体温,重视患者主诉,防止颅内感染;嘱患者保持平卧位压迫伤口,减少渗出。保持伤口引流管正压引流,促进硬脊膜的修复。给予抗炎补液治疗,防止颅内感染和低颅压性头痛。

6. 尿潴留

(1)原因:患者不习惯卧床排尿,伤口疼痛,情绪紧张,术前、术中马尾神经及神经受刺激的损害等可引起尿潴留。

(2)临床表现:患者排尿困难。

(3)护理措施:术前嘱患者练习卧床排尿,并告知其必要性。排尿前做好心理疏导,让患者消除紧张情绪,对术后排尿有困难者可利用水声诱导、热敷会阴部。

7. 马尾神经综合征

(1)原因:多与术中神经根过度牵拉、操作不当损伤脊髓有关。

(2)临床表现:术后出现双下肢感觉运动异常、鞍区麻木、大小便功能障碍,临床症状不缓解或加重。

(3)护理措施:早期应重视临床观察,重视患者主诉,并及时汇报医师。

8. 神经根粘连

(1)原因:初次手术引流不畅或者未放置引流,术后局部血肿形成,最终导致瘢痕形成,或者侧隐窝扩大不充分,瘢痕组织增生造成医源性侧隐窝狭窄,神经根粘连,造成复发。

(2)临床表现:术后早期症状恢复,而维持时间不长,术后数周至数月后又出现下肢疼痛;针刺样痛或下肢抽搐,且症状逐渐加重。

(3)护理措施:治疗以保守方法为主,如理疗、针灸、口服可的松等,鼓励患者术后麻醉消失后即做直腿抬高运动。

9. 断棒

(1)临床表现:内固定断棒,脊柱侧弯患者的椎弓根间距和椎弓宽,椎板脆弱,易发生断棒或骨折。

(2)护理措施及处理:正确搬运患者,翻身需轴线翻身,避免脊柱扭曲。患者坐起活动的时间要根据经管医师根据手术情况,手术位置的高低及内固定物来决定,下床前做好教育工作,佩戴支具下地活动。活动强度要循序渐进,避免做躯体侧屈、扭转、弯腰等动作。

10. 切口感染

(1)临床表现:伤口局部红、肿、热、疼痛和触痛,有分泌物(浅表伤口感染),伴有或不伴有发热和白细胞增多。

(2)护理措施及处理:术后应加强伤口周围的护理,渗液多时协助医师及时更换敷料,保持局部清洁干燥。注意观察患者的体温变化,局部疼痛的性质(有跳痛者可疑)。如发生感染,应加大抗生素用量,可拆除几针缝线以利引流,必要时视具体情况做进一步处理。

11. 静脉血栓栓塞症

(1)原因:脊柱手术患者由创伤引起的下肢静脉内膜损伤,长期卧床导致静脉血流瘀滞,手术引起的高凝状态,以上因素均增加静脉血栓形成的风险。

(2)临床表现:深静脉血栓患者以单侧肢体的肿胀、疼痛为主要临床表现;PE 患者表现复杂,多数患者无特异性表现。典型表现为呼吸困难和胸痛。

(3)护理措施及处理:早期预防是防止发生 VTE 的关键。目前的预防方法通常包括嘱患者早期活动,多饮水,双下肢给予抬高,促进静脉回流,给予使用梯度压力袜。

(十)皮肤的护理

手术后由于长时间卧床,可能会出现皮肤受损的可能,因此为了皮肤的完整性,应该保持床单元清洁、干燥、平整;每小时定时协助患者做引体向上的动作,并按摩受压的部位,促进局部的血液循环;必要时可给予气垫进行减压;如果出现嘴唇干裂、皮肤干燥的情况,可用润唇膏和润肤露涂抹来进行早期的预防。

三、术后的康复与出院指导

脊柱侧弯矫形术是脊柱外科中难度较大的手术,手术过程复杂,术后易出现并发症。因此,术后严密仔细的观察,术后恰当合理的功能锻炼可以减少并发症,并为早期离床活动创造条件。患者出院前应向患者及其家属详细交代用药方法、用药时间、用药注意事项、饮食、功能锻炼等,告知应术后 2 周后拆线。拆线后要卧床 6~8 周,6~8 周后佩戴支具下床活动。佩戴支具时间为 3~6 个月,其间除沐浴及睡觉外均需佩戴支具。保持良好心情,多进高蛋白质、高维生素等营养丰富的饮食。为预防开钩脱位或矫正棒折断,应保持正确坐姿,不要做上身前屈动作,上肢禁止提拉重物,抬物品或捡东西时,尽量保持腰部平直,以下蹲弯曲膝部替代腰部,使物品尽量靠近身体。尽量减少身体负重,减少脊柱活动,定期到医院进行换药、复查。

(范建平　郑芳芳)

第三节　脊柱侧弯的围手术期护理流程

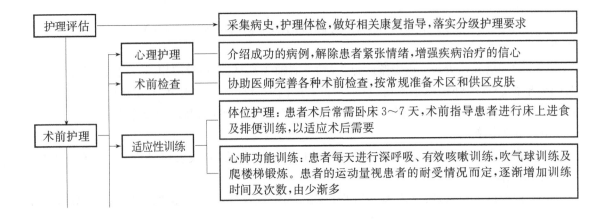

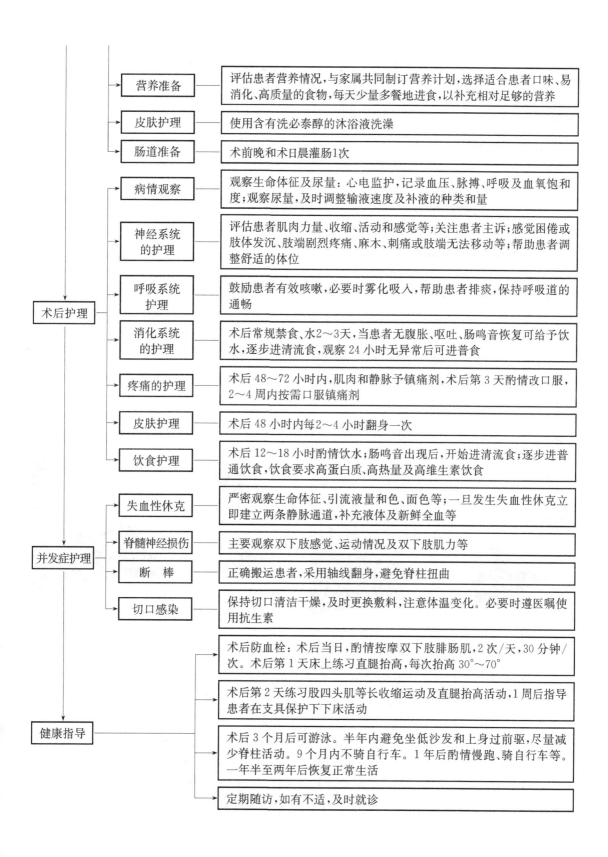

术后护理	营养准备	评估患者营养情况，与家属共同制订营养计划，选择适合患者口味、易消化、高质量的食物，每天少量多餐地进食，以补充相对足够的营养
	皮肤护理	使用含有洗必泰醇的沐浴液洗澡
	肠道准备	术前晚和术日晨灌肠1次
	病情观察	观察生命体征及尿量：心电监护，记录血压、脉搏、呼吸及血氧饱和度；观察尿量，及时调整输液速度及补液的种类和量
	神经系统的护理	评估患者肌肉力量、收缩、活动和感觉等；关注患者主诉：感觉困倦或肢体发沉、肢端剧烈疼痛、麻木、刺痛或肢端无法移动等；帮助患者调整舒适的体位
	呼吸系统护理	鼓励患者有效咳嗽，必要时雾化吸入，帮助患者排痰，保持呼吸道的通畅
	消化系统的护理	术后常规禁食、水2~3天，当患者无腹胀、呕吐、肠鸣音恢复可给予饮水，逐步进清流食，观察24小时无异常后可进普食
	疼痛的护理	术后48~72小时内，肌肉和静脉予镇痛剂，术后第3天酌情改口服，2~4周内按需口服镇痛剂
	皮肤护理	术后48小时内每2~4小时翻身一次
	饮食护理	术后12~18小时酌情饮水；肠鸣音出现后，开始进清流食；逐步进普通饮食，饮食要求高蛋白质、高热量及高维生素饮食
并发症护理	失血性休克	严密观察生命体征、引流液量和色、面色等；一旦发生失血性休克立即建立两条静脉通道，补充液体及新鲜全血等
	脊髓神经损伤	主要观察双下肢感觉、运动情况及双下肢肌力等
	断棒	正确搬运患者，采用轴线翻身，避免脊柱扭曲
	切口感染	保持切口清洁干燥，及时更换敷料，注意体温变化。必要时遵医嘱使用抗生素
健康指导		术后防血栓：术后当日，酌情按摩双下肢腓肠肌，2次/天，30分钟/次。术后第1天床上练习直腿抬高，每次抬高30°~70°
		术后第2天练习股四头肌等长收缩运动及直腿抬高活动，1周后指导患者在支具保护下下床活动
		术后3个月后可游泳。半年内避免坐低沙发和上身过前驱，尽量减少脊柱活动。9个月内不骑自行车。1年后酌情慢跑、骑自行车等。一年半至两年后恢复正常生活
		定期随访，如有不适，及时就诊

第四节　脊柱侧弯的康复护理

脊柱畸形除积极手术治疗外,预防和康复也非常重要。人们在日常生活及工作学习中,需要各种不同的活动姿势,其正确与否对人体有重要的影响,因此,要求我们注意平常的站姿、坐姿、劳动姿势和睡眠姿势的正确性,纠正不良的姿势和习惯,加强锻炼,尤其要加强腰背肌肉力量。

一、功能锻炼

一般从术后开始,遵循循序渐进、长期坚持的原则,在锻炼中注意安全,避免损伤腰部,避免过度扭动及快速运动,下肢功能障碍者避免发生跌倒等意外。

(一)肢体被动功能锻炼

术后当天开始按摩双下肢腓肠肌,由下至上,2～3次/天,每次30分钟,以预防下肢静脉血栓。

(二)肢体主动功能锻炼

1. 术后当天鼓励患者进行股四头肌等长收缩锻炼　手术后24小时即可进行,防止下地后双腿无力、行走困难。锻炼方法:先将双腿伸直,用力绷紧后再放松,交替进行。开始2～3组/天,10～20个/组,逐渐增加到3～5组/天,30～50个/组。

2. 踝关节背伸训练　患者平卧,先让足部尽量后伸,然后逐步背伸,每天3次,每次10～20回,之后逐步增加(图2-4-15)。

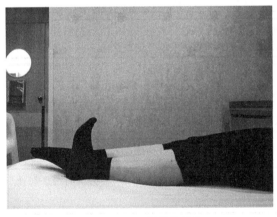

图2-4-15　踝关节背伸

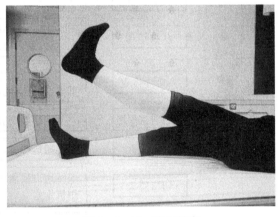

图2-4-16　直腿抬高

3. 膝、髋关节屈伸训练　取仰卧位,腿伸直,双手自然放置体侧。曲髋屈膝、踝关节背伸,向斜上方进行蹬踏,并使足尽量跖屈,双下肢交替进行,每个动作重复12～24次,2～3次/天,每次10～15下。

4. 直腿抬高训练　术后第一天开始在医护人员的指导下练习抬腿,防止神经粘连。方法:患者取仰卧位,膝关节伸直,足踝背伸,直腿上举,先单腿后双腿,抬腿幅度适当并保持1～5秒,将腿缓慢放下。可从40°开始,逐渐增大,直到抬高大于70°为止,每天2～3次练习,每次5～10回。以后循序渐进增加。开始训练时,抬腿次数不能太多,以免因神经根水肿而加重疼痛(图2-4-16)。

5. 腰背肌、腹肌锻炼　术后 2～3 周可进行腰背肌、腹肌锻炼(仰卧抬臀、俯卧飞燕式及仰卧双下肢直腿抬高)，增强腹肌、腰背肌肌力以稳定脊柱，预防和减少后期酸胀疼痛等症状。注意：训练时应根据自身情况循序渐进、量力而行，不可勉强。

6. 出院后锻炼　对已出现的功能障碍术后进行针对性康复训练。训练患者生活自理，适当参加家务劳动，早日回归社会。

(三) 评价标准

脊柱侧弯术后患者生活质量的评估工具根据 Oswestry 功能障碍指数量表(ODI)和 Roland - Morris 功能障碍调查问卷(RDQ)在脊柱外科治疗效果方面应用非常广泛，并将其作为金标准。ODI 问卷包括疼痛、单项功能和个人综合功能 3 方面的评定。目前临床应用脊柱侧弯研究学会患者问卷量表(SRS)较多，该量表是一种简单实用的特发性脊柱侧弯患者专用的生活质量评定量表，分数越高，说明患者的术后恢复好生活质量越高。

为此，在康复功能锻炼的过程中要逐渐增加肌肉训练量，促进各组肌群恢复相应的肌力，下肢训练先通过直腿抬高、伸屈活动以加强肌力和关节活动范围，降低术后肺部感染率的发生。患者在家属的陪同或搀扶下能够站立、迈步，然后过渡到行走。并可根据情况参加散步、慢跑甚至游泳等活动。患者的生活能够自理，生活质量得到了提高，也增强了患者的信心。

二、术后的康复指导

1. 深呼吸、有效咳嗽　增加肺活量，促进换气，预防肺部并发症，2 次/天，每次 10～15 分钟。

2. 下床指导　第一次下床应在医师指导下，佩戴支具或腰围下床。下床时应有陪护扶行，如有不适，应立即卧床休息。保持行走地面干燥，防止滑倒。具体下床时间遵医嘱。

3. 锻炼的注意事项　术后 3 个月内禁止抬重物；早期不要做腰部屈伸及旋转动作，尽量减少脊柱活动，避免肩扛或手提重物及长时间弯腰等损伤腰部的动作，以防术后复发。

4. 出院后活动的注意事项　出院后下地时应佩带腰围，佩戴时间遵医嘱，若时间过长会导致腰背肌萎缩，一般 6～8 周，最长不超过 3 个月。卧床不戴，练习蹲坐的时间视病情而定。

三、脊柱畸形的预防

(一) 日常生活中的姿势与习惯

为了避免因日常生活中的不良姿势而脊柱畸形，应注意以下几点。

(1) 电视机放置的高度适当，电视机的高度与人体坐位视线平行。过高或过低都会导致脊柱的生理弯度改变，造成肌肉紧张。

(2) 选择合适的座椅椅子最好带有扶手，高度适宜，最好在腰背部备有靠垫，如果坐位时，双脚不能着地，可以使用踏脚凳。

(3) 注意经常改变身体的姿势避免长时间固定坐姿，必要时经常起身行走活动，改善腰背肌紧张酸痛。

(4) 注意养成正确的弯腰拾物姿势先屈髋屈膝下蹲，身体中心下移，略微屈曲腰部完成拾物动作。不正确的弯腰拾物姿势是双腿伸直站立，在不屈曲髋关节和膝关节的情况下弯腰。

这种姿势可以使腰椎负荷增加,容易造成腰部损伤。在搬运重物和提物时,应屈膝屈髋,并将物体尽量靠近身体,以减轻腰部的应力(图2-4-17、图2-4-18)。

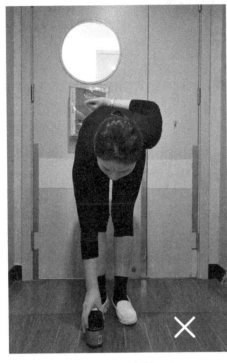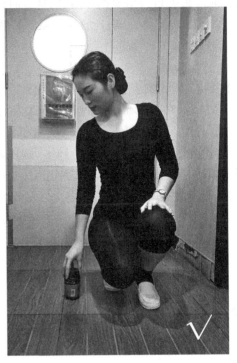

图2-4-17   弯腰(×)   图2-4-18   弯腰(√)

(5) 家务劳动中尽量避免腰部过度屈曲减少腰部负担。如洗菜、淘米、洗衣服、拣菜等家务活动尽量选择站位或坐位,水池或其他物品放置高度合适,不要弯腰。扫地、拖地时,将扫帚、拖把柄加长,避免经常长时间弯腰。晾衣服、擦窗子等劳动时,应在脚下垫矮凳,避免腰部过度后伸。

(6) 培养良好的生活习惯,合理饮食,注意补充足够的营养,尤其是中老年人要注意补钙,防止骨质疏松;合理锻炼,保持良好体形,防止肥胖;纠正不良生活习惯,戒酒、戒烟。

(二) 工作中的预防

(1) 选择合适的办公桌椅高度距离适中。座位高低合适,有一定后倾角的靠背,有扶手更好,长时间开会或办公最好不要坐沙发。

(2) 加强自身保护和锻炼平时采用正确的坐姿,工作间隙经常调整自己的体位,不宜让腰椎长期处于某一被迫体位。办公室工作人员,应适当进行一些工间体操锻炼,加强腰背肌力量。

(3) 合理使用空调室温太低,凉气过重,可导致腰背肌肉及椎间盘周围的组织血运障碍,增加腰痛的机会。室温控制在26℃为宜,切忌空调的风长时间对着腰背部吹。

(4) 开车时应把座位适当地靠近方向盘使方向盘在不影响转动的情况下尽量靠近胸前,靠背后倾100°左右,调节座位和方向盘之间的高度。避免长时间开车,每隔1~2小时,应停车休息5~10分钟,下车活动腰部。

（三）运动中的预防

（1）活动前准备：在开始进行体育运动之前，准备活动必须充分，先对脊柱、四肢关节进行一定的准备活动，使肌肉舒展，关节灵活。

（2）循序渐进：在体育运动中，应合理安排腰部运动量，运动量应由小到大，逐渐增加，并且运动间隙有一定的休息，防止过度疲劳。

（3）注意运动姿势：所有体育运动都涉及脊柱的姿势正确与否。尤其是应注意腰部在运动中的状态，应尽力保持其自然体位。

（4）注意保护：在一些脊柱负荷较大的运动项目，应注意加强脊柱保护措施，佩戴宽腰带或弹性腰围。这样不仅可以加强腰部肌肉的力量，而且可以适当限制脊柱的过伸和过屈，保护脊柱，减少损伤。

（5）及时治疗：脊柱畸形后应积极、正确治疗，脊柱畸形术后未愈的情况下，禁止继续训练，以免反复损伤。

（四）腰背肌的训练

1. 作用　腰背肌锻炼的作用归纳起来有以下几点。

（1）增加腰背肌肌力和耐力，稳定和保护腰椎。

（2）缓解肌肉紧张痉挛，减轻疼痛，降低腰椎负荷。

（3）改善局部血液循环，降低炎性产物和代谢产物的堆积，促进损伤修复。

（4）预防或缓解神经根、硬脊膜粘连。

（5）改善腰椎功能，纠正腰椎畸形。

2. 方法

（1）仰卧位或侧卧位下四肢关节运动：仰卧位或侧卧位下进行肘、肩、踝、膝、髋等关节的伸屈、内收外展运动。

（2）仰卧位下抬肩、抬头运动：仰卧位下双下肢伸直不动，双手十指交叉于枕部抱头，肩和头抬起，腰部保持不动，此姿势保持3～10秒。

（3）仰卧位下抬臀运动：仰卧位下双上肢放于身体两侧，双侧髋、膝屈曲，做腹式呼吸，吸气时胸腹腔同时扩张，使腰椎自然靠近床面，腰部保持不动，将臀部抬起，进而使骨盆倾斜，保持最后体位姿势3～10秒。

（4）仰卧位下挺腰抬臀运动：仰卧位下双上肢伸直放于身体两侧，双侧髋、膝屈曲，双足、双前臂支撑体重，挺腰抬臀，形似架桥，保持最后姿势3～10秒。

（5）俯卧位下后伸运动：俯卧位下双下肢伸直，双上肢保持外展90°，抬头挺胸，双上肢抬起离开床面，同时双下肢也伸直抬起，整个身体形似飞燕，保持最后体位姿势3～10秒。

（6）站立位下多关节旋转复合运动：站立位下双手护腰，由下到上，做双膝、双髋、骶髂、骶椎和腰椎关节的节律柔和的旋转复合运动。

（7）站立位下伸展后仰运动：站立位下将双足跷起，双上肢平直抬起尽量向上伸展，同时带动腰背轻度后仰，保持最后体位姿势3～10秒。

3. 注意事项

（1）加强健康教育，鼓励患者克服顾虑，尽早开始康复锻炼。

（2）腰背肌肉训练应选择合适的方法，注意动作的准确性，严格掌握循序渐进的原则，持之以恒。

(3) 详细交代锻炼方法以及注意事项,锻炼前嘱患者做好充分的准备活动,锻炼中加强对患者的指导和保护,锻炼中和锻炼注意观察患者的反应,发现异常及时处理,并且及时与有关人员沟通交流患者情况。

(4) 指导患者选择合适、舒适的运动鞋、运动服,避免因鞋子、衣服不合适而增加腰椎负担或引起损伤。

4. 正确佩戴支具、腰围　支具、腰围对脊柱术后有制动和保护作用,有些药物腰围和磁疗腰围还有一定的治疗作用,应根据病情正确选用(图 2 - 2 - 9,图 2 - 2 - 10)。要注意以下几点。

(1) 支具、腰围的佩戴和使用要根据病情灵活掌握,当患者经大重量牵引、长期卧床或术后早期,应严格遵医嘱佩戴支具、腰围下地活动;而病情稳定、症状减轻或消失后,应及时取下支具、腰围,避免对支具、腰围产生依赖,导致腰背肌肉失用性萎缩,关节僵直。

(2) 指导患者选择合适的支具、腰围规格与患者的体型相适应,一般上至肋弓,下至髂嵴,后侧不宜过分前凸,前方也不宜包扎过紧,保持脊柱良好的生理曲度。

(3) 患者出院后佩戴支具 3～6 个月,遵医嘱。除沐浴及睡觉外,其他时间均应佩戴支具。

(4) 患者起床时,身体要先向一侧轴线翻身,用对侧上肢支撑床铺,使上半身平直起床。

(5) 患者若感觉后背疼痛或有异物感,应及时就诊,以及时发现内固定物有无断裂、脱钩的发生。

(五) 安全教育

1. 伤口处理　伤口于 10～14 天后拆线,保持伤口清洁干燥,避免风寒,进行 1 个月内的上下床指导。下床要从俯卧位开始,即先趴在床上,然后一只脚先下地,另外一只脚再下地,最后用双手撑在床上让整个上身保持直立的姿势站起来,动作要缓慢,上床动作则相反。

2. 活动指导　3 个月后可以游泳,但不能跳水,半年内不能参加结束性体育活动,不能坐沙发,避免做上身过度前屈活动,尽量减少脊柱活动,避免对身体的碰撞。9 个月内不能骑自行车,1 年后可参加非竞技性体育活动,如慢跑、骑自行车等。1 年半到 2 年内可以恢复到正常人的生活和工作,但应注意避免冒险性的体育活动,如跳伞。

四、脊柱侧弯的健康处方

(一) 饮食指导

少吃垃圾食品,如汽水、可乐、腌制及油炸食品。多吃些新鲜水果和蔬菜,如香蕉、苹果、梨、青菜、菠菜等。增加维生素和膳食纤维,如麦片等。增加钙的摄入,如虾皮。增加优质蛋白质摄入,如鱼类、虾、禽类等。饮食适量,七八分饱即可,荤素搭配合理。

(二) 用药指导

按医嘱按时给药、联合用药、按阶梯用药、交替用药、药物剂量,药物剂量一般由小至大,直到患者止痛为止。选择保护胃的药物联合使用。使用消炎、消肿药物,也可以缓解疼痛。

(三) 生活指导

1. 运动疗法　通过体操训练,可增强背部、腰部、腹部及臀部肌肉的力量,调整脊柱两侧肌肉力量的平衡,增强脊柱支撑的力度。

2. 支具治疗　控制早期脊柱侧弯的有效手段。

3. 牵引治疗 不能矫正脊柱侧弯,但牵引可以松弛凹侧椎旁组织,增加脊柱可屈性,提高手术矫正效果。

4. 物理疗法 表面电刺激治疗,有效强度刺激。

5. 心理治疗 保持心情愉快,得知病情后要重视,但不要紧张;对疾病要有乐观积极的心情。

(四)随访指导

术后1～2周行四肢肌力舒缩及各关节的活动,如直腿抬高等;离床活动时,给予支具保护;加强腿部功能锻炼,如前屈、后伸、左右侧屈、左右旋转等运动,以增强腿部活动;遵医嘱定期复查。

（范建平 郑芳芳）

参考文献

[1] 王培荣,江蓉星,梁谋旺.强直性脊柱炎病因病机研究进展[J].陕西中医学院学报,2012,35:84-85.

[2] 陈亚萍,李杨.青少年特发性脊柱侧弯患者生活质量及其影响因素的研究进展[J].护理研究,2012,26(4):1059-1061.

[3] 薛旭红.先天性脊柱侧凸及其伴发畸形的研究[M].北京:科学出版社,2014:1107-1112.

[4] 侯树勋,邱勇.特发性脊柱侧凸[M].南京:江苏科学技术出版社,2012:546-551.

[5] 赵定麟,严力生,吴德升,等.现代脊柱外科学[M].上海:世界图书出版公司,2017:2162-2201.

[6] 邱贵兴,庄乾宁.青少年特发性脊柱侧弯的流行病学研究进展[J].中华医学杂志,2006,86(11):790-792.

[7] 邱勇,朱丽华,宋知非,等.脊柱侧凸的临床病因学分类研究[J].中华骨科杂志,2000:5-8.

[8] 卢志琴,邹长芬,范玉芬,等.椎弓根三维矫形治疗特发性脊柱侧弯患者围手术期的护理[J].中国实用护理杂志,2008,24(6):35-36.

[9] 陈小丹.先天性脊柱侧弯矫形手术患者的围手术期护理[J].中国实用护理杂志,2011,27(32):27-28.

[10] 刘福云,骆晓飞,卜建文,等.先天性脊柱侧弯并脊髓纵裂畸形48例[J].实用儿科临床杂志,2012,27:829-831.

[11] 游浩,程翠年,张卉,等.强直性脊柱炎病因及其发病机制的研究进展[J].中国中医骨伤科杂志,2012,20:77-79.

[12] 陈艳.特发性脊柱侧弯的护理体会[J].护士进修杂志,2013,28(8):724-726.

[13] 李政垚,王以朋,于斌,等.马方及类马方综合征脊柱侧凸与青少年特发性脊柱侧凸患者肺功能障碍的差异性比较[J].中国脊柱脊髓杂志,2015,25:728-732.

[14] 李明,王传锋,贺石生,等.简体中文版脊柱侧凸研究学会22项患者量表的信度和效度[J].中国脊柱脊髓杂志,2008,18(3):212-217.

[15] Fairbank JC, Couper J, Davies JB, et al. The oswestry low back pain disability questionnaire[J]. Physiotherapy, 1980, 66: 271-300.

[16] Qiu GX, Qiu Y, Zhu ZZ. Re-evaluation of reliability and validity of sim plifiedchinese version of SRS-22patient questionnaire: A multicenter study of 333 cases[J]. Spine, 2011, 5: Epub ahead of print.

第五章
脊柱脊髓损伤的康复护理

第一节　脊柱脊髓损伤的基础知识

随着经济水平的不断提高,由施工、交通意外以及各种运动所引发的脊柱损伤日益增多,大约1/3的病例伴有脊髓损伤,特别是颈段发生率最高,胸段次之。

一、定义

脊柱脊髓损伤(spinal cord injury,SCI)是脊柱骨折或脱位引起的脊髓结构和功能的损害,是指由各种致病原因引起的脊髓结构功能损害,造成损伤水平以下运动、感觉及自主神经功能障碍。颈髓损伤造成上下肢瘫痪时称为四肢瘫,胸段以下脊髓损伤造成躯干及下肢瘫痪而未累及上肢时称为截瘫。

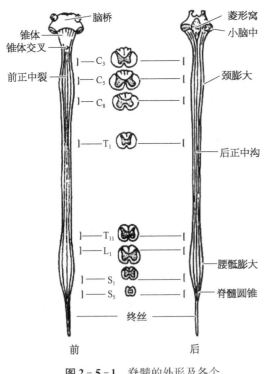

图 2-5-1　脊髓的外形及各个节段的横断面

(一)脊髓的解剖结构

脊髓的外观为扁圆柱形状,全长40～50 cm,重26～30 g(图2-5-1)。上方在枕大孔与延髓相延续,下方呈圆锥形,间断伸出一细长之索状物,称为终丝。在颈髓与腰髓处各有一膨大区,上方颈膨大位于颈4～胸1节段,腰膨大则位于胸10～腰1处。于胎儿期脊髓与椎骨长度相差较小,胎生后脊髓末端相当于第1腰椎下缘或第2腰椎上缘。

在脊髓的横切面上可见中央部的灰质和其周围的白质,两者在颈段均较发达,尤以白质为甚。灰质外观呈"H"形,主要由神经细胞和部分胶质细胞构成,于中央管居中。在中央管前后的横行灰质称为灰质联合,并有前后之分。灰质联合的侧前方延伸部称为前角或前柱;而侧后方延伸部则称为后角或后柱。在颈髓前后角之间向外突出的灰质,即侧角或称侧柱。前角又细分为内侧细胞群、外侧细胞群和中间细胞群。后角细胞一般较小,属于传导感觉冲动的中间神经元。

白质是由密集的有髓纤维组成,以前、后外侧沟为界,一般将其分为前索、侧索和后索。在灰质联合的前方,有横行纤维构成白质前联合,在灰质联合的后方亦有一条白质,称为白质后联合。白质中的神经纤维视其传导道路有所不同的走向可分为上行束、下行束。上行束包括脊髓丘脑束、脊髓小脑束、薄束、楔束等,下行束包括皮质脊髓束、红核脊髓束、顶盖脊髓束等(图2-5-2)。

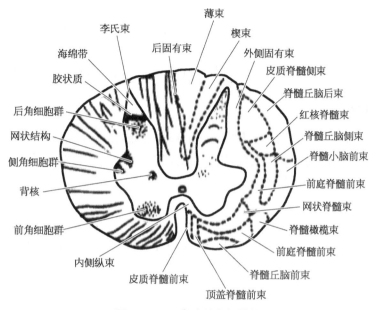

图 2-5-2 脊髓的内部结构

(二) 脊神经根与脊神经

脊神经位于脊髓两侧,左右成对,在颈髓段有 8 对,胸段有 12 对,腰段有 5 对及骶尾段神经(图2-5-3)。脊神经根由前根和后根组成,在椎管内自脊髓侧方向椎间孔走行,在脊神经节外侧形成脊神经。脊神经根又分为腹侧根(又称前根)和背侧根(又称后根)。其走行呈水平且较短,可牵制脊髓不致过分活动而起到固定作用,此外因其走行在骨性管道中,易受刺激或压迫也容易形成粘连。脊神经根从椎间孔穿出后即为脊神经,其向身体两侧分布传递感觉运动信号。在其发生分支之前,先分出了脊膜支、后支(主要支配邻近皮肤)和前支(主要支配邻近肌肉)。

(三) 脊髓的生理功能

1. 感觉的传导 主要包括浅感觉、

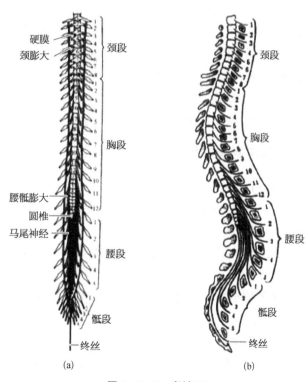

图 2-5-3 脊神经

深感觉、内脏觉和负荷感觉等。

2. 运动的传导　人体肌肉均由脊髓前角大运动细胞所支配,每个细胞的轴突与其所支配肌肉纤维合成一个运动单位,此细胞一旦破坏则引起截瘫。

3. 营养作用　前角细胞对所支配的肌肉和骨关节具有营养作用,如果该细胞受损则受支配肌肉和骨骼会出现萎缩和骨质疏松等现象。

4. 支配内脏活动　其主要通过胸1～腰1的脊髓交感神经与副交感神经对血管的舒缩、腺体的分泌和立毛肌的收缩发挥作用。

5. 反射活动　包括伸反射和屈反射,其与脊髓的定位关系密切,结合临床意义较大。

二、流行病学情况

近年来的流行病学研究显示,SCI发病率呈双峰分布,第一个高峰是青少年和青壮年,第二个高峰是年龄65岁以上的老年人群,最常见的损伤是不完全四肢瘫,约占1/3,其次是完全截瘫、完全四肢瘫以及不完全截瘫。

三、病因

损伤可由直接暴力、间接暴力、肌肉拉力、病理性骨折等引起。主要包括车祸伤、坠落伤、运动性扭伤、脊柱扭伤、过重负荷等。

四、临床表现

脊柱脊髓损伤的主要临床表现为四肢、躯干感觉运动功能的完全性或不完全性缺失。如果损伤节段在C3、C4以上,还会出现因累及呼吸肌而出现呼吸衰竭。

脊髓轻度受创时可能会出现脊髓震荡(spinal cord concussion,SCC),是最轻的脊髓创伤表现,表现为软瘫,其后功能可逐渐恢复;若创伤严重则会出现脊髓休克(spinal shock),其表现以弛缓性瘫痪为特征,病理反射消失、二便功能丧失、低血压或心排出量降低、心动过缓、体温降低及呼吸功能障碍等。这是脊髓损伤的一个病理过程,预后往往残留脊髓损伤症状。

五、临床影像学检查

(一) X线

在目前情况下,脊柱X线平片检查视为脊柱伤患的常规检查,其临床意义较之CT及MRI更为重要,其可明确外伤的部位、范围、程度及分型,为治疗前后疗效对比的客观手段之一,其阴性结果亦有助于诊断及鉴别诊断。

(二) CT

CT能更容易发现在X线平片上不易发现的骨折,断层片上可以对骨折片位移情况进行观察。此外,在病变早期,CT对深部以及小关节的改变诊断更加精确。

(三) MRI

MRI对脊髓、椎管效果显像明显优于X线和CT,能够矢状面和冠状面成像,对脊髓椎管整体显示有优势,对早期脊髓变性损伤都有较高的诊断价值。

六、治疗

(一) 治疗原则

脊柱脊髓损伤治疗原则已有共识,即早期用药、早期手术(彻底减压、合理固定和有效融合)、早期康复。脊髓损伤 24 小时内属于急性期,此期内治疗都属于早期治疗。

(二) 早期用药

由于脊髓血运障碍及代谢产物等对脊髓造成的继发性损伤是可以阻止或预防的,临床常联合应用药物来阻止或减少继发性损伤,或促进神经轴突的生长。

1. 糖皮质激素　大剂量甲泼尼龙冲击疗法被认为是目前治疗急性 SCI 经典有效药物。冲击疗法是指利用极短时间内超过通常口服剂量约 20 倍的大剂量糖皮质激素,充分发挥其抗炎及免疫抑制效应,强烈地抑制炎症反应、抑制细胞因子、黏附分子和趋化因子等多种炎症介质的释放,阻断炎症细胞活化及其黏附和在组织中的聚集,使炎症反应得以控制。主要作用机制包括:减轻水肿,增加脊髓血流量,抑制氧自由基脂质过氧化反应,稳定溶酶体膜,增加钠钾依赖式 ATP 酶的活性,增加静息电位和脊髓运动纤维的兴奋性,促进脊髓冲动的产生和传导,提高神经系统兴奋性,抑制炎症反应等。作用快速、强大,甚至在若干小时内病情得以改善。尽早应用大剂量甲泼尼龙进行冲击疗法可预防由脊髓水肿及缺血造成的继发损伤。脊髓损伤时不能用于低于 L2 或马尾神经的损伤。美国脊髓损伤协会规定,对脊髓损伤进行治疗必须在 8 小时之内,3 小时内最好,持续 24 小时。

应用糖皮质激素的护理要点如下。

(1) 12 岁以下的儿童慎用。患有结核、艾滋病或严重糖尿病、有溃疡病史的患者慎用。妊娠及哺乳期妇女慎用。

(2) 甲泼尼龙的不良反应:MPS 属类固醇类激素可发生免疫抑制继发感染、应激性溃疡、延缓伤口愈合等不良反应,还有发生急性应激性溃疡、便血、呕血的危险。

(3) 密切观察患者有无消化道出血的症状。如果发现有血便、呕血等症状,立即通知医师早期给予治疗。

2. 神经节苷脂(GL)　代表药物有单唾液酸四己糖神经节苷脂钠,是位于细胞膜上含糖脂的唾液酸,存在于哺乳类动物细胞膜,神经系统中含量尤为丰富,是神经细胞膜的组成成分,在神经发生、生长、分化过程中起到必不可少的作用,对于损伤后的神经修复也非常重要,具有促进神经再生、促进神经轴突生长和突触形成、恢复神经支配功能;改善神经传导、促进脑电活动及其神经电生理指标的恢复;保护细胞膜、促进细胞膜各种酶活性恢复等作用。其作用机制主要通过稳定膜的结构与功能。减少神经细胞凋亡,促进 SCI 后神经功能的恢复。

3. 神经营养因子(NTF)　实验证明,NTF 能够促进和维持神经元的生长、生存和分化,是神经元发育存活和执行功能所必需的一些蛋白质,可以促进神经功能的恢复。

(三) 早期手术

许多基础研究结果已表明早期减压能够促进神经功能的恢复,手术治疗的目的是通过解除脊髓压迫和(或)通过体内固定维持脊柱稳定性。早期脊髓内外减压术、结合牵引、过伸整复骨折脱位、椎间植骨融合、内固定稳定脊柱等是目前治疗脊髓损伤较理想的方法。

（四）早期康复

康复治疗是脊髓损伤综合治疗策略的重要组成部分，是促进脊髓损伤患者功能改善、提高生活质量、回归家庭和社会必不可少的方法。在患者病情基本稳定后即可开展康复治疗，早期康复治疗主要在床边进行，内容包括关节被动运动、体位变换、呼吸及排痰训练、膀胱功能训练、坐起练习及站立训练等。早期进行高压氧治疗应用效果较好，有条件者可在伤后 4～6 小时使用，以 2.5 个大气压的高压氧治疗，每天 1～2 次，每次 1～2 小时。

第二节　脊柱脊髓损伤的围手术期护理

由于脊髓损伤后病理改变的进展特别迅速，6 小时灰质挫裂出血，12 小时灰质中心开始坏死，出血波及白质，白质轴突退变，24 小时伤段脊髓大部坏死。因此，对脊髓损伤进行治疗必须在 8 小时之内，3 小时内最好，可持续 24～48 小时。

一、院前急救

（一）迅速拨打"120"急救电话

告知患者性别、年龄、病情及不舒服的具体症状，是否有神志不清、胸痛、呼吸困难、肢体瘫痪等症状，以便急救人员做好准备，到达后对症抢救。要清楚、准确地讲明患者所在的详细地址，以及救护车进入的方向、位置，特别是夜间，以便急救人员可迅速、准确地到达现场。留下可联系的电话号码并保持电话通畅，以便急救人员随时通过电话联络，进一步了解病情和电话指导抢救。说清楚以上内容，得到"120"指挥中心示意挂机后方可挂机，然后耐心等待"120"转呼急救中心出车救护。

（二）脊柱创伤正确的伤情评估与处置

1. **伤情评估**　脊柱脊髓损伤有时合并严重的颅脑损伤、胸部或腹部脏器损伤、四肢血管伤。和所有伤员一样，脊髓损伤伤员在急救应坚持"危重者优先、救命第一"的原则，先抢救患者的生命，先抢救危及生命的损伤，包括大出血、呼吸道梗阻、心搏骤停、张力性气胸、腹部实质性脏器出血、脑疝等。对于脊柱损伤的伤员来说，急性呼吸衰竭和血流动力学改变是现场急救中死亡的原因，所以首先要进行呼吸功能的处理，C3 以上的完全性损伤因呼吸肌的完全瘫痪常在损伤现场死亡。C4 水平的脊髓损伤保留一定的呼吸功能，仍会表现出明显的缺氧症状，常需现场进行气管插管、人工通气。低位颈段脊髓损伤可用面罩或鼻氧管吸氧。对于 T6 以上的脊髓损伤出现血压下降，心律过缓的现象的伤员，应快速建立静脉通路，按医嘱早期大剂量应用甲泼尼龙冲击，从而减轻脊髓神经组织的损伤。8 小时之内开始，效果最佳。

2. **合适的固定**　如果脊柱外伤伴有颅脑损伤或严重的四肢骨折时，千万不要随意搬动患者，一般情况下主要判定损伤部位、有无瘫痪、维持呼吸道通畅及给予固定。仅可左右轴向翻转，避免坐起、行走或使脊柱前屈、后伸，防止受伤部位的移位产生脊髓的再损伤。颈椎损伤患者要使颈部中立位，用沙袋和折好的衣物放在颈部两侧，防止头部转动，并保持呼吸道通畅。

3. **正确的搬运**　凡怀疑有脊柱骨折者，应使患者脊柱保持正常生理曲线，避免脊柱过屈、过伸、搬运时应让伤者两下肢靠拢，两上肢贴于腰部，并保持伤者的体位为直线。采用多人搬运,一般3~4人同时将患者平抬至硬担架或硬木板上,切忌使用软担架搬运患者,搬运患者过程中避免旋转、扭曲脊柱,以免二次损伤。注意搬运中的安全管理。使用安全带将伤者和担架紧密加固,避免坠落。

二、转运途中的护理

(一)二次护理评估

伤者抬至救护车上后,嘱驾驶员平稳驾驶,避免紧急刹车,伤者脊柱始终保持中立位,给予心电监护及吸氧,检查四肢感觉运动情况。

(二)保持呼吸道通畅

呼吸困难者要立即清除呼吸道分泌物、异物、开放气道,颈椎损伤者开放气道禁止使用仰头抬颌法,以免造成或加重脊髓的损伤。昏迷者要高度重视,以防窒息,必要时给予气管切开。转运途中要密切观察生命体征及病情的变化。

三、围手术期护理

(一)术前评估

不同平面、部位脊髓损伤临床特征表现如下。

1. 颈髓损伤

(1)上颈髓损伤(C1~C4):为延髓的延续,损伤后因波及呼吸中枢而致呼吸麻痹、呼吸困难可迅速致命;存活者损伤平面以下四肢呈痉挛性瘫痪。

(2)下颈髓损伤(C5~C8):表现为肩部以下之躯干及四肢运动障碍,根性痛多见于上臂以下部位,其远端视脊髓受累程度不同而表现为感觉异常或完全消失。

2. 胸腰损伤(T2~L5)　损伤平面以下的运动、感觉、膀胱和直肠功能障碍,下肢弛缓性瘫痪反射消失或减弱。

3. 圆锥部损伤(S2~S5)　运动多无影响,表现为马鞍区的麻木、过敏及感觉迟钝或消失。

4. 马尾受损(马尾神经)　下肢周围性软瘫,感觉异常,且常伴有难以忍受的根性痛,其范围及程度与运动障碍一致。

(二)术前护理

1. 观察四肢感觉活动情况　不仅可以及早发现病情是否有变化,也可与术后四肢感觉活动进行对比。

2. 颈髓损伤患者应注意呼吸的改变　胸部损伤的患者应注意有无血气胸。骶尾部损伤患者应注意有无大、小便失禁。

3. 观察脊髓受压的征象　在受伤的24~36小时,每隔2小时就要检查患者四肢的肌力、肌张力、痛温触觉等,以后每班至少检查1次,并及时记录患者感觉平面、肌张力、痛温触觉恢复的情况。

4. 鼓励卧床患者多饮水　减少发生肺部感染的风险,也可有效预防便秘。

5. 术前皮肤保护　卧床的患者需准备"翻身枕",用于协助患者正确翻身,以免加重脊柱损伤;术前给予气垫床护理,保护皮肤,定时翻身,以免产生压疮,保证手术尽早进行,同时可降低术后感染的风险。

6.功能锻炼　如患者四肢肌力存在,除患者存在双下肢深静脉血栓的情况下鼓励患者最大可能地进行肢体的功能锻炼,降低发生血栓的风险,保证手术尽早进行。

7.备皮范围　上至肩胛骨下缘,下至臀裂顶点,两侧至腋中线。

8.其他　检查时发现患者有任何变化时应立即通知医师,以便及时进行手术减压。

（三）术后护理

（1）体位:将患者由手术运送车移至病床时,要保持脊柱水平位置,尤其是在搬运高位颈椎手术患者时,更应注意颈部不能过伸、过屈,避免搬动造成脊髓损伤。移至病床后取平卧位。定时轴向翻身,避免压疮的发生。

（2）严密记录患者全麻术后每小时生命体征,6小时后每4小时记录1次,至24小时。

（3）术后观察:严密观察患者意识、呼吸频率、呼吸方式。发现呼吸频率、方式改变或呼吸无力时,及时汇报医师。

（4）脊髓功能的观察

1）颈椎手术:麻醉清醒后观察四肢肌力活动,严密观察呼吸变化。

2）胸椎手术:上肢肌力不受影响,术后观察下肢肌力。

3）腰椎手术:观察下肢肌力和肛周皮肤感觉有无异常。

感觉障碍平面上升或四肢肌力减退,应考虑脊髓出血或水肿,必须立即通知医师采取措施。

（5）饮食:手术患者返回病房,麻醉清醒后,可多次少量饮用温水,无不适症状后进流食,待肠鸣音恢复后可正常饮食。

（6）保持引流管及尿管通畅观察:观察引流液的色、质、量。翻身时避免引流管脱出。

（7）脊柱脊髓损伤的并发症护理。

1）体温调节障碍:① 导致因素:体温调节中枢一旦受到损害,便失去了体温调节功能,热量持续产生而散热障碍导致体内储热过多引起高热。脊髓损伤后偶尔出现低温属正常现象,一般在32～36℃。② 评估判断:高热常达39～40℃,甚至更高,可引起脱水、水电解质紊乱,常见于截瘫的患者。如不采取措施,可发生缺氧,并导致全身衰竭。③ 处理措施:首先要鼓励患者多饮水,根据患者体温情况调节被子的厚度,保证病房温度适宜。不可过高。可先给予患者物理降温,使用冰袋放置于大血管走行的腋下、腹股沟、额部。全身擦浴:用30%～50%的酒精擦浴或温水擦浴。当患者体温大于38.5℃时,给予对症处理,遵医嘱给予药物降温,必要时给予静脉补液;高位截瘫患者的低温是人为作用的结果,呼吸功能障碍、缺氧和代谢异常也是低温的因素,低温会导致心血管、呼吸和内分泌等系统严重的生理紊乱,损害肝肾功能等。应给予物理复温:提高室内温度、加盖被褥,必要时使用加温毯等措施纠正体温。

2）排尿障碍:① 导致因素:脊髓损伤后可立即表现出来,死亡病例中有一部分是因尿路感染、结石、肾盂积水引起的肾衰竭。因此应高度重视泌尿系统障碍问题。② 处理措施:导尿引流尿液:分为留置导尿和间断性导尿。定时更换尿管及尿袋:每14天更换1次,每天给予2次会阴护理。尿袋应低于床沿,防逆流造成逆行感染。膀胱冲洗:可采用0.9%生理盐水进行冲洗,如发生感染,可采用呋喃西林进行冲洗。鼓励患者多饮水,以达到冲洗尿道的作用。

3）压力性损伤:① 导致因素:脊柱脊髓损伤患者,多有感觉障碍和运动障碍。有文献报道,一般医院压疮的发生率2.5%～8.8%,高者达11.6%。脊髓损伤的患者的发生率25%～85%,且8%与死亡有关,是截瘫患者最常见的并发症。压疮多发生于受压部位或骨隆突处,如尾骶部、足跟等处。面积较大、坏死较深的压疮可导致高热、蛋白质丢失、营养不良、低蛋白血症等。② 处理措施：协助患者每 2 小时轴线翻身 1 次，避免长时间压迫同一部位，避免拖拉患者增加皮肤摩擦。保持患者皮肤清洁干燥，经常擦拭身体。截瘫患者因感觉障碍，对冷热不敏感，避免使用热水袋，防烫伤。保持床单元整洁、平整，必要时使用气垫床。如发现早期压红，应立即给予解除压迫。可将局部悬空保护治疗，不要按摩压红的软组织。如有水疱，小水疱让其自行吸收；大的水疱可在无菌条件下抽尽水疱内的积液，为防皮下再积液可多穿几个孔，将局部悬空保护治疗，即可痊愈。有坏死组织、硬痂应首先外科清创，去除坏死组织，减少感染。使用水胶体敷料盖于伤口上（24～48 小时可使痂皮软化），定时更换敷料，保证压疮周围皮肤清洁干燥。治疗的同时仍需定时轴线翻身，避免压迫压疮部位。

4）静脉血栓栓塞症：静脉血栓栓塞症包括肺栓塞（PE）和深静脉血栓形成（DVT），PE 和 DVT 是同一疾病过程中两个不同阶段，统称为 VTE。肺栓塞（PE）：是以各种栓子堵塞肺动脉系统为其发病原因的一组疾病或临床综合征。深静脉血栓形成（DVT）：纤维蛋白、血小板、红细胞等血液成分在深静脉管腔内形成凝血块（血栓）。① 导致因素：脊髓损伤后瘫痪，患肢因血流缓慢及局部黏稠度增加可造成肢体或下肢静脉血栓形成，出现静脉回流阻塞，发生静脉血栓栓塞症（VTE）。② 评估判断：术后发现肢体肿胀、疼痛、麻木不适、活动受限和沉重感、轻度发绀、腓肠肌或大腿肌肉压痛、股青肿、股白肿等情况，应怀疑深静脉血栓形成。肺栓塞典型症状包括呼吸困难、胸痛、咳嗽、咯血。三大体征包括肺罗音、肺动脉瓣区第二音亢进、奔马律。③ 处理措施：术后应尽早积极指导患者早期进行四肢及关节的运动。促进下肢静脉血液循环，抬高下肢，促进下肢的静脉血液回流。如患者出现静脉血栓倾向，在为明确诊断前，护士要告知家属切忌为患者按摩双下肢。可行下肢血管彩超明确诊断，如以确诊为深静脉血栓，应立即制动，遵医嘱使用抗凝血药物，如低分子肝素。对突然发生的呼吸困难、发绀，高度提示肺栓塞，应立即平卧，避免做深呼吸、咳嗽、剧烈翻动，同时给予高浓度氧气吸入，积极配合抢救。

5）肠道功能紊乱：① 导致因素：由于肠道功能障碍的病理生理机制复杂，因此很难通过某一种处理方法取得较好的效果。② 评估判断：肠道功能紊乱，患者容易发生腹胀、便秘。③ 处理措施：可鼓励患者多食蔬菜、水果、粗纤维食物，可促进排便。同时服用软化粪便的药物以帮助排气。必要时用开塞露或灌肠来缓解便秘。

6）呼吸道障碍：① 导致因素：颈髓损伤后，可因延髓呼吸中枢受损或受刺激而致呼吸抑制，亦可因膈神经、肋间神经功能受损而使呼吸运动受限或发生肺不张。截瘫患者长期卧床或呼吸肌运动障碍，呼吸量减少。咳嗽动作减弱或消失，呼吸道分泌物排出不畅，可引起肺部感染。术后肺部功能一般均较差，加之长期卧床，呼吸道分泌物增加，痰液堆积，易因肺不张造成感染。高位截瘫者，肋间肌及腹肌麻痹，紧靠膈肌呼吸，肺膨胀不全，易发生肺炎及支气管炎。② 处理措施：鼓励患者多饮水并进行有效咳嗽，清除分泌物，有效防肺不张。指导患者进行呼吸功能训练：a. 用吹气球法、深呼吸法锻炼肺功能；b. 吸气训练：护士用手掌轻压患者紧靠胸骨下面的部分，帮助患者全神贯注于膈肌吸气动作；c. 呼气训练：护士用单手或双手在上腹部施加压力，在呼气接近结束时突然松手，以代替腹肌的功能，帮助患者完成有效呼气。指导患者有效咳嗽：护士置双手于患者肋下部，在咳嗽时用手掌快速施压，帮助患者将痰液咳出。注意力量不宜过大，以免加重脊神经损伤或造成脊柱骨折。定时协助患者翻身拍背，有助于排痰，预防肺部感染。必要时药物协助排痰。可做雾化吸入。

7）低钠血症：① 导致因素：患者在盐摄入或补给正常的情况下出现低钠血症和高尿钠，多数学者认为其发生机制是由于颈髓损伤后，下丘脑-垂体区受损，渗透压调节中枢功能紊乱，导致抗利尿激素损伤伴发热时容易发生低钠血症。② 处理措施：伤后不能进食，需静脉补充液体，以及伴神经性多饮者也容易发生低钠血症。发生低钠血症时，患者会出现不同程度的精神状态变化、消化道症状和循环系统症状等。对于脊髓损伤并发低钠血症的患者应视具体情况采取相应的措施，对合并脑损伤且无明显低血容量者，可采用限制液体摄入量（每天补液小于 1 000 ml），严重低钠时给予高渗盐水静脉输入或氯化钠胶囊口服，同时使用呋塞米或甘露醇利尿。补钠的同时必须限制水分的摄入。补钠的剂量不宜过大，速度不宜过快，否则会发生脑桥脱髓鞘的危险，血钠浓度以不超过 8 mmol/(L·d) 为宜。

（四）健康宣教

1. 饮食指导

（1）给予患者清淡、易消化、富含维生素的流质或半流质（如粥、面条、馄饨等）。

（2）增加矿物质的供给，鼓励多饮水。

（3）少食甜食及产气食物，防腹胀（如豆类、牛奶、红薯等）。

（4）不吃高脂肪食品（如油炸类食品）。

（5）不吃活血类食品（如人参类、桂圆、枸杞等）。

2. 用药指导

（1）术前至少2周内不可口服阿司匹林片，防止手术中出血不易止血。

（2）降糖药及降压药按常规口服，手术当天停降糖药，但降压药按时服用。

（3）术后口服大黄苏打片 0.3 g 3 次/天，可以促进肠道蠕动，防止长期卧床引起的腹胀。

（4）出院后可长期口服神经营养药，甲钴胺片 1.5 mg 3 次/天。每1个月为一个疗程。

3. 生活指导

（1）颈椎骨折患者颈部制动，用平枕垫头下时可多加一层柔软毛巾，定时更换毛巾，保持整洁干燥，颈部两侧用沙袋固定，防止颈椎骨折部位再次损伤。

（2）腰部骨折患者使用腰托或腹带加强固定，翻身时保持肩、腰、臀在一条直线上，采用轴线翻身方法。做到每2小时翻身一次，避免压疮发生。

（3）卧床期间，学习深呼吸及有效咳嗽，防止肺部疾病的并发症。

（4）练习床上大小便，确保骨折部位不再次损伤。

4. 随访指导

（1）术后 7～12 天伤口拆线，拆线前，保持每2天伤口换药一次，观察伤口有无渗血渗液，有无红肿疼痛，若出现以上情况，及时到医院复查。

（2）术后2个月内全休。2～3个月后复诊。到医院拍X线片查看手术复位后的情况。

（3）建议戒烟戒酒，合理饮食，劳逸结合。早睡早起，养成良好生活习惯。

5. 康复功能锻炼

（1）遵照医师的建议，可以做高压氧治疗，帮助四肢功能恢复。

（2）颈椎术后多做手指对指运动，能刺激末梢神经传达功能，减少手指麻木感；还可以使用握力器帮助锻炼双上肢肌力。

（3）腰椎术后多做直腿抬高训练，术后12小时便可进行此锻炼，可有效防止神经根粘连，减少双下肢深静脉血栓形成。

（4）排除患者存在双下肢深静脉血栓的情况下，鼓励患者进行功能锻炼，恢复肌肉功能，避免肌肉萎缩。包括主动运动和被动运动。瘫痪的肌肉和关节进行被动运动，未瘫痪部分肌肉进行主动运动。

第三节　脊柱脊髓损伤的围手术期护理流程

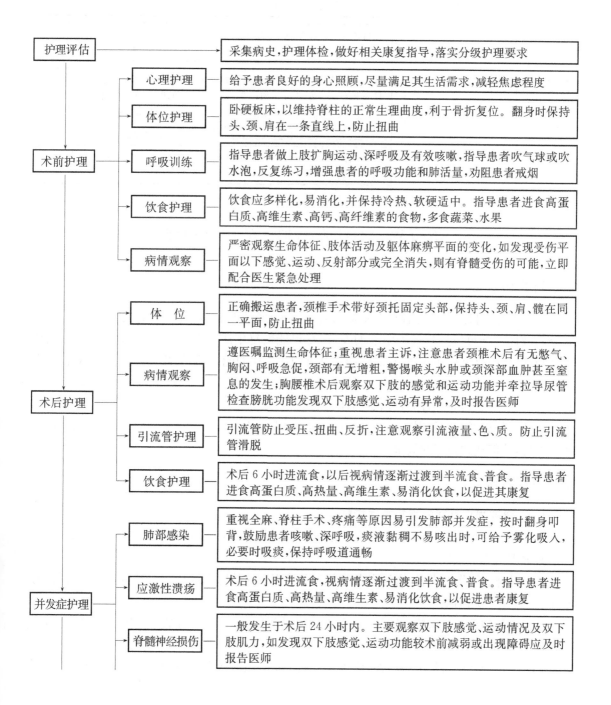

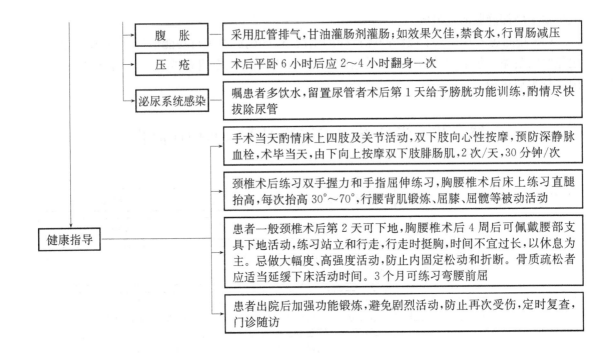

第四节　脊柱脊髓损伤的康复护理

一、目的和意义

　　康复训练的目的是使患者在脊髓损伤后,脊髓神经功能能够尽快地、最大限度地恢复,其剩余的肢体功能可以达到最大限度的发挥,尽可能恢复生活自理能力、减少对他人的生活依赖;同时进行职业康复训练,使其能够恢复某种职业工作的能力,回归社会,成为一个对社会有贡献的人;心理康复与训练能够使患者勇敢地面对现实和新的生活挑战,职业康复训练的成功,有助于恢复和建立患者的自信心和社会成就感。

　　脊髓损伤患者的康复训练是一个长期的工作,需要患者、家庭、康复师的共同协作、坚持不懈的努力,才能达到较好的效果。

二、康复方法

(一) 脊髓损伤早期的康复护理措施

　　脊髓损伤早期一般指的是受伤开始至伤后 1 个月内,包括现场急救、卧床期和损伤初期。

1. 现场急救

　　(1) 对脊髓损伤的患者,搬运患者前首先要检查肢体的感觉运动有无异常,搬运时保持脊柱平直,避免二次损伤。

　　(2) 皮肤护理必须保持皮肤清洁,避免身体局部长期受压,定时翻身。压疮一旦发生,应立即处理,防止扩大。

　　(3) 体位护理可与足下垫软枕、枕头防止足下垂。定时协助患者采取侧卧位,防止压疮的产生。

（4）鼓励患者在身体允许的情况下佩戴腰围、支具床上坐起，可降低肺部感染的风险。

（5）可适当训练坐位及站立的训练，为后期康复做好准备。

2. 早期康复训练

（1）生命体征平稳后即可开始各关节被动活动，以免关节挛缩、肌肉萎缩，1～2 次/天。活动范围应达到最大生理范围，但应避免拉伤肌肉或韧带。

（2）大小便训练：早期开始膀胱训练，即夹闭尿管训练，每 3～4 小时开放一次，使膀胱得到充盈及排空练习。

（3）鼓励患者多食蔬菜、水果、粗纤维食物，可促进排便。

（4）指导患者进行呼吸功能训练，有效排痰。

（二）脊髓损伤恢复期的康复措施

一旦患者生命体征平稳、骨折部位稳定、神经损害或压迫症状稳定、呼吸平稳后即可进行恢复期治疗。

1. 肌力训练　训练的目的是使肌力达到 3 级以上，防止萎缩。鼓励患者尽量用健侧肢体带领患侧肢体做被动运动，或由家属帮助运动患肢，完成关节活动。在主动运动恢复之前，利用各种本体反射进行训练，以诱发主动运动。

2. 日常生活活动训练　应训练患者的日常生活活动能力，如进食、穿衣、刷牙、洗脸等。

3. 小便训练　病情稳定后可将留置导尿改为间断性导尿，制订具体的"饮水-排尿-导尿"计划。

4. 行走训练　可利用拐杖和助行器练习行走。

5. 轮椅训练　协助患者在康复师的指导下完成从床移至轮椅，从轮椅移至厕所马桶等转移动作。使用轮椅时每 30 分钟必须用上肢撑起躯干，或倾斜躯干，以免坐骨结节发生压疮。

三、脊髓损伤并发症的康复

1. 压疮的防护　脊髓损伤患者不论是卧床还是使用轮椅期间都应注意压疮的防护。

2. 深静脉血栓的防护　嘱患者卧床抬高患肢，如果有深静脉血栓形成，嘱家属禁止按摩，防止血栓脱落。B 超检查观察血栓的位置、大小和变化。患肢不可静脉输液。遵医嘱使用溶栓或抗凝剂，要加强巡视，防止肺栓塞出现。鼓励患者多饮水。观察患肢肿胀程度和变化，测量并记录。

3. 自主神经反射亢进的处理　T6 以上脊髓损伤患者易出现自主神经反射亢进，表现为面色潮红、出汗、头痛、缓脉、血压升高、烦躁不安等。发现后要寻找原因，常见原因有膀胱过度充盈、尿管插入过深或有梗阻、便秘、压疮或感染的发生。

4. 泌尿系统感染的处理　鼓励患者多饮水，开放留置导尿，定时进行尿常规及尿培养的检查。

四、康复评价标准

脊髓损伤平面与功能预后有密切关系，目前国际上公认可以达到的预后目标，如表 2-5-1。

表 2 - 5 - 1　康复评价标准

损伤平面	最低位有力肌群	活　动　能　力	生活能力
C1～C4	颈肌	必须依赖膈肌维持呼吸,可用声控方式操作某些活动	完全依赖
C4	膈肌、斜方肌	需使用电动高靠背轮椅,有时需要辅助呼吸	高度依赖
C5	三角肌、肱二头肌	可用手在平坦路面上驱动高靠背轮椅,需上肢辅助工具及特殊推轮	大部依赖
C6	胸大肌、桡侧腕伸肌	可用手动驱动轮椅,独立穿衣,完成转移,可开特殊改装汽车	中度依赖
C7～C8	肱三头肌、桡侧腕屈肌、指深屈肌、手肌	轮椅实用,可独立完成床、轮椅、厕所、浴室间转移	大部自理
T1～T4	上部肋间肌、上部背肌群	轮椅独立、用连腰带的支具扶拐、短距离步行转移	大部自理
T12	腹肌、胸肌、背肌	用长腿支具扶杖步行	基本自理
L4	股四头肌	用短腿支具扶杖步行,长距离行动需要轮椅	基本自理

五、注意事项

(一) 脊髓损伤后心理上经历四个时期

1. 休克期　患者茫然不知所措,此期间依赖于医护人员及家属,应对患者给予关心和支持。

2. 否认期　治疗效果不明显,患者不想承认事实,应指导患者进行一些日常生活动作训练,树立信心。

3. 愤怒期　此期患者病情仍然无好转,患者异常痛苦,性情暴躁,会向家属发泄情绪。应鼓励安慰患者,同时做好家属工作,积极给予患者正向指导。

4. 承受期　如果家属鼓励患者,树立战胜疾病的信心,患者会正视现实,顽强的生活。

(二) 康复教育

出院后坚持康复训练,但不要过急过猛,应循序渐进;定时翻身,预防压疮的发生;进食高蛋白质、高维生素、低脂肪的食物;定期复查、随访。

(周秋芳　马　笑　陈春花)

参 考 文 献

[1] 田伟.脊柱脊髓损伤手术治疗发展概述[J].中华创伤骨科杂志,2010,2(12):101-102.

[2] 何成奇.内外科疾病康复学[J].北京:人民卫生出版社,2013:411-415.

[3] 高小雁.颈椎术后再灌注损伤患者的护理[J].中国实用护理杂志,2009,25(11):13-15.

[4] Bridwell KH,DeWald RL.脊柱外科学[M].胡有谷,等译.北京:人民卫生出版社,2000:1592.

[5] 吕爱红,吴志敏,孟丹丹.脊髓损伤的院前急救护理[J].中国实用神经疾病杂志,2010,13(6):68-69.

[6] 初同伟,叶峰.脊柱脊髓损伤救治及进展[J].创伤外科杂志,2015,4:289-292.

[7] 郑彩娥,李秀云.实用康复护理学[J].北京:人民卫生出版社,2012:411-412.

［8］贾连顺,李家顺.脊柱创伤外科学[M].上海:上海远东出版社,2000:55-68.

［9］刘志红,黎磊石.甲泼尼龙冲击疗法的理论与实践[J].肾脏病与透析肾移植杂志,2002,11(5):435-437.

［10］杨娟.脊柱创伤院外急救护理[J].中国急救复苏与灾难医学杂志,2011,6(8):759-761.

［11］李小金,谢文.常见脊柱疾病康复护理指引[J].广州:广东科学技术出版社,2014:56-62.

［12］陈仲强,刘忠军,党耕町.脊柱外科学[M].北京:人民卫生出版社,2013:180-184.

［13］胥方元,郭声敏,鞠梅.康复护理学[M].北京:北京大学医学出版社,2014:151-153.

第三篇

骨关节疾病的康复护理

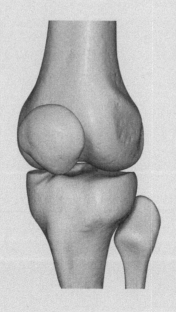

第一章
髋关节病的康复护理

第一节　髋关节病的基础知识

世界卫生组织将 21 世纪第一个十年定为骨关节病十年,说明在经济日益发展的今天,骨关节病受到了更多的关注。骨关节病包括骨关节炎、类风湿性关节炎骨质增生、肩周炎等,其中骨关节炎最为常见。骨关节炎(osteoarthritis,OA)是一种严重影响患者生活质量的关节退行性疾病,给患者、家庭和社会造成巨大的经济负担。好发于中老年人群,在 65 岁以上人群患病率达 50%左右。而髋关节是人体站立或行动时最重要的关节,主要支撑人的重量,并可以有多方向的活动,如蹲、跑、跳、跪、外展、向前弯曲与向后伸展等的动作。在日积月累的支撑和使用后,髋关节成为一种容易退化的关节,髋关节的病变中以退行性关节炎最为常见。除此之外,因免疫功能障碍所引起的类风湿性关节炎、外伤或股骨头血液循环不良而引起的股骨头缺血性坏死,都会造成髋关节受损,从而影响生活质量。

一、定义

(一) 什么是髋关节

髋关节由股骨头和髋骨的髋臼相对构成(图3-1-1),属于球窝关节,是典型的杵臼关节。股骨头呈约 2/3 圆球形,几乎全部包含在髋臼内,除股骨头凹外全被关节软骨所覆盖。髋臼关节面呈马蹄状,称月状面,覆盖着关节软骨。月状面之间为髋臼窝,髋臼窝内充满脂肪组织,可以随着关节内压的增减而被挤出或者吸入,以维持关节内压的平衡。髋关节是人体最大的关节,活动范围比较大,它的基本功能为站立、下蹲、行走以及做各方向的关节运动。

(二) 什么是髋骨关节炎

髋骨关节炎是指由髋关节长期负重不均衡所导致的关节软骨变性或者骨质结构改变的一类骨关节炎性疾病。

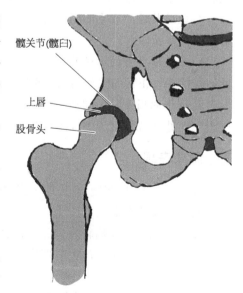

图 3-1-1　髋关节的构成

二、流行病学情况

中国健康与养老追踪调查数据库(China Health and Retire-ment Longitudinal Study, CHARLS)的研究结果显示,在城市人口中,髋关节影像学骨关节炎的患病率分别为1.1%(男性)和0.9%(女性),农村地区髋关节骨性关节炎患病率为0.59%。

(一) 老年人发病率高

髋骨关节炎的发病率与年龄密切相关,老年人发病率较高。

(二) 女性患者多,特别是在绝经后

在45~55岁的人群中,男女发病频率相当,而到55岁以后则女性患者明显居多,总体上说女性患髋骨关节炎的概率是男性的2倍。

(三) 肥胖者易患髋骨关节炎

肥胖时脂肪的分布与骨关节炎的发生有相关性,即腰部脂肪多的患者易患髋关节骨性关节炎,而髋部、大腿的脂肪却很少引起骨关节炎。

(四) 种族因素

西方人髋关节骨关节炎的发生率高。

三、病因

1. 可预防和纠正的因素 关节内的骨折,神经损伤后肌肉无力,腰椎椎间盘继发腰椎神经根受压等疾病引起肌力减退,髋关节周围的肌肉无力,此外,体力劳动者和高强度体育运动者,容易患髋关节骨性关节炎。以上都是可以避免的因素,在活动中适当注意可以减少髋关节骨性关节炎的发生率。

2. 肥胖的因素 体重的增加和髋关节炎的发病成正比例关系。肥胖是病情加重的因素。肥胖者的体重下降可以减少髋关节炎的发病。

3. 软骨构造的因素 当软骨变薄、变僵硬时,其承受压力的能力就会变小,因此出现髋关节炎的概率就增大。

4. 外伤和外力的承受的因素 当关节承受肌力不平衡并加上局部压力时,就会出现软骨的退行性变。正常的关节活动甚至剧烈运动后是不会出现骨性关节炎的。

5. 遗传的因素 不同种族的关节受累情况是各不相同的,在白种人多见,但有色人种及国人中少见,性别也有影响,在女性中较多见。

四、临床表现

起病隐匿,发病缓慢,有长期劳损史,多见于中老年患者。发病前,70%的患者有全身其他部位的感染及外伤史。

1. 全身症状 发病较急、寒战、高热,呈现典型的急性感染中毒症状。

2. 局部症状 患侧髋关节疼痛,被动呈现屈曲,外展,外旋体位。体温高,脉搏快,髋关节部位前方有压痛。

髋骨关节炎主要表现为臀部外侧、腹股沟等部位的疼痛(可放射至膝)、肿胀、关节积液、软骨磨损、骨质增生、关节变形、髋的内旋和伸直活动受限、不能行走甚至卧床不起等。

　　髋部疼痛是最常见也是最主要的症状,也是患者就医的主要原因之一。髋关节疼痛的部位主要在腹股沟区,其次是臀部。由于髋关节和膝关节在感觉神经的传导上存在着一定程度的重叠性,因此有些患者表现为沿大腿内侧的向下放射疼痛,某些患者甚至累及膝关节疼痛。疼痛一开始仅表现为轻中度的间歇性钝痛,病情加重后转变为持续性的、撕裂样或针刺样的剧烈疼痛,患者难以忍受,严重影响生活质量。这种关节疼痛的另一个特点是活动后,如登山、跑步、长时间走路后疼痛明显加剧,但休息一段时间后疼痛能够显著减轻或者缓解。当某些患者诉说有夜间髋关节疼痛时,表明疾病已经进展到中后期,也说明髋关节内存在明显的炎性破坏。

　　除了髋部疼痛,髋骨关节炎也表现为进行性关节活动障碍。早期表现并不明显,仅在早起或久坐后表现为一过性的关节活动不灵便,略微活动后便可恢复正常。后期随着关节间隙的破坏和骨赘(即骨刺)的形成,髋关节活动明显异常,受累关节活动范围缩小以致只能局限于某一个固定姿势。与此同时,当髋关节疼痛明显时,患者行走时会出现明显的步态异常。

　　髋关节骨关节炎最后一个特异性的临床表现为晨僵,即指患者早上起来后,感觉关节像被东西捆住或锁住一样,活动僵硬不灵活,过一段时间或慢慢揉搓后,关节才能恢复日常的灵活性,但这种晨僵往往持续数分钟到数十分钟,一般不超过半小时。

五、诊断标准

　　根据骨关节炎诊治指南 2018 版标准:① 近 1 个月髋关节反复疼痛;② 红细胞沉降率≤ 20 mm/h;③ X 线片示骨赘形成,髋臼边缘增生;④ X 线片示髋关节间隙变窄。

　　满足诊断标准①＋②＋③条或①＋③＋④条,可诊断为髋关节炎。

六、治疗

(一) 一般治疗

　　一般治疗包括患者的健康教育、自我训练、减肥、有氧操、关节活动度训练、肌力训练、助行工具的使用、职业治疗及关节保护、日常生活的辅助设施、物理疗法等。

　　1. **患者教育**　自我行为疗法(减少不合理的运动,适量运动,避免不良姿势,避免长时间跑、跳、蹲,减少或避免爬楼梯),减肥,有氧锻炼(如游泳、自行车等),关节功能训练,肌力训练(髋关节炎应注意外展肌群的训练)等。

　　2. **物理治疗**　主要增加局部血液循环,减轻炎症反应,包括热疗、水疗、超声波、针灸、按摩、牵引、经皮神经电刺激(TENS)等。

　　3. **行动支持**　主要减少受累关节负重,可采用手杖、拐杖、助行器等。

　　4. **改变负重力线**　根据髋关节炎所伴发的内翻或外翻畸形情况,采用相应的矫形支具或矫形鞋,以平衡各关节面的负荷。

(二) 药物治疗

　　应根据髋骨关节病患者病变的部位及病变程度,内外结合,进行个体化、阶梯化的药物治疗。

　　1. **控制症状药物**　非甾体/玻璃酸钠、糖皮质激素。

　　(1) 透明质酸钠:口服药物治疗效果不佳者可联合关节腔注射透明质酸钠,通常每周1 次,连续 5 次为 1 个疗程,每半年使用 1 个疗程。研究发现,在其注射 1 个疗程后 2 周,局部关节疼痛大多明显缓解。

(2) 糖皮质激素：仅适用对 NSAIDs 药物治疗 4～6 周无效的严重骨性关节炎或不能耐受 NSAIDs 治疗、持续疼痛、积液明显者。系统回顾研究发现，首次接受关节腔注射糖皮质激素者疼痛缓解率相对高。

(3) 非甾体抗炎药(NSAIDs)：是最常用的一类骨关节炎治疗药物，可减轻疼痛及肿胀，改善关节的活动。如患者发生相关胃肠道不良反应危险性较高，则罗非昔布、塞来昔布及美洛昔康等选择性环氧化酶 - 2 抑制剂较为适用，药物剂量应个体化，并注意对老年患者合并其他疾病的影响。

2. 改善病情药物　硫酸软骨素、氨基葡萄糖、双醋瑞因。

(1) 氨基葡萄糖：氨基葡萄糖可以帮助修复和维护软骨，并能刺激软骨细胞的生长。随着年龄的增长，人体内的氨基葡萄糖缺乏越来越严重，关节软骨不断退化和磨损。外源性摄入氨基葡萄糖使关节内氨基葡萄糖含量恢复平衡状态，刺激软骨细胞合成蛋白多糖和胶原纤维，生成软骨基质，修复破损软骨，使关节软骨自身修复能力提高从而修复关节软骨、催生关节滑液，理论上可对骨性关节炎起到根本性治疗。

(2) 双醋瑞因：是骨性关节炎白细胞介素 - 1 的重要抑制剂，抑制金属蛋白酶的活性及稳定溶酶体膜，从而达到抗炎及保护关节软骨的作用，并可诱导软骨生成，对骨性关节炎有延缓疾病进程的作用。

(3) 医用几丁糖：具有黏弹性，缓吸收性，可以促进软骨细胞外基质的合成，降低炎症反应，调节软骨细胞代谢；具有黏弹性，缓吸收性，可作为关节液的补充成分，减缓关节炎进展，减轻关节疼痛，改善功能，适用于早、中期髋骨关节病患者，每疗程注射 2～3 次，每年 1～2 个疗程。

(4) 生长因子和富血小板血浆：可改善局部炎症反应，并可参与关节内组织修复及再生；但目前对于其作用机制及长期疗效尚需进一步研究。

临床上对有症状的髋骨关节病的患者可选择性使用。

3. 缓解髋骨关节病症状的慢作用药物(symptomatic slow-acting drugs for osteoarthritis, SYSADOAs)　包括双醋瑞因、氨基葡萄糖等。有研究认为这些药物有缓解疼痛症状、改善关节功能、延缓病程进展的作用，但也有研究认为其并不能延缓疾病进展。目前该类药物对髋骨关节病的临床疗效尚存争议，对有症状的髋骨关节病患者可选择性使用。

4. 抗焦虑药物　可应用于长期持续疼痛的髋骨关节病患者，尤其是对 NSAIDs 类药物不敏感的患者，可在短期内达到缓解疼痛、改善关节功能的目的。但应用时需注意药物不良反应，包括口干、胃肠道反应等。目前，尚需进一步的远期随访研究证明其在髋骨关节病治疗中的作用，建议在专科医师指导下使用。

5. 中成药　包括含有人工虎骨粉、金铁锁等有效成分的口服中成药及外用膏药。目前，有研究表明中药可通过多种途径减轻疼痛、延缓髋骨关节病的疾病进程、改善关节功能，但对于其作用机制和长期疗效尚需高级别的研究证据。

(三) 手术治疗

髋关节炎症状十分严重、药物治疗无效的，并且影响患者的日常生活，就应该考虑手术干预。目前由于全髋关节置换技术的广泛应用及髋关节假体材料和工艺的迅速发展，对髋关节骨性关节炎晚期且年龄较大患者大都首选人工全髋关节置换术，术后患者髋关节疼痛几乎消失，关节功能明显改善，生活质量大大提高。但是因为关节置换手术存在一定的并发症，如部件的松动和磨损，这些并发症目前还不能完全解决。由于人工关节置换的效果与手术时间的长短、医师的经验、患者术前的身体条件、围手术期处理和康复训练等因素密切相关。全髋关节置换手术也存在一定禁忌证：全身情况不能耐受手术者；严重糖尿病患者；髋关节化脓性感染者；髋臼破坏较重或已明显退行性变的患者。因此实施人工关节置换手术(图 3-1-2)需要谨慎。

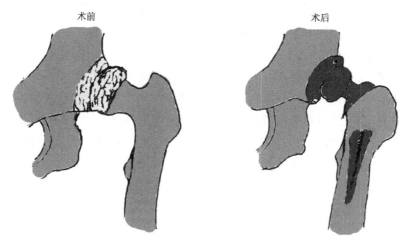

术前　　　　　　　　　　　　　　术后

图 3-1-2　人工髋关节置换术

第二节　人工全髋关节置换术的围手术期护理

　　人工全髋关节置换术是以解除髋部疼痛、纠正关节畸形、保持髋关节的稳定性，以获得较大的关节活动范围，同时提高患者的生活质量为目的的手术，还能够有效帮助患者的髋关节功能得到有效的恢复，并使患者的关节活动度得到有效的提升。人工全髋关节置换手术主要应用在股骨颈骨折、股骨头坏死、强直性脊柱炎及髋骨性关节炎等疾病中。据不完全资料统计，2015 年我国全髋关节置换已达 45 万～55 万次，且以每年 25%～35%的速度递增。但手术不能解决所有的问题，如果忽视术后的护理和功能锻炼，就会加速关节的老化、松动，影响手术效果，从而给患者的生活带来不便。

一、术前护理

　　对人工全髋关节置换术患者进行术前护理可以给患者创造一个良好的积极心态，有利于手术的顺利进行。

(一) 评估知识与心理状态

术前要先评估患者对手术知识的了解程度和心理状态。

　　1. 评估患者对手术相关知识的掌握　　首先询问患者对髋关节相关知识的了解程度，再利用有关髋关节及髋关节置换手术的各种相关宣传资料和髋关节及假体的模型、图片，根据患者对髋关节及人工关节置换手术的相关知识掌握情况进行针对性的讲解，比如手术的目的、方法、体位等，还可以向患者介绍麻醉的方法和体位，使患者对手术的相关知识有所了解。

　　2. 了解患者的心理状态　　通过与患者进行语言交流，了解患者手术前的心理状态，有无焦虑、抑郁等问题。针对患者对于进行手术担心的问题，给予解答，并对患者进行具有针对性的宣教还有心理疏导,使患者知晓手术的过程、术中的配合以及临床效果,鼓励患者增强康复的信心,介绍手术的成功病例,有效缓解患者对手术的恐惧及术后功能恢复的忧虑,最终让所有患者能以较佳的心理状态来进行手术。对急于求成者指导其掌握合适的锻炼方法,循序渐进,量力而行;对过于谨慎者则设法消除其顾虑,鼓励并帮助其进行锻炼,最终使所有患者均以较佳的心理状态进行康复训练,从而达到康复的目的。

(二)常规的准备工作

积极协助医师完善各项检查,治疗基础疾病,加强营养,给予高蛋白质、高热量、富含维生素及易消化饮食,必要时给予静脉营养,以增强机体抵抗力。吸烟者劝其戒烟,以避免对呼吸道的刺激,减少分泌物,并可避免因吸烟引起血液黏稠度升高,血流缓慢,而增加深静脉血栓的机会,指导患者掌握深呼吸和有效咳嗽的方法,以增加肺通气量,利于痰液排出,避免或减少肺部感染的发生。督促患者做好个人卫生,特别是术野周围要彻底清洁,术前晚常规用氯己定(洗必泰)抗菌沐浴露进行沐浴,术前30分钟使用抗生素等术前用药。

(1)练习在床上大小便,练习引体向上。

(2)无胃肠道动力障碍患者术前6小时不能进食固体的饮食,术前2小时不能进食清流质,如菜汁、米汤、豆浆、牛奶等。

(3)手术前洗澡,更换衣服,手术当天早晨要禁食、水,取下贵重物品及活动性的义齿。

(4)学习股四头肌的等长运动:患者呈仰卧位,做大腿股四头肌的收缩运动,10个动作为1组,每次3组,3次/天。

(5)适应术后体位:双腿之间放置一个梯形枕(图3-1-3),让患肢呈外展中立位(图3-1-4),不侧卧、不翻身、不盘腿、不90°坐起。

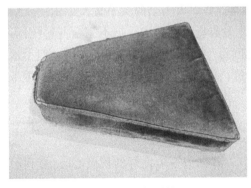

图3-1-3   梯形枕

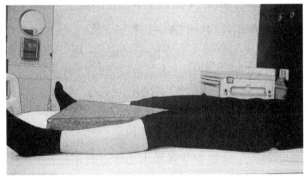

图3-1-4   外展中立位

(6)完善常规检查:如血常规、尿常规、凝血时间、胸透及心电图检查等。

二、术后护理

(一)术后一般护理措施

术毕后回病房搬患者上床时应采用3人平托法。

(1)应严密监测患者的生命体征、意识的变化。

(2)观察切口有无渗血,并注意全身其他部位有无出血。

（3）肢体手术切口的部位，可以适当加压包扎、冰敷，来减少出血。

（4）保持患肢外展中立位（双腿之间放置一个梯形枕），搬运的时候注意用手托住患侧的髋部，肢体也要保持外展位防止假体脱位及伤口出血。

（5）做好患者的皮肤护理，应协助患者抬臀，每2小时一次，防止压疮的发生。

（6）患者术后要不能坐、不能翻身、不能侧卧。

（7）应鼓励患者进行早期床上的功能锻炼，比如引体向上运动、深呼吸等。

（8）腰麻手术后常规去掉枕头平卧6小时，6小时才可以进食、饮水；全麻手术后，患者可以垫枕头，4小时之后就可以进食、饮水。

（9）手术当天可以吃清淡少油的食物，一次不宜太饱，应少量多餐。术后第二天可以正常饮食，注意加强营养。

（二）引流管的护理

保持切口敷料清洁、干燥，若渗血、渗液时，引流量24小时≥500 ml，色鲜红，应及时报告医师。严格无菌操作，妥善固定切口引流管，保持切口负压引流管通畅，防止引流管脱落、扭曲，每2小时挤压引流管1次，并密切观察负压引流液的颜色、性状、量并做好记录。每天引流量少于50 ml时可拔除引流管。

（三）疼痛的护理

疼痛本身可以产生一系列的病理生理改变，心率加快、呼吸急促、血压上升、烦躁不安、忧郁，一般采用镇静、镇痛剂对症处理，特别是镇痛泵的应用，可有效控制疼痛。可在手术切口处用冷敷，冷对细胞活动的抑制，可使神经末梢的敏感性降低，疼痛减轻。同时冷敷也可使局部血管收缩而减少局部出血。

（四）患肢的护理

术后应保持患肢的功能位，正确变换体位可防止出现术后并发症，为患者早日康复奠定基础。髋关置换术后患肢功能位应做到"三防"：防过度屈曲和伸直，术后在膝关节下垫一软枕，穿防旋鞋或做下肢牵引，保持患肢外展30°中立位；防内收，两下肢间放一软枕，肢体外展位；防健侧肢体靠近患肢而过度内收，目的是预防人工假体脱位。术后48小时内严密观察患肢末梢血运变化，如患肢皮肤青紫、皮温低、足背动脉消失或减弱，应及时处理。

（五）饮食指导

患者多为老年人，体质差，手术创伤大术后应给予含维生素、蛋白质、高钙、易消化食物，如芹菜、菠菜、瘦肉、豆制品等。必要时输血、血浆制品增强机体抵抗力。

（六）并发症的预防和护理

1. 感染的观察与护理　感染多发生在术后早期，其发生率可达4.1%，是造成手术失败的主要原因之一，感染一旦发生，处理困难，致残率高，并有较高的病死率，此外肺部及泌尿系统感染亦是常见的并发症。术后应保持切口敷料清洁干燥，负压吸引通畅，严密观察引流液的颜色、性质、量，防止引流液倒流，换药时严格无菌操作，严密观察体温变化并及时报告医师，鼓励患者做有效的咳嗽及深呼吸，为患者拍背，有效地清理呼吸道，以防坠积性肺炎，鼓励患者多饮水，保持留置导尿管通畅及会阴部清洁能有效地防止泌尿系统感染。

2. 静脉栓塞的观察及护理　人工全髋关置换术后，患者发生下肢深静脉血栓的比例高达35%。血栓脱落后可发生肺、脑栓塞，高龄、肥胖、功能不全、长期卧床制动等是静脉血栓的危险因素。术后应注意严密观察患者的神志、反应灵敏度、呼吸、肢体血运、皮色、皮温是否正常、有无疼痛、肿胀及触及条索感等。

3. 脱位的观察及护理　由于手术破坏了髋关节正常结构，术后易发生脱位，且发生率可高达 6.2%。术后应保持患肢外展 30°中立位，尽量减少髋部移动，指导翻身时双腿间置一枕头。发现有脱位征象时，及时报告医师做早期相应的处理。

4. 皮肤的护理　手术后由于长时间卧床，可能会出现皮肤受损的可能，因此为了皮肤的完整性，应该保持床单位清洁、干燥、平整；每小时定时协助患者作引体向上的动作，并按摩受压的部位，促进局部的血液循环；必要时可以给予气垫进行减压；如果出现嘴唇干裂、皮肤干燥的情况，可用润唇膏和润肤露涂抹来进行早期的预防。

三、出院指导

通常手术 1~2 周后即可出院，术后 2 周拆线，拆线后仍应继续进行康复练习，主要以站立位和行走练习为主(图 3-1-5)。术后 4~6 周开始练习独立行走，100~300 步/次，3 次/天，同时进行静蹲练习，随力量增加逐渐加大下蹲角度(小于 90°)，2 分钟/次，间隔 5 秒，5~10次/组，2~3 组/天，康复训练应视患者自身情况，量力而行。臀下可备高 40 cm 的软椅，防止初期因身体软弱致连坐而损伤关节。可嘱咐患者加强营养：以高蛋白质(鸡蛋、肉类)、高维生素饮食(水果、蔬菜)为主；定期到医院进行换药、复查。

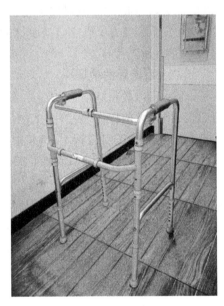

图 3-1-5　助行器

第三节　人工全髋关节置换术的围手术期护理流程

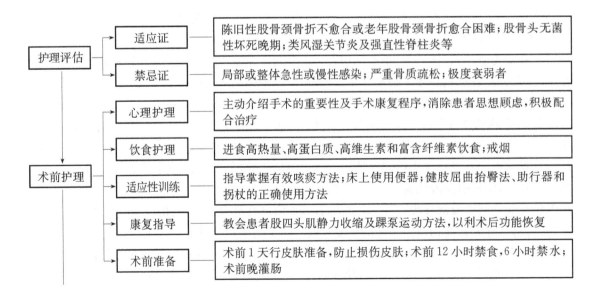

护理评估	适应证	陈旧性股骨颈骨折不愈合或老年股骨颈骨折愈合困难；股骨头无菌性坏死晚期；类风湿关节炎及强直性脊柱炎等
	禁忌证	局部或整体急性或慢性感染；严重骨质疏松；极度衰弱者
术前护理	心理护理	主动介绍手术的重要性及手术康复程序，消除患者思想顾虑，积极配合治疗
	饮食护理	进食高热量、高蛋白质、高维生素和富含纤维素饮食；戒烟
	适应性训练	指导掌握有效咳痰方法；床上使用便器；健肢屈曲抬臀法、助行器和拐杖的正确使用方法
	康复指导	教会患者股四头肌静力收缩及踝泵运动方法，以利术后功能恢复
	术前准备	术前 1 天行皮肤准备，防止损伤皮肤；术前 12 小时禁食，6 小时禁水；术前晚灌肠

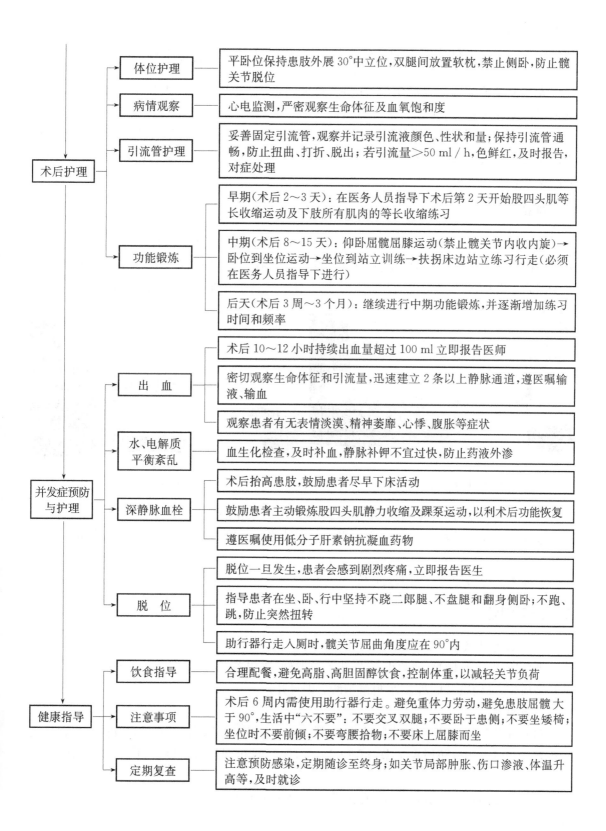

术后护理

体位护理：平卧位保持患肢外展 30°中立位，双腿间放置软枕，禁止侧卧，防止髋关节脱位

病情观察：心电监测，严密观察生命体征及血氧饱和度

引流管护理：妥善固定引流管，观察并记录引流液颜色、性状和量；保持引流管通畅，防止扭曲、打折、脱出；若引流量＞50 ml / h，色鲜红，及时报告，对症处理

功能锻炼：
早期（术后 2～3 天）：在医务人员指导下术后第 2 天开始股四头肌等长收缩运动及下肢所有肌肉的等长收缩练习

中期（术后 8～15 天）：仰卧屈髋屈膝运动（禁止髋关节内收内旋）→卧位到坐位运动→坐位到站立训练→扶拐床边站立练习行走（必须在医务人员指导下进行）

后天（术后 3 周～3 个月）：继续进行中期功能锻炼，并逐渐增加练习时间和频率

并发症预防与护理

出血：
术后 10～12 小时持续出血量超过 100 ml 立即报告医师

密切观察生命体征和引流量，迅速建立 2 条以上静脉通道，遵医嘱输液、输血

观察患者有无表情淡漠、精神萎靡、心悸、腹胀等症状

水、电解质平衡紊乱：血生化检查，及时补血，静脉补钾不宜过快，防止药液外渗

深静脉血栓：
术后抬高患肢，鼓励患者尽早下床活动

鼓励患者主动锻炼股四头肌静力收缩及踝泵运动，以利术后功能恢复

遵医嘱使用低分子肝素钠抗凝血药物

脱位：
脱位一旦发生，患者会感到剧烈疼痛，立即报告医生

指导患者在坐、卧、行中坚持不跷二郎腿、不盘腿和翻身侧卧；不跑、跳，防止突然扭转

助行器行走入厕时，髋关节屈曲角度应在 90°内

健康指导

饮食指导：合理配餐，避免高脂、高胆固醇饮食，控制体重，以减轻关节负荷

注意事项：术后 6 周内需使用助行器行走。避免重体力劳动，避免患肢屈髋大于 90°，生活中"六不要"：不要交叉双腿；不要卧于患侧；不要坐矮椅；坐位时不要前倾；不要弯腰拾物；不要床上屈膝而坐

定期复查：注意预防感染，定期随诊至终身；如关节局部肿胀、伤口渗液、体温升高等，及时就诊

第四节　人工全髋关节置换术的康复护理

人工全髋关节置换术后康复时间长、自理困难,需要科学的功能锻炼康复指导才能更好地帮助患者恢复关节功能。术后开展康复治疗的目的是保持健康的身体状况、促进患者恢复体力,增加肌力,改善关节功能、减少并发症、延长假体的生存期,使患者的运动和日常生活能力获得最大限度的恢复。全髋关节置换术后的患者通过正确的康复训练可得到及时的恢复。

一、卧位

1. 术后当天　应平卧(腰麻术后 6 小时内不宜睡枕头,全麻术后可睡枕头),两腿外展、中间放一梯形枕(图3-1-6),防止患肢内收、内旋及两腿交叉;患肢膝下垫一软枕,使髋膝关节处于屈曲放松状态,可减轻疼痛和促进舒适;并使患肢高于心脏水平,以利于下肢血液回流。

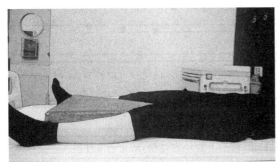

图3-1-6　外展中立位　　　　　　　　　图3-1-7　侧卧位

2. 术后 1 个半月内　以平卧为主,双腿不要交叉,禁止侧卧。
3. 术后 1 个半月后　允许向健侧侧卧,但双腿之间要放置枕头(图3-1-7),保持两腿外展位。
4. 术后 3 个月　允许向患侧卧位。

二、康复锻炼

(一) 术后当天

此阶段的运动目的是消肿止痛,防止关节僵硬、肌肉萎缩,预防挛缩和粘连的形成。为加速快速康复,鼓励患者早期活动,麻醉清醒后即可开始。

1. 踝泵运动

(1) 训练方法:平卧位伸直膝关节,双踝放松,背伸踝关节(图3-1-8),背伸时达到最大限度,坚持 5 秒;然后跖屈踝关节(图3-1-9),跖屈时达到最大限度,坚持 5 秒。如此反复练习。

(2) 目的:此项运动可活动踝关节,促进患肢末梢血液循环,防止下肢静脉阻滞及锻炼小腿肌群。

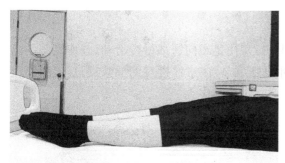

图 3-1-8 背伸踝关节

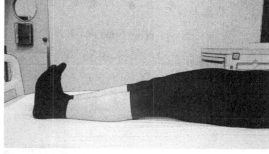

图 3-1-9 趾屈踝关节

2. 股四头肌收缩运动

(1) 训练方法：患者平卧床上，尽量伸直腿部，收紧大腿肌肉，此时用手摸有条索状的肌肉隆起，练习时间因人而异，开始 1~2 秒，逐渐达到 10 秒，每次持续直至肌肉不能持续为止。重复 10 次为一组，每天 3~4 组。

(2) 目的：此项运动可加强腿部肌肉力量。

3. 抬臀及上肢肌力练习

(1) 训练方法：将床头拉手吊环放下，双手紧握吊环，健侧下肢屈曲，腹部向上挺起使臀部平抬离开床面约 10 cm，并保持抬臀动作 5 秒(图 3-1-10)，再慢慢复原，每 2 小时一次为宜。

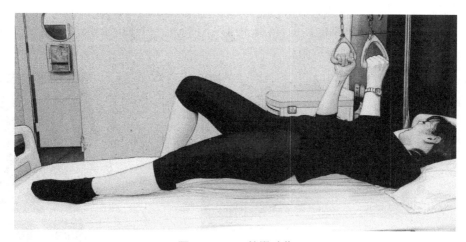

图 3-1-10 抬臀动作

(2) 目的：引体向上拉力抬臀练习，可增强上肢肌力，增加扶拐行走的肌力；此外，由于术后患者自身活动受限，加之术后体温稍高，出汗多，骶尾部皮肤很容易受压发红而受损，此项运动可避免局部受压过久，促进骶尾部血液循环。

4. 下肢按摩运动

(1) 训练方法：按摩应当采用轻柔的向心按摩手法，即从患肢足部开始，先足底，再小腿，最后大腿的顺序，避开伤口。

(2) 目的：有效和熟练的按摩可以促进静脉回流，有助于消除或减轻肿胀。应避免粗暴的手法，以免引起新的疼痛，甚至造成新的损伤。

(二) 术后第一天后

1. 贴床屈膝屈髋

(1) 训练方法：平卧位伸直膝关节（图3-1-11），使足跟向臀部慢慢滑动，并使足跟不离开床面（图3-1-12），坚持10秒，然后再慢慢伸直膝关节，注意保持对侧下肢伸直，但屈髋应避免超过90°。

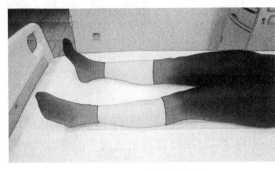

图3-1-11　伸直膝关节　　　　　　图3-1-12　屈膝屈髋

(2) 目的：此项运动宜在术后拔除引流管以后进行，可帮助患者活动髋关节，防止关节僵化，促进患肢恢复关节活动范围。每组10次，每天3～4组。

2. 直腿抬高

(1) 训练方法：尽量伸直膝关节，收紧大腿肌肉，用力抬高下肢（图3-1-13），一般抬高高度为30～40 cm，大约两个脚掌的高度，持续10秒后下降至一个脚掌的高度再持续10秒后放下。如此反复进行，直到大腿疲惫为止。

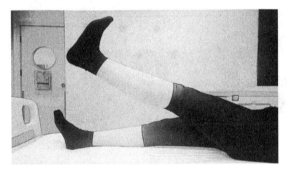

图3-1-13　直腿抬高

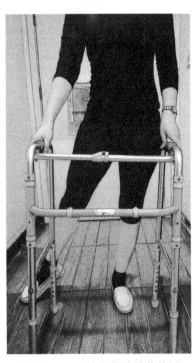

(2) 目的：此项运动可加强股四头肌肌力。刚开始时可在旁人协助下进行，之后慢慢即可自行抬起，需坚持锻炼。每组10次，每天3～4组。

3. 下地训练

(1) 站立位髋关节外展（外展<30°）（图3-1-14）：下肢伸直向外抬起，再慢慢收回，拉伸髋关节内收外展肌，每天3～4次，每次10个动作。

(2) 站立位髋关节后伸（后伸<30°）（图3-1-15）：将

图3-1-14　站立位髋关节外展

患肢慢慢后伸,抬头挺胸,拉伸髋关节囊和屈髋肌群,注意保持上身直立,每天 3～4 次,每次 10 个动作。

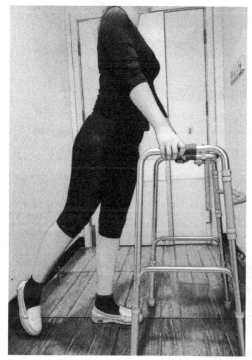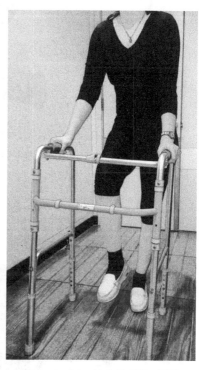

图 3 - 1 - 15　站立位髋关节后伸　　　　　图 3 - 1 - 16　站立位屈膝、屈髋

　　(3) 站立位屈髋、屈膝及行进训练(向上小于 90°)(图 3 - 1 - 16):先将助行器摆在身体前 20 cm 处,迈患肢,抬腿时膝关节不超过腰部,然后将健肢跟上,再移动助行器向前,如此循环。开始时,每天 3～4 次,每次行走 5～10 分钟;待逐渐适应后,增加到每天 2～3 次,每次行走 20～30 分钟。完全康复后,应保持每天 3～4 次,每次行走 20～30 分钟,行走有助于保持髋关节周围肌肉力量,行走时注意保持双腿分开与肩同宽,转弯时髋关节随身体一起转动,避免髋关节突然旋转。

三、上、下床指导训练

(一) 上床训练
动作与下床相反,由健侧先上床。

(二) 下床训练
(1) 健侧下肢屈曲,双侧肘关节支撑床面,保持手术侧下肢伸直,将臀部移至床边(图 3 - 1 - 17)。

(2) 将手术侧下肢沿床沿滑下,以肘关节支撑身体坐起(图 3 - 1 - 18)。

(3) 以双手支撑,旋转躯干,坐于床沿(图 3 - 1 - 19)。

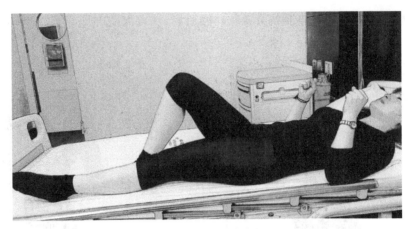

图 3－1－17　移动臀部

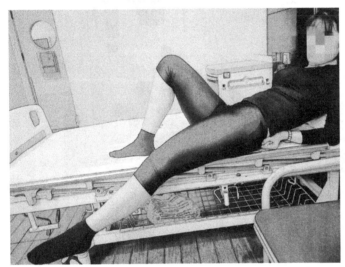

图 3－1－18　支撑身体坐起

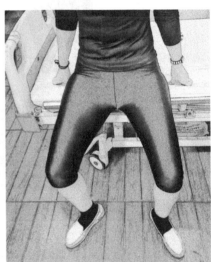

图 3－1－19　坐于床沿

（三）注意事项

（1）第一次下床时，必须在医护人员的陪同及指导下进行，以防跌倒及脱位，禁止患者自行下床。

（2）每次下床前先摇高床头，适应一段时间，站起前床边静坐 10 秒，走路前再在床边站立 10 秒，没有头晕等不适感觉再进行行走练习。

（3）术后患者身体较虚弱，应遵循循序渐进的原则，切不可操之过急。

四、日常生活注意事项

1. 站立位　避免下肢内收内旋（图 3－1－20）。

2. 坐位

（1）避免髋关节屈曲＞90°，不宜坐小板凳、底软

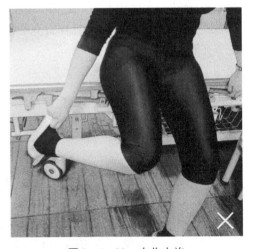

图 3－1－20　内收内旋

的沙发,不宜盘腿、跷二郎腿(图3-1-21)。

　　(2)一次连续坐位时间宜不超过2小时(术后第1个月内),以免导致患肢静脉回流不畅,坐位时躯干向后靠、腿向前伸,勿前倾(图3-1-22)。

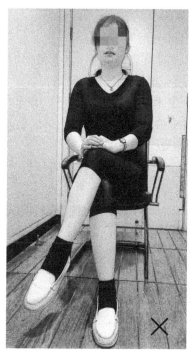

图3-1-21　勿跷二郎腿

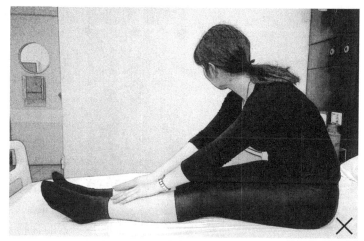

图3-1-22　坐位勿前倾

　　3.卧位　避免下肢超过内收中线(图3-1-23)。

　　4.穿鞋袜　坐高凳,屈髋屈膝、外展外旋穿鞋子和袜子(图3-1-24)。

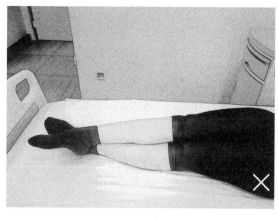

图3-1-23　下肢勿交叉过中线

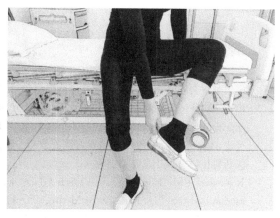

图3-1-24　外展外旋

　　5.穿脱裤　穿裤时,先穿患侧,再穿健侧;脱裤时,先脱健侧,再脱患侧。

　　6.如厕　不宜蹲厕,只可使用坐厕(图3-1-25),坐下时膝关节要低于髋关节高度。

　　7.上、下车

　　(1)上车时宜健侧上车,臀部先坐在车上,健肢先移进车里,身体向后靠,患肢尽量伸直移进车里。

　　(2)下车时宜在健侧下车,健肢先踩地,臀部离开车座,患肢尽量保持伸直移出。

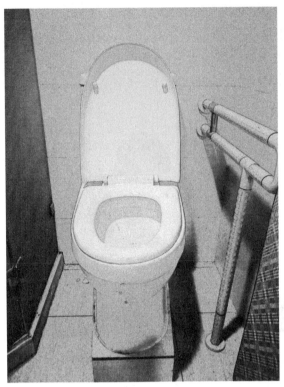

图 3-1-25 高位马桶

8. 上、下楼梯

（1）上楼梯时宜健肢先上。

（2）下楼梯时宜患肢先下，上下楼梯时用手扶楼梯扶手，避免跌倒。

9. 开车 手术后约 3 个月后可以开车，开车时应垫高座椅。

10. 预防感染

（1）如切口处出现红肿热痛，切口裂开或有渗液时，应及时复诊。

（2）如有口腔炎症、泌尿系统感染、皮肤感染等，及时去医院就诊，预防性使用抗生素，防止细菌随血液循环侵犯髋关节，从而引起感染。

（3）增加营养，多食高蛋白质食物（瘦肉、蛋、鱼等）和新鲜蔬菜、水果及富含纤维素的食物，促进机体康复。

11. 术后随访

（1）术后 1.5 个月、3 个月、6 个月、9 个月、1 年复诊，以后每年门诊复诊一次。

（2）有其他任何不适，及时复诊。

（王 伟 葛显聪 纵雨晨 代文娜）

参 考 文 献

［1］中华医学会骨科学分会.骨关节炎诊治指南(2018 版)[J].中华骨科杂志,2018,38(12)：705-715.

［2］Eyigör C. Pirim A, Eyigör S, et al. Efficacy of intraarticular hyaluronic acid injection through a lateral approach under fluoroscopic control for advanced hip osteoarthritis [J]. Agri, 2010, 22(40)：139-144.

［3］吴涛,廖江龙.围手术期康复指导对髋关节 OA 人工全髋关节置换术后功能促进的影响分析[J].中国中医药科技,2014,7(21)：40.

［4］Rozendaal RM, Koes BW, van Osch GJ, et al. Effect of glucosamine sulfate on hip osteoarthritis：a randomized trial [J]. Ann Intern Med, 2008, 148(4)：268-277.

［5］Jackson CG, Plaas AH, Sandy JD, et al. The human pharmacokinetics of oral ingestion of glucosamine and chondroitin sulfate taken separately or in combination [J]. Osteoarthritis Cartilage, 2010, 18(3)：297-302.

［6］Bartels EM, Bliddal H, Schpindorff PK, et al. Symptomatic efficacy and safety of diacerein in the treatment of osteoarthritis：a meta-analysis of randomized placebo-controlled trials [J]. Osteoarthritis Cartilage, 2010, 18(3)：289-296.

［7］王俏杰,张先龙.人工髋关节置换术的现状与热点[J].中华关节外科杂志(电子版),2015,9(6)：26-31.

［8］黄晓琳,燕铁斌.康复医学[M].北京：人民卫生出版社,2012：5.

［9］戴尅戎.现代关节外科学[M].北京：科学出版社,2007：497-498.

[10] Obayashi H，Homma Y，Baba T，et al. Surgeons changing the approach for total hip arthroplasty from posterior to direct anterior with fluoroscopy should consider potential excessive cup anteversion and flexion implantation of the stem in their early experience[J]. Int Orthop，2016，40(9)：1 - 7.

[11] 陈海滨，吕松岑.全膝关节置换术中止血药物的应用策略[J].临床外科杂志，2016，24(10)：800 - 802.

[12] 胡秀梅.人工全髋关节置换术后的康复护理效果观察[J].中国社区医师，2018，34(4)：137 - 138.

[13] 李晓纯.老年人全髋关节置换术围手术期心理干预和康复指导的疗效[J].数理医药学杂志，2015，28(7)：1062 - 1063.

[14] 沈文霞.全髋关节置换术患者出院后康复指导动画光盘制作[J].护理研究，2016，30(2)：508 - 509.

[15] Zhang W，Moskowitz RW，Nuki G，et al. OARSI recommendations for the management of hip and knee osteoarthritis，part Ⅰ：critical appraisal of existing treatment guidelines and systematic review of current research evidence[J]. Osteoarthritis Cartilage，2007，15(9)：981 - 1000.

[16] Solignac M. Mechanisms of action of diacerein，the first inhibitor of interleukin - 1 in osteoarthritis [J]. Presse Med，2004，33(9 Pt 2)：S10 - 12.

第二章
膝关节病的康复护理

第一节 膝关节病的基础知识

膝关节是全身中结构最复杂、最大、所受杠杆作用力最强的一个关节。膝关节虽然是一个屈曲关节,其运动是二维的,运动范围虽不及肩、髋关节广泛,却具有更精确、复杂的规律,膝关节的运动特点是由其构成关节的骨骼形状及韧带的制导作用所决定,主要是屈伸运动,在屈膝时能做轻度的磨动和旋转。但因其位于下肢的中部,位于身体两个最大的杠杆臂之间,承受较大的力,易引起扭伤和骨折。因此,它的外形也决定了它不是一个十分稳定的关节,膝关节的韧带结构在保持膝关节的正常功能和稳定性起很大的作用。膝关节的主要功能为负重、传递载荷、参加运动为小腿活动提供力量。而膝骨关节炎是老年人常见、多发和较难治的一种骨关节退行性疾病,起病隐匿,发病缓慢,常发生于中老年肥胖女性,多有劳累史。患者疼痛感觉明显,关节会发生变形,严重者还会导致肢体残疾,不仅会显著影响患者的生活质量,而且使其遭受肉体和精神上的双重痛苦。

一、定义

1. **膝关节** 膝关节由股骨远端、胫骨近端和髌骨共同组成,其中髌骨与股骨滑车组成髌股关节,股骨内外髁与胫骨内外侧平台分别组成内外侧胫股关节,周围被关节囊和韧带包裹,保持关节稳定。膝关节是滑车关节。膝关节的关节囊薄而松弛,附着于各关节面的周缘,周围有韧带加固,以增加关节的稳定性。主要韧带有髌韧带、腓侧副韧带、胫侧副韧带、斜韧带、膝交叉韧带。

2. **膝骨关节炎** 膝关节骨性关节炎是一种以退行性病理改变为基础的膝关节软骨变性、骨质增生而引起疾患。其病理特点为关节软骨的进行性变性、破坏和消失,关节边缘和软骨下骨质反应性增生、硬化,形成骨赘。多见于中老年人,主要表现为膝盖红肿痛、上下楼梯痛、坐立起行时膝关节酸痛不适等,也会有患者表现为肿胀、弹响、积液等,X线表现关节间隙变窄,软骨下骨质致密,骨小梁断裂,有硬化和囊性变。又称为膝关节增生性关节炎、退行性关节炎及骨性关节病等。

二、流行病学情况

中国健康与养老追踪调查数据库的研究结果显示,我国膝关节症状性 OA(膝关节 Kellgren & Lawrence 评分≥2 分,同时存在膝关节疼痛)的患病率为 8.1%;女性高于男性;呈现明显的地域差异,即西南地区(13.7%)和西北地区(10.8%)最高,华北地区(5.4%)和东部沿海地区(5.5%)相对较低。从区域特征来看,农村地区膝骨关节炎的患病率高于城市地区。随着我国人口老龄化的进展,膝骨关节炎的发病率还有逐渐上升的趋势。

三、病因

(1) 慢性劳损的因素:长期姿势不良,负重用力,体重过重,导致膝关节软组织损伤。

(2) 肥胖的因素:体重的增加和膝骨性关节炎的发病成正比。肥胖亦病情加重的因素。肥胖者的体重下降则可以减少膝骨关节炎的发病。

(3) 骨密度的因素:当软骨下骨小梁变薄、变僵硬时,其承受压力的耐受性就减少,因此,在骨质疏松症者出现骨性关节炎的概率就增多。

(4) 外伤和力承受的因素:常见的膝关节损伤,如骨折、软骨、韧带的损伤。

四、临床表现

1. 膝关节疼痛及压痛　　是膝骨关节炎最为常见的临床表现,发生率为 36.8%～60.7%。初期为轻度或中度间断性隐痛,休息后好转,活动后加重;疼痛常与天气变化有关,寒冷、潮湿环境均可加重疼痛,晚期可以出现持续性疼痛或夜间痛。关节局部可有压痛,在伴有关节肿胀时尤其明显。

2. 黏着感与晨僵　　早上起床时,患者可感觉关节在静止后会出现一段时间的僵硬,且伴着黏着感,俗称晨僵,在活动后缓解,导致这一现象主要是由于睡眠导致活动减少,病变的关节充血水肿从而引起组织紧张、关节僵硬,部分患者在膝关节活动时可有弹响、摩擦音,在疾病中期可出现关节绞锁,晚期关节活动受限加重,最终导致残疾。

3. 膝关节积液　　膝骨关节病变对导致关节液的分泌过多,从而长期累积可导致关节内部会存在一定的关节液累积,少则 3～5 ml,多则可达 30～50 ml。部分患者的膝关节可见肿胀,严重者可出现膝内翻畸形。

4. 骨摩擦音(感)　　由于关节软骨破坏,关节面不平整,活动时可以出现骨摩擦音(感)。

5. 肌肉萎缩　　关节疼痛和活动能力下降可以导致受累关节周围肌肉萎缩,关节无力。

6. O 形腿或 X 形腿　　病变中期,患者软骨会出现摩擦受损而变形,从而出现 O 形腿或 X 形腿症状。

五、诊断标准

根据中华医学会骨科学分会关节外科学组的 2018 版骨关节炎诊疗指南:① 近 1 个月内反复的膝关节疼痛;② X 线片(站立位或负重位)示关节间隙变窄,软骨下骨硬化和(或)囊性变,关节边缘骨赘形成;③ 年龄≥50 岁;④ 晨僵时间≤30 分钟;⑤ 活动时有骨摩擦音(感)。

满足诊断标准①＋②条或①＋④＋⑤或①＋③＋④＋⑤条,可诊断膝关节骨关节炎。

六、治疗

OA 的治疗目的是缓解疼痛,延缓疾病进展,矫正畸形,改善或恢复关节功能,提高患者生活质量。OA 的总体治疗原则是依据患者年龄、性别、体重、自身危险因素、病变部位及程度等选择阶梯化及个体化治疗。

（一）基础治疗

对病变程度不重、症状较轻的 OA 患者是首选的治疗方式。强调改变生活及工作方式的重要性，使患者树立正确的治疗目标，减轻疼痛、改善和维持关节功能，延缓疾病进展。

1. **健康教育**　医务工作者应通过口头或书面形式进行 OA 的知识宣教并帮助患者建立长期检测及评估机制，根据每天活动情况，建议患者改变不良的生活及工作习惯，避免长时间跑、跳、蹲，同时减少或避免爬楼梯、爬山等。减轻体重不但可以改善关节功能，而且可减轻关节疼痛。

2. **运动治疗**　在医师的指导下选择正确的运动方式，制订个体化的运动方案，从而达到减轻疼痛，改善和维持关节功能，保持关节活动度，延缓疾病进程的目的。

（1）低强度有氧运动：采用正确合理的有氧运动方式可以改善关节功能，缓解疼痛。应依据患者发病部位及程度，在医师的指导下选择。

（2）关节周围肌肉力量训练：加强关节周围肌肉力量，既可改善关节稳定性，又可促进局部血液循环，但应注重关节活动度及平衡（本体感觉）的锻炼。由医师依据患者自身情况及病变程度指导并制订个体化的训练方案。常用方法：股四头肌等长收缩训练；直腿抬高加强股四头肌训练；臀部肌肉训练；静蹲训练；抗阻力训练。

（3）关节功能训练：主要指膝关节在非负重位的屈伸活动，以保持关节最大活动度。常用方法包括：① 关节被动活动；② 牵拉；③ 关节助力运动和主动运动。

3. **物理治疗**　主要是通过促进局部血液循环、减轻炎症反应，达到减轻关节疼痛、提高患者满意度的目的。常用方法包括水疗、冷疗、热疗、经皮神经电刺激、按摩、针灸等。不同治疗方法适用人群不同，但目前经皮神经电刺激、针灸的使用尚存一定争议，临床医师应根据患者的具体情况选择合适的治疗方法。

4. **行动辅助**　通过减少受累关节负重来减轻疼痛和提高患者满意度，但不同患者的临床收益存在一定差异，患者必要时应在医师指导下选择合适的行动辅助器械，如手杖、拐杖、助行器、关节支具等，也可选择平底、厚实、柔软、宽松的鞋具辅助行走，但对改变负重力线的辅助工具，如外侧楔形鞋垫尚存争议，应谨慎选用。

（二）药物治疗

应根据 OA 患者病变的部位及病变程度，内外结合，进行个体化、阶梯化的药物治疗。

1. **非甾体抗炎药物**　能够减轻肿胀和疼痛，抑制炎症反应，是 OA 治疗的常规药物。包括局部外用药物和全身应用药物。

（1）局部外用药物：在使用口服药物前，建议先选择局部外用药物，尤其是老年人，可使用各种 NSAIDs 类药物的凝胶贴膏、乳胶剂、膏剂、贴剂等，如氟比洛芬凝胶贴膏。局部外用药物可迅速、有效缓解关节的轻、中度疼痛，其胃肠道不良反应轻微，但需注意局部皮肤不良反应的发生。对中、重度疼痛可联合使用局部外用药物与口服 NSAIDs 类药物。

（2）全身应用药物：根据给药途径可分为口服药物、针剂以及栓剂，最为常用是口服药物。

（3）用药原则：① 用药前进行危险因素评估，关注潜在内科疾病风险；② 根据患者个体情况,剂量个体化;③ 尽量使用最低有效剂量,避免过量用药及同类药物重复或叠加使用;④ 用药3个月后,根据病情选择相应的实验室检查。

(4)注意事项:口服 NSAIDs 类药物的疗效与不良反应对于不同患者并不完全相同,应参阅药物说明书并评估服用 NSAIDs 类药物的风险,包括上消化道、脑、肾、心血管疾病风险后选择性用药。如果患者上消化道不良反应的危险性较高,可使用选择性 COX-2 抑制剂,如使用非选择性 NSAIDs 类药物,应同时加用 H2 受体拮抗剂、质子泵抑制剂或米索前列醇等胃黏膜保护剂。如果患者心血管疾病危险性较高,应慎用 NSAIDs 类药物(包括非选择性和选择性 COX-2 抑制剂),同时口服两种不同的 NSAIDs 类药物不但不会增加疗效,反而会增加不良反应的发生率。

2. 镇痛药物　对 NSAIDs 类药物治疗无效或不耐受者,可使用 NSAIDs、阿片类镇痛剂、对乙酰氨基酚与阿片类药物的复方制剂。但需强调的是,阿片类药物的不良反应和成瘾性发生率相对较高,建议谨慎采用。

3. 关节腔注射药物　可有效缓解疼痛,改善关节功能,但该方法是侵入性治疗,可能会增加感染的风险,必须严格无菌操作及规范操作。

(1)糖皮质激素起效迅速,短期缓解疼痛效果显著,但反复多次应用激素会对关节软骨产生不良影响,建议每年应用最多不超过2~3次,注射间隔时间不应短于3~6个月。

(2)玻璃酸钠:可改善关节功能,缓解疼痛,安全性较高,可减少镇痛药物用量,对早、中期 OA 患者效果更为明显。但其在软骨保护和延缓疾病进程中的作用尚存争议,建议根据患者个体情况应用。

(3)生长因子和富血小板血浆:可改善局部炎症反应,并可参与关节内组织修复及再生,但目前对于其作用机制及长期疗效尚需进一步研究。临床上对有症状的 OA 患者可选择性使用。

4. 缓解 OA 症状的慢作用药物　包括双醋瑞因、氨基葡萄糖等,有研究认为这些药物有缓解疼痛症状、改善关节功能、延缓病程进展的作用,但也有研究认为其并不能延缓疾病进展。目前,该类药物对 OA 的临床疗效均尚存争议,对有症状的 OA 患者可选择性使用。

5. 抗焦虑药物　可应用于长期持续疼痛的 OA 患者,尤其是对 NSAIDs 类药物不敏感的患者,可在短期内达到缓解疼痛、改善关节功能的目的,但应用时需注意药物不良反应,包括口干、胃肠道反应等。目前,尚需进一步的远期随访研究证明其在 OA 治疗中的作用,建议在专科医师指导下使用。

6. 中成药　包括含有人工虎骨粉、金铁锁等有效成分的口服中成药及外用膏药。目前,有研究表明中药可通过多种途径减轻疼痛、延缓 OA 的疾病进程、改善关节功能,但对于其作用机制和长期疗效尚需高级别的研究证据。

(三) 手术治疗

OA 的外科手术治疗包括关节软骨修复术、关节镜下清理手术、截骨术、关节融合术及人工关节置换术,适用于非手术治疗无效、影响正常生活的患者,手术的目的是减轻或消除患者疼痛症状、改善关节功能和矫正畸形。

1. 关节软骨修复术　采用组织工程及外科手段修复关节表面损伤的透明软骨,主要适用于年轻、活动量大、单处小面积负重区软骨缺损,对退行性关节炎的老年患者、多处损伤、激素引起坏死等效果较差。包括自体骨软骨移植、软骨细胞移植和微骨折等技术。

2. 关节镜下清理术　关节镜兼具诊断和治疗的作用,对伴有机械症状的膝关节 OA 治疗效果较好,如存在游离体、半月板撕裂移位、髌骨轨迹不良、滑膜病变、软骨面不适合等,通过关节镜下摘除游离体、清理半月板碎片及增生的滑膜等,能减轻部分早、中期 OA 患者症状,但有研究认为其远期疗效与保守治疗相当。对伴有机械症状但关节间隙狭窄较明显的患者,关节镜手术的益处可能有限。

3. 截骨术　截骨术多用于膝关节 OA,能最大限度地保留关节,通过改变力线来改变关节的接触面。适合中青年活动量大、力线不佳的单间室病变,膝关节屈曲超过 90°、无固定屈曲挛缩畸形、无关节不稳及半脱位、无下肢动静脉严重病变的患者。

膝关节截骨术包括:① 胫骨近端截骨术,多用于合并股胫关节内翻较轻,胫骨平台塌陷小于 0.5 cm,髌股关节基本正常的患者,截骨后易愈合,患者术后主观和客观临床结果评分均明显改善。② 股骨远端截骨术,主要用于矫正膝外翻畸形合并膝关节外侧间室 OA 的患者。适用于股胫外翻较轻,关节线倾斜不重,胫骨外侧平台塌陷小于 0.5 cm。③ 腓骨近端截骨术:近年来新兴起的技术,术后近期能缓解膝关节疼痛,适用于内翻角小于 100° 的内侧间室退行性 OA 患者,短期随访 KSS、VAS 评分等均有大幅改善,远期疗效有待高级别的循证医学证据支持。

4. 关节融合术　实施关节融合术后会造成关节功能障碍,现已不作为大关节 OA 的常规治疗手段。但对于严重的慢性踝关节、指或趾间关节 OA 且非手术治疗无效者,融合术成功率高。

5. 人工关节置换术　人工关节置换是终末期 OA 成熟且有效的治疗方法,应用日益广泛。

膝关节置换术:① 全膝关节置换术,适用于严重的膝关节多间室 OA,尤其伴有各种畸形时其远期疗效确切,全膝关节置换术后 15 年生存率为 88%～89%。② 单髁置换术,适用于力线改变 5°～10°、韧带完整、屈曲挛缩不超过 15° 的膝关节单间室 OA 患者。单髁置换术后 15 年假体生存率为 68%～71%。全膝关节置换术与单髁置换术后 KOS - ADIS、HAAS 评分等的短期随访结果相似,且均较截骨术有更好的运动和生存率优势。③ 髌股关节置换术,主要适用于单纯髌股关节 OA 患者。

第二节　人工全膝关节置换术的围手术期护理

人工全膝关节置换是在近代人工髋关节成功应用于患者后逐渐发展起来的一种治疗膝关节疾病的新技术,主要目的是缓解关节疼痛、矫正畸形、恢复和改善关节的运动功能,力求短期内尽快恢复患者的肢体功能。膝关节置换术能非常有效地根除晚期膝关节病痛,极大地提高患者的生活质量的手术,被认为是治疗终末期或严重的膝关节炎最有效、最成功的手术之一。由于该手术适用群体大多数为老年人,随着我国老龄社会的到来,全膝关节置换术手术量预计将持续增长。但手术不能解决所有的问题,如果忽视术后的护理和功能锻炼,就会加速关节的老化、松动,影响手术效果,从而给患者的生活带来不便。

一、术前护理

术前护理可以给患者创造一个良好的积极心态,有利于手术的顺利进行。

(一)评估知识与心理状态

术前要先评估患者对手术知识的了解程度和心理状态。一方面可以利用各种宣传资料和生动的模型、图片来向患者讲解人工全膝关节置换术的相关知识(图3-2-1),比如手术的目的、方法、体位等(图3-2-2),还可以向患者介绍麻醉的方法和体位,使患者对手术的相关知识有所了解;另一方面要鼓励患者增强康复的信心,介绍手术的成功病例,消除患者的恐惧心理,最终让所有患者能以较佳的心理状态来进行手术。对急于求成者,指导其掌握合适的锻炼方法,循序渐进,量力而行;对过于谨慎者,则设法消除其顾虑,鼓励并帮助其进行锻炼,最终使所有患者均以较佳的心理状态进行康复训练,从而达到康复的目的。

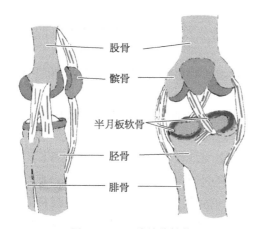

图3-2-1　膝关节结构

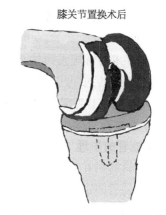

图3-2-2　人工膝关节置换术

(二)常规的准备工作

(1)积极协助医师完善各项检查术前检查,包括血标本的采集、心电图及膝关节X线检查,向患者讲解各项检查的目的及注意事项。

(2)吸烟者劝其戒烟,以避免对呼吸道的刺激,减少分泌物,并可避免因吸烟引起血液黏稠度升高,血流缓慢,而增加深静脉血栓的机会,指导患者掌握深呼吸和有效咳嗽的方法,以增加肺通气量,利于痰液排出,避免或减少肺部感染的发生。

(3)督促患者做好个人卫生,特别是术野周围要彻底清洁,术前晚常规用氯己定(洗必泰)抗菌沐浴露进行沐浴,术前30分钟使用抗生素等术前用药。

(4)学习使用便器,练习在床上进行大小便。

(5)无胃肠道动力障碍患者术前6小时不能进食固体的食物,术前2小时不能进食清流质,如菜汁、米汤、豆浆、牛奶等。

(6)手术前洗澡,更换衣服,手术当天早晨要禁食、水,取下贵重物品及活动性的义齿。

(7)适应术后体位:患肢抬高,高于心脏15～20 cm。

(8)术前指导患者进行股四头肌锻炼,具体方法:① 取仰卧位,做大腿股四头肌的收缩运动,10个动作为一组,每次3组,3次/天;② 指导患者取平卧位,下肢伸直抬高,然后放下,反复进行此动作,有效进行直腿抬高锻炼,练习股四头肌收缩力量,为术后恢复打下良好基础。

二、术后护理

(一) 术后一般护理措施

(1) 严密监测患者的生命体征、意识的变化。

(2) 观察伤口渗血情况。

(3) 观察患者有无打哈欠、出虚汗等休克先兆现象,观察疼痛的程度、性质、位置及患肢末梢血液循环。

(4) 嘱患者多饮水,每天饮水量超过 2 500 ml,预防尿路感染及深静脉血栓。

(5) 在腘窝、小腿处置软枕以抬高患肢,膝关节保持屈膝伸直位。

(6) 指导并协助全膝置换术后第 2 天的患者可坐在床沿做膝关节屈膝伸直运动;10 次/组,3 组/次,3 次/天,但患肢肿胀明显者例外。

(7) 若患肢能较连贯做等张运动时,术后 1～2 天应鼓励患者扶助行器下床练习站立行走,患肢不负重。

(8) 腰麻手术后常规去掉枕头平卧 6 小时,6 小时才可以进食、饮水;全麻手术后,患者可以垫枕头,4 小时之后就可以进食、饮水。

(9) 手术当天可以吃清淡少油的食物,一次不宜太饱,应少量多餐。术后第 2 天可以正常饮食,注意加强营养。

(二) 引流管的护理

保持引流管通畅并妥善固定,防止扭曲、受压,保持有效引流及负压状态,观察引流液的颜色、性质、量并妥善固定,每天引流量少于 50 ml 时可拔除引流管;保持切口敷料清洁、干燥,若渗血、渗液时,引流量 24 小时≥500 ml、色鲜红,应及时报告医师;防止引流液回流,更换引流袋时绝对严格无菌操作,引流管 1～2 天后拔除。

(三) 疼痛的护理

全膝关节置换术后疼痛不仅与手术创伤有关,亦与患者焦虑水平呈正相关,良好的疼痛管理不仅能够改善患者主观感受,减轻恐惧心理,增强术后康复的信心,而且有利于促进术后膝关节功能锻炼。因此,患者住院后应开始采取疼痛干预措施,即给患者进行疼痛、各种镇痛药物知识及疼痛评分方法等知识的宣教和讲解,及时进行疼痛评估可避免术后疼痛给患者带来的痛苦及心理变化。良好的疼痛管理,为患者术后功能康复提供了有力的保证。

(四) 患肢的护理

术后应保持患肢的功能位,正确变换体位可防止出现术后并发症,使患者舒适,为患者早日康复奠定基础。协助患者翻身时,避免压迫患肢,影响血运。观察肢体的颜色、温度,检查足背动脉搏动情况。评估患肢的感觉、运动功能,观察患肢肿胀情况。使用低分子肝素期间,观察患者有无出血征象,如伤口渗血增加、皮下出血、鼻出血等。

(五) 饮食指导

患者多为老年人,体质差,手术创伤大,术后应给予含维生素、蛋白质、高钙、易消化食物,如芹菜、菠菜、瘦肉、豆制品等。必要时输血、血浆制品增强机体抵抗力。禁牛奶、豆类、甜食等。

（六）并发症的预防和护理

1. **感染的观察与护理**　感染多发生在术后早期,其发生率可达 4.1%,是造成手术失败的主要原因之一,感染一旦发生,处理困难,致残率高,并有较高的病死率,此外肺部及泌尿系统感染亦是常见的并发症。术后应保持切口敷料清洁干燥,负压吸引通畅,严密观察引流液的颜色、性质、量,防止引流液倒流,换药时严格无菌操作,严密观察体温变化并及时报告医师,鼓励患者做有效的咳嗽及深呼吸,为患者拍背,有效地清理呼吸道,以防坠积性肺炎,鼓励患者多饮水,保持留置导尿管通畅及会阴部清洁能有效地防止泌尿系统感染。

2. **静脉栓塞的观察及护理**　静脉血栓栓塞(包括肺栓塞和深静脉栓塞)是术后严重并发症之一,发生率高达 84%,患者长期卧床且在治疗过程中由于血液处于高凝状态、血流缓滞,极易生成血栓。血栓脱落后可发生肺、脑栓塞,高龄、肥胖、功能不全、长期卧床制动等是静脉血栓的危险因素。术后应注意严密观察患者的神志、反应灵敏度、呼吸、肢体血运、皮色、皮温是否正常、有无疼痛、肿胀及触及条索感等。

3. **假体松动**　预防假体松动,应做到不可蹲跪及过度扭曲膝关节,避免剧烈运动,选择比较适合的运动,如步行等。有需要时,应使用助行器。避免负荷过重,应注意控制体重和负托重件。一旦发现膝部负重时疼痛进行性加重且无力,应立即制动,拍膝关节片了解假体情况。

4. **出血**　术前应仔细询问有无家族出血倾向、既往出血病史、肝炎史及近期水杨酸类药物、激素、抗凝药物的应用情况,密切观察生命体征及尿量的变化。密切观察引流量,术后 1～2 小时内应在 200～400 ml 以内,如术后 10～12 小时内持续出血量超过 1 000 ml,则需引起重视。

5. **血肿**　血肿可造成骨质愈合障碍和增加感染机会,多出现在老年患者和术后 48～72 小时内,关节活动较多的患者,血肿较小者保守治疗,血肿持续增大、皮肤张力增高、局部剧痛,须切开引流和血管结扎。

三、出院指导

1. **出院时间**　通常手术后 3～5 天即可出院。

2. **拆线时间**　术后 2 周左右拆线;定时更换伤口敷料,3～5 天更换一次,如伤口敷料有无潮湿卷边,应及时更换;注意观察切口处出现红、肿、热、痛,若切口裂开,及时复诊。

3. **康复练习**　继续进行膝关节屈膝伸直运动,每天锻炼 3～4 次,每次 10～15 分钟,目标使膝关节屈曲 105°,伸直 0°;主要以站立位和行走练习为主。出院后患侧膝关节部分负重,6 个月后完全负重。

4. **预防感染**　如出现牙齿疼痛、感冒、泌尿系统感染、皮肤感染等情况时,需及时去医院处理,预防性使用抗生素,防止假体感染。

5. **饮食指导**　指导患者的饮食,每日三餐应摄入一些富含纤维素食物(如谷类、芹菜、韭菜等)、高蛋白质(鸡蛋、鱼、虾、瘦肉、豆制品等)、高维生素(如谷类、新鲜蔬菜水果、动物肝脏等)、适量脂肪(如植物油等)的食物。

6. **术后随访**　① 术后 1.5 个月、3 个月、6 个月、12 个月门诊复诊;② 术后 3 个月后门诊摄片复诊;③ 有任何其他不适,请及时复诊。

第三节　人工全膝关节置换术的围手术期护理流程

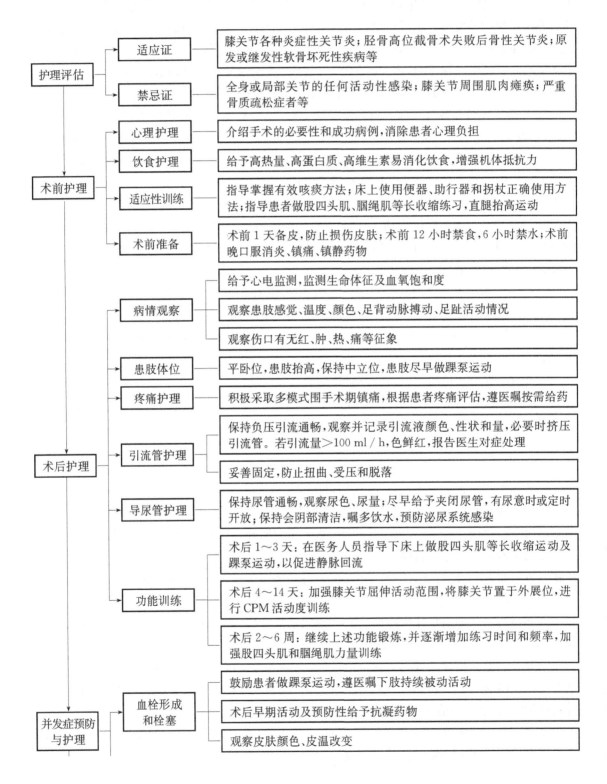

护理评估
- 适应证 —— 膝关节各种炎症性关节炎;胫骨高位截骨术失败后骨性关节炎;原发或继发性软骨坏死性疾病等
- 禁忌证 —— 全身或局部关节的任何活动性感染;膝关节周围肌肉瘫痪;严重骨质疏松症者等

术前护理
- 心理护理 —— 介绍手术的必要性和成功病例,消除患者心理负担
- 饮食护理 —— 给予高热量、高蛋白质、高维生素易消化饮食,增强机体抵抗力
- 适应性训练 —— 指导掌握有效咳痰方法;床上使用便器、助行器和拐杖正确使用方法;指导患者做股四头肌、腘绳肌等长收缩练习,直腿抬高运动
- 术前准备 —— 术前 1 天备皮,防止损伤皮肤;术前 12 小时禁食,6 小时禁水;术前晚口服消炎、镇痛、镇静药物

术后护理
- 病情观察
  - 给予心电监测,监测生命体征及血氧饱和度
  - 观察患肢感觉、温度、颜色、足背动脉搏动、足趾活动情况
  - 观察伤口有无红、肿、热、痛等征象
- 患肢体位 —— 平卧位,患肢抬高,保持中立位,患肢尽早做踝泵运动
- 疼痛护理 —— 积极采取多模式围手术期镇痛,根据患者疼痛评估,遵医嘱按需给药
- 引流管护理
  - 保持负压引流通畅,观察并记录引流液颜色、性状和量,必要时挤压引流管。若引流量>100 ml / h,色鲜红,报告医生对症处理
  - 妥善固定,防止扭曲、受压和脱落
- 导尿管护理 —— 保持尿管通畅,观察尿色、尿量;尽早给予夹闭尿管,有尿意时或定时开放;保持会阴部清洁,嘱多饮水,预防泌尿系统感染
- 功能训练
  - 术后1~3天:在医务人员指导下床上做股四头肌等长收缩运动及踝泵运动,以促进静脉回流
  - 术后4~14天:加强膝关节屈伸活动范围,将膝关节置于外展位,进行 CPM 活动度训练
  - 术后2~6周:继续上述功能锻炼,并逐渐增加练习时间和频率,加强股四头肌和腘绳肌力量训练

并发症预防与护理
- 血栓形成和栓塞
  - 鼓励患者做踝泵运动,遵医嘱下肢持续被动活动
  - 术后早期活动及预防性给予抗凝药物
  - 观察皮肤颜色、皮温改变

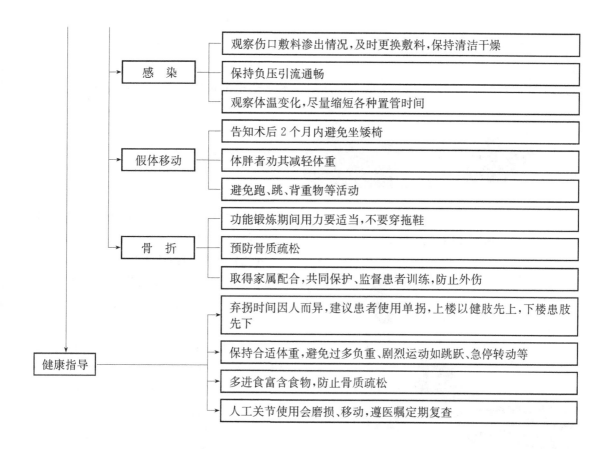

第四节　人工全膝关节置换术的康复护理

人工全膝关节置换术目前已成为治疗各种疾病导致膝关节毁损病变的重要手段，但只把手术成功寄托在手术技术上，而不进行术后康复训练，则不能达到手术应有的疗效。术后早期功能锻炼能够帮助患者改善膝关节功能，减少坠积性肺炎、泌尿系统感染、下肢深静脉血栓形成等并发症的发生，缩短住院时间，减少住院费用。如何适度地进行功能锻炼，既能进行早期功能锻炼，防止膝关节术后粘连，又能避免不适当的功能锻炼引起局部肿胀、切口感染，甚至关节假体移位等不良并发症的发生也是临床康复过程中必须考虑的问题。术后关节功能恢复的程度与规范、系统、有效的康复训练密不可分。

一、康复锻炼

（一）第一阶段（术后 1～2 天）

此期以主动活动为主，以促进血液循环、提高肌力、防止血栓形成和防止组织粘连为目的。

1. 踝泵运动

（1）锻炼方法：平卧位伸直膝关节，双踝放松，背伸踝关节，背伸时达到最大限度，坚持 5 秒；然后跖屈踝关节，跖屈时达到最大限度，坚持 5 秒。如此反复练习（图 3-2-3）。

（2）目的：此项运动可活动踝关节，促进患肢末梢血液循环，防止下肢静脉阻滞及锻炼小

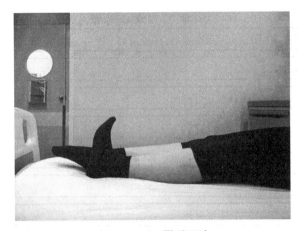

图3-2-3　踝泵运动

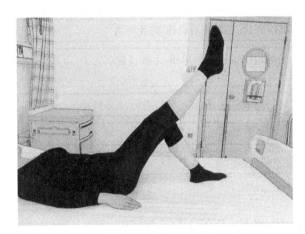

图3-2-4　直腿抬高

腿肌群。手术后当天即可在床上做此运动。

2. 膝关节伸直练习

(1) 锻炼方法：将腿伸直放在床上，用软垫垫于足跟处，并将双手放在膝盖上方，轻轻下压，使腿尽量伸直，每次维持5分钟左右，到患者不能忍受的疼痛程度为止。术后第2天可做，尤其术前伴有屈曲挛缩畸形的患者。

(2) 目的：这是锻炼伸直的最好方法。

3. 转动踝关节　由内向外转动您的踝关节；每天3～4次，每次重复5分钟。

(二) 第二阶段(手术后3～14天)

此期的重点是恢复膝关节活动度，至少为0°～90°；其次是肌力恢复锻炼。

1. 直腿抬高

(1) 锻炼方法：尽量伸直膝关节，收紧大腿肌肉，用力抬高下肢，一般抬高高度为30～40 cm(图3-2-4)，大约两个脚掌的高度，持续10秒后下降至一个脚掌的高度再持续10秒后放下。如此反复进行，直到大腿疲惫为止。

(2) 目的：此项运动可加强股四头肌肌力。刚开始是可在旁人协助下进行，之后慢慢即可自行抬起，需坚持锻炼。每组10次，每天3～4组。

2. 床边屈膝训练

(1) 锻炼方法：患者坐在床边，双侧小腿自然下垂，行屈曲锻炼，逐渐增加屈曲角度，患肢完全在重力下被动屈膝(图3-2-5)，健侧下肢置于手术侧前方，辅助膝关节进一步屈曲(图3-2-6)。

(2) 目的：恢复膝关节活动度。

3. 站立位屈膝练习　借助助行器(图3-2-7)或双拐平稳站立，尽量屈髋、屈膝，然后保持5～10秒(图3-2-8)，伸直膝关节。重复练习直到感觉有些疲劳。

4. 床上屈伸膝关节　保持脚在床上滑动尽量屈曲膝关节，在最大屈曲位保持5～10秒钟(图3-2-9)，然后伸直膝关节(图3-2-10)。

(三) 第三阶段(术后2～6周)

1. 目的　此期的主要目的是增强肌肉力量，保持已获得的膝关节活动度。

2. 锻炼方法

(1) 屈膝下蹲：双手握床架或其他固定物，逐渐屈膝下蹲，要求膝关节屈曲达到或超过95°。如患者体力不佳，可选择坐于床边，两手扶床，双下肢自然下垂，健侧足压在患侧小腿上，

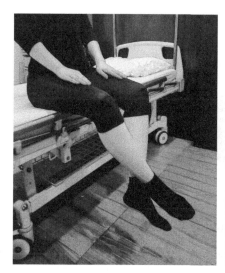

图 3-2-5　被动屈膝

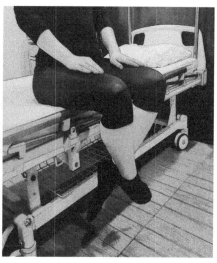

图 3-2-6　辅助屈膝

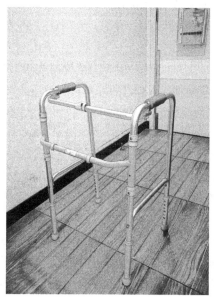

图 3-2-7　助行器

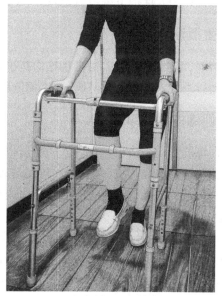

图 3-2-8　屈髋、屈膝

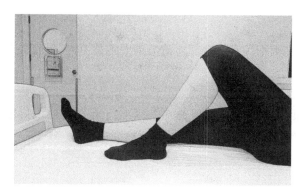

图 3-2-9　屈膝

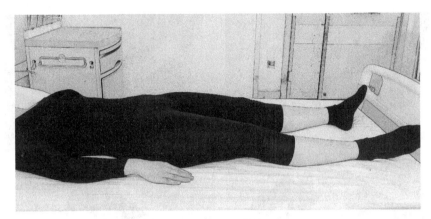

图 3 - 2 - 10 伸膝

帮助膝关节尽量屈曲,屈膝角度逐渐加大,直至达到或超过 95°,每次屈膝到底时应滞留 5 秒再放松。

(2) 患肢负重及抗阻训练:患者换用拐杖练习行走,加强行走步态训练,训练平衡能力,逐步脱离拐杖在旁人保护下练习行走,进一步改善关节活动范围。

二、日常生活注意事项

刚开始上、下楼梯时,需要借助楼梯的扶手,一次只能迈一步。上楼梯时先迈"好"腿(没做手术的一侧),下楼梯是先迈"坏"腿(手术侧的腿),简便记忆成"上好下坏"。

三、康复训练的注意事项

康复训练的量应当由小到大,循序渐进,以不引起患膝不适为宜,避免跌倒。一些患者可能会出现膝关节的酸痛,尤其是在白天较大的活动量后。这是康复过程中的正常反应,疼痛程度与术前膝关节的功能状态有关。可以口服或外用一点抗炎镇痛药物,抑制软组织水肿和疼痛,同时适当调整活动量。

避免过多的负重,并且避免在负重的情况下反复屈伸膝关节。通常术后 10 周可以脱拐行走,从事大多数日常活动。保持体重,避免骨质疏松。可以选择适当的活动以保持关节功能、控制体重,如散步、游泳、骑车和跳舞。但对于爬山、爬楼梯或跑步等有损关节的运动,建议不做或少做。避免剧烈跳跃、急转急停。

四、预防关节感染

如果身体受到感染,则细菌有机会随血液流进人工关节内,导致关节发炎。为了预防关节感染,须注意以下事项。

(1) 注意预防和治疗身体疾病,如呼吸道感染、尿道炎、脓肿等。

(2) 保持牙齿健康,如脱牙或补牙应通知医师,给予预防性使用抗生素。

(3) 保持均衡营养。

五、术后随访

(1) 出院后继续伤口换药,每 3～4 天 1 次,确保无菌敷料完全覆盖伤口。

（2）如切口处出现红肿热痛，切口裂开或有渗液时，应及时复诊。

（3）如伤口愈合良好，可于术后3周左右，根据伤口愈合情况拆线。

（4）出院后应继续行功能锻炼，如锻炼欠佳或有疑问，请及时就诊。

（5）术后1个月、2个月、3个月、6个月门诊复查，或有不适时可随诊。

（王　伟　周　森　杨　帆　潘彤彤）

参 考 文 献

［1］中华医学会骨科学分会.骨关节炎诊治指南（2018版）［J］.中华骨科杂志,2018,38(12)：705-715.

［2］石丽娜.全膝关节置换术患者的围术期护理［J］.护理研究,2017,31(36)：4718-4719.

［3］汪凤兰,张小丽,邢凤梅,等.唐山地区农村中老年膝骨关节炎患者生活质量调查及影响因素分析［J］.中国康复理论与实践,2013,19(6)：523-526.

［4］黄淑婷,徐建华,丁长海,等.膝骨关节炎患者MRI骨髓病变的影响因素分析［J］.安徽医科大学学报,2014,49(5)：641-644.

［5］戴尅戎.现代关节外科学［M］.北京：科学出版社,2007：557.

［6］葛占文.膝骨关节炎患者临床表现及治疗措施［J］.世界最新医学信息文摘,2014,14(2)：62-63.

［7］金亮,李建民,孙刚,等.膝骨关节炎与腰椎间盘突出症关系的临床研究［J］.中国矫形外科杂志,2013,21(3)：299-302.

［8］张志祥.膝骨关节炎患者的临床表现及其影响因素分析［J］.临床研究,2017,25(10)：92-93.

［9］郭伟伟,高雪琴,林代利.人工膝关节置换术治疗膝关节外翻的围手术期护理［J］.护理实践与研究,2014,11(1)：29-30.

［10］施华萍.人工全膝关节置换术患者的围手术期护理［J］.中国实用护理杂志,2012,28(3)：33-34.

［11］张娇.快速血栓弹力图指导关节置换患者术后抗凝的相关研究［D］.吉林：吉林大学,2015.

［12］崔学晴,张建新,张林忠,等.血栓弹力图在全膝关节置换术患者围术期凝血功能评价中的应用［J］.山西医科大学学报,2015,47(10)：941-942.

［13］刘静,解雪,张其亮,等.疼痛控制对人工全膝关节置换术后患者早期康复效果的影响［J］.中华护理杂志.2010,45(6)：512-514.

［14］林海燕,李晰,陈秀琼.快速康复外科理念在腰椎手术患者护理中的应用效果［J］.中国当代医药,2016,23(27)：187-189.

［15］李君.全膝关节置换术后患者长期全范围关节运动疼痛的预测因素研究［J］.中国实用护理杂志,2015,31(8)：583-585.

［16］Parker RJ. Evidence-based practice：caring for a patient undergoing total knee arthroplasty［J］. Orthop Nurs, 2011, 30(1)：4-8.

［17］王晓庆,罗存珍,刘洁,等.两种不同频次康复指导对全膝关节置换术后患者早期关节功能的影响［J］.齐鲁护理杂志,2013,19(12)：7-8.

第三章
肩关节病的康复护理

第一节 肩关节病的基础知识

肩关节是人体四大关节中最为灵活的关节,没有肩关节的灵活运动,人类的上肢就不可能完成许多复杂的动作。在体育锻炼和劳动中起着非常重要的作用,所以肩关节疾病会严重影响人们的生活质量,临床医师必须对此类疾病给予及时准确的诊断和治疗。由于肩关节是人体活动度最大的关节,骨骼发育不良不利于肩关节的稳定,其稳定性严重依赖肌肉和关节囊韧带等软组织的完整性。在体育运动和生活劳动当中,往往由于意外事件,肩关节创伤性脱位,其中90%为前脱位。经常参加冲撞性体育活动或过头体育活动的运动员更容易导致复发性肩关节半脱位或脱位。近年来,肩关节疾病的诊断和治疗取得了革命性的发展,成为骨科领域另一个重要分支。

一、定义

(一) 肩关节的定义

肩关节(图3-3-1)是上肢与躯干连接的部分,由肩胛骨、锁骨、肱骨、韧带、关节囊及肌肉群相互连接而成。且由它们(尤其是肌肉群)维持较大运动量的上肢运动。因慢性劳损积累,强力扭转或挫伤,以及肩部感受风、寒、湿邪,均引起肩关节构成的软组织损伤、撕裂,非细菌性炎症等反应而出现肩周关节处的疼痛及功能障碍。肩部疼痛较为多见,困扰许多患者,尤其是中老年患者。

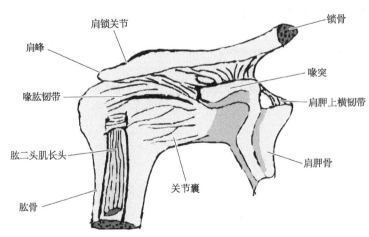

图3-3-1 肩关节结构

（二）肩关节疾病的分类

（1）肩关节炎：① 类风湿关节炎；② 骨性关节炎；③ 创伤性关节炎；④ 肱骨头缺血性坏死；⑤ 肩袖撕裂。

（2）肩关节损伤：① 肩袖损伤；② 肩峰下撞击症；③ 冻结肩；④ 肱二头肌长头腱损伤；⑤ 肩关节不稳。

（3）肩峰下滑囊炎。

（4）周围神经炎。

（5）肩-手综合征。

（6）肩关节结核。

（7）肩部肿瘤。

其中，肩袖损伤发病率占肩关节疾病总数的 17%～41%，且有上升趋势。

二、肩袖损伤

（一）肩袖和肩袖损伤的定义

肩袖是覆盖于肩关节前、上、后方之肩胛下肌、冈上肌、冈下肌、小圆肌等肌腱组织的总称，呈一个袖套状包绕肱骨头。位于肩峰和三角肌下方，与关节囊紧密相连。肩袖又称为旋转袖，是由各种肌腱组成的一组肌腱复合体，对维持肩关节的稳定和活动起着至关重要的作用。

肩袖损伤是指在肩关节外展时，肩袖肌下压肱骨头，使上肢得以抬起或旋转运动。这些肌腱的撕裂叫肩袖损伤。

肩袖是肩关节的重要组成部分，出现损伤会严重影响患者的生活质量。

（二）病因

肩袖损伤是多种因素共同作用的结果，其内在因素包括肩袖肌腱存在乏血管区和肩袖本身的退变，外在因素包括肩峰下撞击、肩关节的过度活动和不同程度的肩部外伤。肩袖损伤约 95% 是由肩峰撞击和磨损引起。

（三）流行病行特点

肩袖随着年龄的增长及肩部的劳损，逐渐发生退行性变化，故肩袖损伤多见于 40 岁以上的中年人，而由外伤引起的肩袖损伤则多见于青壮年。肩袖损伤是一种常见病，并且近年来发病率有不断增高的趋势。在 60 岁以上人群中的肩袖损伤发病率为 20%～30%，70 岁以上人群 50%，80 岁以上人群近 80%，随着人老龄化不断进展，肩袖疾病今后会逐渐成为重要的社会健康问题。

（四）肩袖损伤的临床症状

1. 疼痛与压痛 肩袖损伤是造成肩关节疼痛和功能障碍的常见原因。常见部位是肩前方痛，位于三角肌前方及外侧。此类患者发病时大多无外伤等明显病因，急性期疼痛剧烈，呈持续性；慢性期呈自发性钝痛。在肩部活动后或增加负荷后症状加重。被动外旋肩关节也使疼痛加重。夜间症状加重是常见的临床表现之一。压痛多见于肱骨大结节近侧，或肩峰下间隙部位。

2. 功能障碍 肩袖大型断裂者，主动肩上举及外展功能均受限。外展与前举范围均小于 45°。但被动活动范围无明显受限。患肢无法顺利实现外展运动且伴上举无力，病情较重者则存在肩部不稳感。

3. **肌肉萎缩**　病史超过 3 周以上者,肩周肌肉有不同程度的萎缩,以三角肌、冈上肌及冈下肌较常见。其中冈上肌萎缩发生率较高,此类患者大多表现为肩前方与大结节间隙明显压痛,活动时可闻(或触及)磨砂音。

4. **关节继发性挛缩**　病程超过 3 个月者,肩关节活动范围有程度不同的受限,以外展、外旋及上举受限较明显。

(五) 治疗原则和具体方法

1. **非手术治疗**

临床上对患者受伤至就诊时间间隔不超过 3 个月、非巨大损伤者多倾向于非手术治疗。

(1) 休息制动:包括休息、三角巾悬吊、制动 2～3 周,以免加重损伤,同时局部给予冰敷等物理疗法,以消除肿胀及止痛。疼痛缓解之后即开始做肩关节功能康复训练。

(2) 牵引:仰卧位,上肢零位(zero position)牵引,即在上肢处于外展及前上举各 155°位做皮肤牵引,以患者耐受程度确定牵引力,持续时间 3 周。牵引的同时做床旁物理治疗,2 周后,每天间断解除牵引 2～3 次,做肩、肘部功能练习,防止关节僵硬。也可在卧床牵引 1 周后改用零位肩人字石膏或零位支具固定,以便于下地活动。零位牵引有助于肩袖肌腱在低张力下得到修复和愈合,在去除牵引之后也有利于利用肢体重力促进盂肱关节功能的康复。

(3) 封闭:肩袖损伤疼痛剧烈者根据 X 线检查结果、局部压痛点确定封闭部位,可采用 1% 利多卡因加糖皮质激素做肩峰下滑囊或盂肱关节腔内注射。常见的糖皮质激素为泼尼松、甲泼尼松、倍他米松等,具有抗炎、抗过敏、抗休克等作用。起效迅速,短期缓解疼痛效果显著,但反复多次应用激素会对关节软骨产生不良影响,建议每年应用最多不超过 2～3 次,注射间隔时间不应短于 3～6 个月。

(4) 药物治疗

1) 非甾体抗炎药:是指一类不含糖皮质激素而具有抗炎、解热、镇痛作用的药物。相对于糖皮质激素而言,这类药物的化学结构中缺乏糖皮质激素所具有的甾环,而又具有解热、镇痛、抗炎等功效,是药物治疗骨关节炎的一线药物,同时也可广泛地运用于其他骨关节病、风湿性疾病和疼痛性疾病,以减轻可对抗炎症反应,用于缓解关节水肿和疼痛改善骨关节功能。可选用布洛芬、西乐葆、洛索洛芬钠片。

2) 硫酸软骨素:用于治疗神经痛、神经性偏头痛、关节炎、关节痛以及肩胛关节痛等,作为治疗关节疾病的药品,与氨基葡萄糖配合使用,具有止痛,促进软骨再生的功效,可以从根本改善关节问题。但也存在个别患者有胸闷、恶心、牙龈少量出血等现象。

3) 透明质酸钠:为关节腔滑液的主要成分,在关节起到润滑作用,减少组织间的摩擦,关节腔内注入后可明显改善滑液组织的炎症反应,增强关节液的黏稠性和润滑功能,可以保护关节软骨,缓解疼痛,增加关节的活动度。口服药物治疗效果不佳者,可联合关节腔注射透明质酸钠,通常每周 1 次,连续 5 次为 1 个疗程,每半年使用 1 个疗程。研究发现,在其注射 1 个疗程后 2 周,局部关节疼痛大多明显缓解。仅适用对 NSAIDs 药物治疗 4～6 周无效的严重骨性关节炎或不能耐受 NSAIDs 治疗、持续疼痛、积液明显者。系统回顾研究发现,首次接受关节腔注射糖皮质激素者疼痛缓解率相对高。

4) 甲钴胺片:适应证为周围神经病,偶有食欲不振、恶心、呕吐、腹泻等胃肠道反应,少见皮疹等过敏反应。肩关节镜术后患者口服甲钴胺片,营养周围神经促进关节术后的康复。注意如果服用1个月以上无效,则无须再服用。

2.手术治疗　肩袖大型撕裂、非手术治疗无效的肩袖撕裂,以及合并存在肩峰下撞击因素的病例需进行手术治疗。手术治疗肩袖损伤的主要目的在于阻断病理过程、缓解或消除疼痛症状、使肩关节功能得到有效恢复。肩袖损伤如治疗不恰当,容易使肩袖撕裂加大。肩袖损伤的手术治疗经过了从切开到小切口再到关节镜手术的过程。目前肩关节镜修复术已成为首选治疗方式。关节镜手术能探查肩关节内部的损伤情况,在较小创口下修复部分或完全撕裂的肩袖、清除病灶术、切除喙肩韧带进行肩峰下减压等。

第二节　肩关节镜术的围手术期护理

肩关节镜术是治疗肩关节疾病的主要手段之一,是减轻患者患肢疼痛,保持肩关节的稳定性,以增加患肢活动度用于提高患者生活质量为目的的手术,关节镜术后不能解决所有的问题,所以围手术期护理与功能锻炼更是直接影响了手术的最终结果。

一、术前护理

肩关节镜护理包括手术前、手术中及手术后对患者进行的护理,对避免术中意外、保证手术的成功、预防术后合并症的发生都十分重要。因为患者病情各异,接受的手术也各不相同,所以对手术患者的术前护理措施既有共同的一面,也有个体的特异性。

(一)评估知识与心理状态

术前要先评估患者对手术知识的了解程度和心理状态。一方面为患者提供安静、舒适的病房环境,耐心细致地做好解释工作,使患者对手术有充分的认识,以解除其顾虑、缓解其紧张情绪。一方面向患者发放肩关节功能锻炼手册,必要时进行演示,告知患者术后的功能锻炼是一项艰苦的治疗过程,只有坚持才能得到最好的康复。为患者介绍成功的病例,动员康复者现身说法,使患者树立信心,更好地配合治疗及锻炼。

(二)常规的准备工作

(1)了解患者的心理反应,加强护理,让患者了解手术过程及意义,树立信心,配合手术。

(2)详细了解病史,注意有无药物过敏史。

(3)术前做好各项检查。根据手术需要进行血常规、肝功能、肾功能、血型、胸部X线片及心电图检查等或其他特殊检查,为手术顺利进行提供依据。

(4)要纠正患者的营养状况,患者术前的营养情况对术后伤口愈合及身体恢复有直接的影响。要注意给予患者新鲜蔬菜水果及高蛋白质、高维生素、高含钙质食物,必要时给予静脉营养,以增强机体抵抗力。

(5)督促患者做好个人卫生,特别是术野周围要彻底清洁,术前晚常规用氯己定(洗必泰)抗菌沐浴露进行沐浴,术前30分钟使用抗生素等术前用药。观察局部皮肤情况,若有异常情况(如毛囊炎等)应停止手术。

(6)手术前一晚应给患者镇静药,保证充分睡眠。

(7)无胃肠道动力障碍患者术前6小时不能进食固体的饮食,术前2小时不能进食清流质,如菜汁、米汤、豆浆、牛奶等。

(8) 取下贵重物品及活动性的义齿。

(9) 学习肱二头肌的锻炼:患者呈仰卧位,患肢用颈腕带悬吊固定,肘与胸之间垫一软枕,使肩关节保持轻度外展位。

(10) 练习佩戴支具后利用健侧肢体支撑上下床及翻身移动。

二、术后护理

(一) 术后一般护理措施

术毕后回病房搬上床时应采用 3 人平托法,将患者抬上病床。

(1) 应严密监测患者的血压、脉搏、呼吸、血氧饱和度,以及意识的变化,每 15 分钟一次。

(2) 观察伤口渗血、渗液,肢体肿胀、疼痛情况,检查足背动脉搏动,防止绷带包扎过紧引起的血液循环障碍。

(3) 肢体手术切口的部位,应注意局部冰敷,每 2 小时一次,每次 15 分钟左右,注意冰敷局部有无冻伤。

(4) 麻醉清醒后应鼓励患者进行早期床上的功能锻炼,如捏皮球、深呼吸等。

(5) 腰麻手术后常规去掉枕头平卧 6 小时,6 小时才可以进食、饮水;全麻手术后,患者可以垫枕头,4 小时之后就可以进食、饮水。

(6) 手术当天可以吃清淡少油的食物,不宜喝牛奶、豆浆等胀气的食物。术后第 2 天可以正常饮食,注意加强营养。

(7) 患者患肢用颈腕带悬吊固定,肘与胸之间垫一软枕,使肩关节保持轻度外展位,术后患肢抬高,以减轻肢体肿胀,注意关节保暖。

(8) 术后第二天下床活动,运用可调式肩关节外展支具进行被动运动。肩袖修补术后为保持肩关节功能位,降低肩关节囊张力,使肩袖韧带在低张力情况下愈合,须使用肩关节外展支具保持外展 45°～60°,4～6 周,因此,教会患者早期活动时保持身体平衡,做好安全防护。

(二) 疼痛的护理

疼痛本身可以产生一系列的病理生理改变,呼吸急促、血压上升、烦躁不安,一般采用疼痛药物的对症处理,特别是镇痛泵的应用,有效控制了疼痛。可在手术切口处用冷敷,通过冷对细胞活动的抑制,使神经末梢的敏感性降低,疼痛减轻。同时冷敷也可使局部血管收缩而减少局部出血。

(三) 并发症的预防和护理

1. 肩关节肿胀的观察及护理　由于手术过程中灌注液持续冲洗,组织间隙有液体渗入以及手术创伤造成组织损伤、水肿,导致肩关节肿胀。术后应严密观察患肢远端的感觉、血液循环、活动功能,指导患者行早期的患肢肢体肌肉收缩运动,并给予外展抬高位,促进血液回流,以降低缝合部位的张力,术后应及时进行局部冰敷,每 2 小时一次,每次 15 分钟,减少肿胀、疼痛以及伤口的出血情况,使其更好的愈合。

2. 腋神经损伤的观察及护理　常由于肩外侧切口延长甚至偏下,引起腋神经过度牵拉所致,主要表现为肩外展受限。术后遵医嘱给予弥可保肌肉注射营养神经,观察患者患肢的感觉、运动、皮肤温度及颜色,指导患者尽量屈曲、外展、后伸及上举肩关节,可采用爬墙法,以锻炼肩关节范围内的活动。

3.肺部感染的观察及护理　手术后肩部切口疼痛,导致患者不敢深呼吸及有效咳嗽,又因全身麻醉插管后呼吸道分泌物增加,患者术后2天出现咳嗽、咳痰、黏白痰,胸片示双肺炎性病变,指导患者多饮水,协助患者在保护好切口的情况下做呼吸功能锻炼及有效的咳嗽咳痰的方法。

4 切口感染的观察及护理　关节镜术后感染的发生率为0.01%～0.8%,手术中直接感染是引起术后早期感染的主要原因,主要表现为体温升高,局部红肿热痛,压痛明显,护理人员对切口有无积液、渗出、红肿情况进行观察、严格无菌操作,定时换药,保持敷料干燥清洁。

三、出院指导

患者出院前1天,护理人员进行出院指导,告知患者术后2周回院拆线并进行复查,检查其功能锻炼的情况,并指导下一步康复锻炼计划。出院后第1个月,2周复查1次,以后改为每个月复查1次。始终是在手术医师的指导下进行,针对每例患者的病情及锻炼情况适当调整计划。告知患者康复锻炼中出现疼痛是不可避免的,如果疼痛在练习停止30分钟内可减弱或消失,则不会对组织造成损伤,可以坚持锻炼。如疼痛剧烈,伴有红、肿、热、痛,应立即停止锻炼,及时就诊。锻炼后根据疼痛程度可服止痛剂,并及时冰敷以缓解疼痛。肌力的提高是保证关节稳定的重要因素,肌力练习应贯穿康复计划的始终,每次应练习至肌肉有酸胀感为宜。告知患者康复过程中关节肿胀是正常的,直至角度及肌力基本恢复正常时,肿胀才会逐渐消退。如果肿胀突然加重,应及时调整方案,减少活动量,严重时及时复诊。关节镜手术治疗肩峰撞击综合征、冈上肌钙化性肌腱炎、肩锁关节炎、肩袖损伤等疾病效果等同或优于传统的切开手术,然而如果缺乏系统的护理及康复锻炼,将影响患者功能的恢复,术后系统的护理及康复锻炼是肩关节镜手术取得良好效果的重要保证。关节镜手术的操作技术、康复运动程序的选择及患者的配合,是保证治疗最终获得成功的3个重要环节。在整个护理康复锻炼过程中,要经常与患者进行沟通,使患者明白功能锻炼的重要性,尽早进行功能锻炼,可以较快地改善和恢复肩关节功能,取得患者配合,最大限度地调动患者的积极性和主动性,同时告知患者功能锻炼是一个循序渐进的过程,不可急于求成。

第三节　肩关节镜术的围手术期护理流程

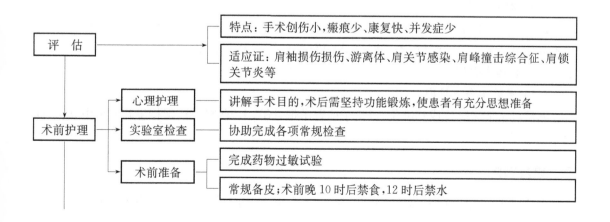

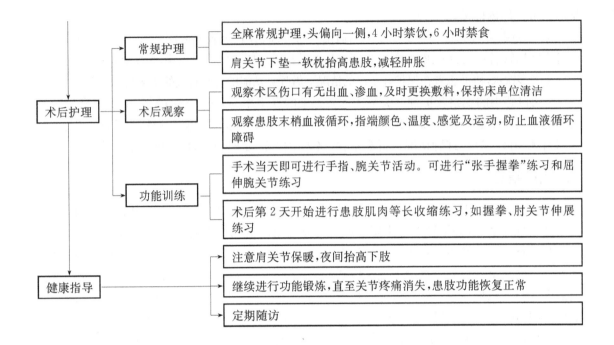

第四节　肩关节镜术的康复护理

关节镜 20 世纪初起源于日本,20 世纪 70 年代后在美国等国家得到长足的发展,现在已经成为标准的诊断方法和治疗技术。关节镜属于微创手术,痛苦小、切口小且美观,近 20 年来,膝关节镜外科获得很大的成功后,大家开始把重点放到肩关节上来。肩关节镜手术不仅适用于肩袖探查与修复和关节内游离体的取出,还可以用于肩关节的清创,且术后皮肤瘢痕和切口小,不易感染,手术更安全。肩关节虽然是非载荷关节,但肩关节损伤是最常见的运动损伤之一,术后早期康复治疗有助于减轻局部组织水肿和炎症反应,加速组织愈合,减少术后并发症和恢复肩关节的正常力学机制,因此肩关节镜术后患者的康复就显得尤为重要。

一、卧位

(一) 术后当天

由于早期置换的肱骨头周围的软组织尚未修复,关节未稳定,如患者体位不正确,肢体活动不当均可造成肩关节脱位,术后可给予平卧位,使用外展支架,使肩关节位于外展 50°～60°,前屈 45°,旋转中立位。

(二) 术后 1 个半月内

术后可采取半卧位或侧卧位,可给予前臂吊带悬吊,上臂垫软枕,保持患侧肩呈中立位,屈肘 90°。

二、康复锻炼

此阶段主要是清除病灶,解除病痛,矫正畸形和改善肩关节的活动,提高生存质量。PSA/

TSA 术后肩关节的康复治疗对关节的功能恢复至关重要,因此做好患者术前术后的心理护理,并制订系统的术前、术后康复训练计划,循序渐进,才可真正提高肩关节置换患者的关节活动能力和生活自理能力。

（一）术前

术前康复训练康复治疗在肩关节镜术前即已开始,即手术未动,康复先行。矫形医师和康复医师必须对患者进行肩关节镜的康复指导。发现患者的自我激励和结果预期可影响患者术后康复练习的积极性。向患者讲明术后的康复程序,如果康复时间较长,应使患者的家属清楚,以达到预期的目的。指导患者正确使用吊带的带上或取下;指导患者必需的日常生活活动（穿衣、做饭、半自理）;指导患者适度的练习（由手术医师确定）,同时说明活动范围与强度;还应指导患者进行术后练习及冷敷治疗,并讲解注意事项。因术前训练时会伴有疼痛,所以要求不必太高,以免影响其术后功能锻炼的信心。

（二）术后当天

此期为被动功能锻炼,以增加活动范围为主,尽量减少关节囊、韧带等软组织粘连。所有患者均在有效镇痛（局部冷敷、皮贴剂及口服药物）的基础上进行功能锻炼。比如患肢手捏皮球、适当被动抬肩,以增加活动范围（图 3-3-2）。

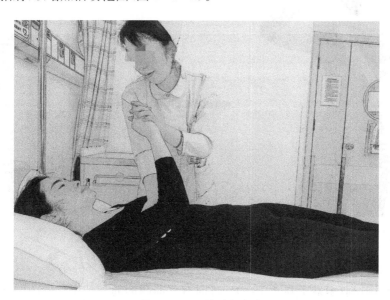

图 3-3-2　被动抬肩

（三）术后第 1 天后

1. 早期康复计划（术后 1～3 天）

（1）术后第 1 天在床上做握拳及放松训练,最大限度握拳,过伸掌指关节,持续 10 秒,每次 5 分钟,8 次/天。

（2）术后 2～3 天,健肢协助患肢最大限度伸、屈肘关节,每次 10 分钟,4～6 次/天。

（3）术后第 3 天被动活动肩关节,坐起,下地行走,在一定范围内,被动前后摆动肩关节,8 次/天,手、肘的主动活动增至 12 次/天,也可用 CPM 进行肩关节被动屈伸,自 15°始,每天增加 5°。以促使术肢远端肌力、手腕关节功能的尽早恢复。

2. 中期康复计划(术后 4 天至 6 周)   以健侧肢体协助做伸屈肘运动,仰卧位时外旋和上举运动,外旋运动时屈肘 90°。健侧手握住腕部上举过肩并用手触前额,逐渐超过头部,每天 4 次,每次 10 分钟。而肩关节则以被动锻炼为主,因术中切开肩胛下肌,术后 6 周内需加以保护,所以 6 周内不可主动活动肩关节,尤其是肩关节的主动内旋,以利于其恢复。

(1) 术后第 4~6 天在医师的指导下行肩关节外展、内收活动,自 10°始,每天增加 2°,每次 10 分钟,每天 5 次。

(2) 第 7~14 天,去除肩外展支具,换用三角巾,在 40°范围内主动伸、屈、内收、外展活动(图 3-3-3)。同时增加悬摆练习,令患者弯腰患臂下垂,手持木棍,在地面上进行内旋或外旋画圈,并逐渐增大圈的半径(图 3-3-4)。练习时躯体前屈,是为了减轻患者肌肉克服重力的负担,而且可以使肩部肌肉进一步松弛。肩关节镜术后进行康复时,过早地开始滑轮练习可能造成肱骨近端的骨折,引起大结节的移位。

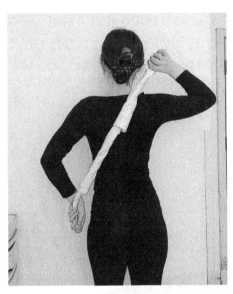

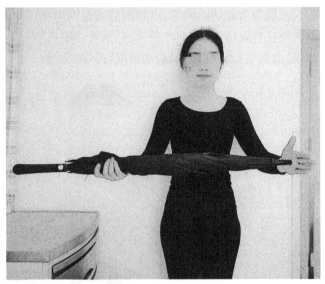

图 3-3-3   外展   图 3-3-4   悬摆

(3) 6 周前不要开始内旋等长肌力锻炼,以避免肩胛下肌的部分撕裂。

3. 后期康复计划(术后 7 周至 1 年)   此时有了前两期的被动康复训练的基础,应行肩关节主动锻炼,增加关节活动范围,改善日常生活自理能力。所有患者均行 X 线检查,有条件者还加做 MRI 检查,根据具体情况进行肩关节的主动锻炼,可做三角肌等长收缩练习,屈肘 90°用健侧手、墙壁等作为阻力,然后等长收缩内外旋肌群。

(1) 术后第 6 周,三角肌和肩袖的创伤基本愈合,开始逐渐做三角肌和冈下肌的主动练习以上锻炼方式,每天重复 5 次,每次 5 分钟。

(2) 术后 12 周开始行肩关节牵拉和抗阻力训练,利用弹力绷带或拉力器进行内旋、外旋的肌肉锻炼,通过前屈、上举、外旋及内旋、内收等活动进行患肩的牵拉训练。

(3) 术后 12 周后,在鼓励患者尽早使用术肢完成日常活动的同时,应避免上提或拖拉重物,禁止做投掷、挥动手臂运动。

三、简易康复护理方法

肩关节镜术后康复可分为三个时期：最大保护期、中度保护期、最小保护期。

1. 最大保护期　术后 1～3 周，保护和被动运动。

（1）固定：术后绷带悬吊固定，肩关节内收、内旋和轻微向前屈曲，肘关节屈曲位。仰卧时上臂下垫枕，保持肩部 10～20 度屈曲，以降低前方切口和关节囊的张力。

（2）肩部消肿止痛，采用物理因子治疗，温和的按摩，固定时尽量放松肩颈部和上半身肌肉。

（3）手、腕、肘关节的主动运动和被动牵张，内旋肌、外旋肌等长收缩练习。

（4）肩关节被动运动，被动肩关节上举、内旋、外旋活动，滑车练习。

（5）肩助力无痛外旋和屈曲活动。

2. 中度保护期　术后 4～6 周，如果组织结构允许，尽早进行主动运动。

（1）强调肩关节助力运动和主动运动，重新控制肩带肌肉。

（2）让患者在仰卧、侧卧、俯卧、坐位及站位下做开链主动运动。

（3）开始棒操、滑轮、爬墙、钟摆运动等。

（4）上臂紧贴身旁的外旋练习，主动内旋在 6 周后开始。

（5）肩带肌肉多点等长抗阻练习。

3. 最小保护期　7 周以后，进一步加强活动度和肌力。

（1）开始肩带肌肉的渐进阻力运动，强调低重量多重复。

（2）开始上肢的闭链运动，增加肩带的稳定。

（3）肩关节轻度牵张，少负荷长时间，自我牵张。

（4）促进上肢的功能性使用，强调速度。

四、日常生活注意事项

出院前应详细教会每位患者具体的锻炼计划和要求，嘱其应持之以恒、循序渐进地锻炼，不可操之过急，禁止剧烈活动肩关节。

（1）肩关节镜术后的患者不可参加接触性体育运动或反复抬举运动。

（2）术后 6 周内不可举重超过一杯水重量的物品。

（3）术后 6 周禁止直抬手臂或将手背到体后。

（4）术后禁止用患侧前臂将自己从床上或椅子上撑起。

五、术后随访

嘱患者术后 1 个月、3 个月、6 个月、9 个月、12 个月分别来医院复查一次，以后每年复查一次。定期对出院患者进行随访，了解功能康复情况。

（秦柳华　杨思绮　颜秉姝　石晓莎）

参 考 文 献

［1］戴尅戎.现代关节外科学［M］.北京：科学出版社,2007：472.

［2］王琦,卢耀甲,熊传芝,等.肩关节镜肩袖修复的术后护理与功能康复[J].实用临床医药杂志,2014,22(18)：157-159.

［3］李梦远,郑秋坚.关节镜下治疗肩袖撕裂的现状和研究进展[J].中华创伤骨科杂志,2014,16(4)：348-350.

［4］真启云,费文勇,张云飞.关节镜下肩袖修补术患者围手术期护理流程优化及效果评价[J].中华护理杂志,2016,51(6)：645-649.

［5］傅红平.肩关节镜下肩袖损伤修补术患者的护理[J].中国实用护理杂志,2012,28(15)：23-24.

［6］朱爱萍,杨贤云.肩关节镜下治疗肩袖损伤15例护理配合[J].齐鲁护理杂志,2011,17(11)：55-56.

［7］宫恩强.肩袖损伤的诊断与治疗[J].临床医学研究与实践,2016,1(6)：83.

［8］杨青霞,龚敏.肩关节镜下肩袖损伤修复术患者康复护理35例总结[J].深圳中西医结合杂志,2016,26(11)：150-152.

［9］陈晓磊.肩袖损伤关节镜修复术后的康复效果观察[J].现代诊断与治疗,2018,29(9)：1415-1417.

［10］任昆明,姜鑫.关节镜下手术治疗肩袖损伤24例[J].山东医药,2014,54(43)：84-85.

［11］傅红平.肩关节镜下肩袖损伤修补术患者的护理[J].中国实用护理杂志,2012,28(15)：23-24.

［12］高凯.肩袖损伤的诊断、治疗和康复[J].中国医药指南,2014,12(9)：245-246.

［13］崔芳,王惠芳,王予彬,等.康复训练对肩关节镜下SLAP损伤修复术后患者肩关节功能恢复的影响[J].中国运动医学杂志,2013,1(5)：394-397.

［14］Wise MB, Uhl TL, Mattacola CG, et al. The effect of limb support on muscle activation during shoulder exercises. Shoulder Elbow Surg, 2004, 13(6): 614-620.

第四篇

骨肿瘤疾病的康复护理

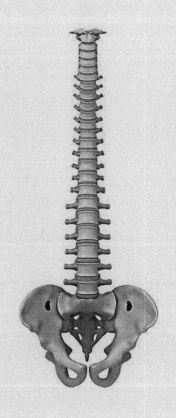

第一章
骨肿瘤疾病的基础知识

一、定义

骨肿瘤是指发生在骨内或起源于各种骨组织成分,如骨髓、血管、神经、脂肪、纤维组织的肿瘤。

二、流行病学情况

骨肿瘤的病因和发生过程与环节尚未确定。但不同国家、地区、民族在骨肿瘤的好发率、好发部位及年龄等方面有明显差异,说明骨肿瘤的发生受到环节因素、遗传因素等各方面的影响。

文献报道,欧美国家骨肉瘤较骨巨细胞瘤多见,根据入院病例统计,原发性骨肿瘤约占全身肿瘤的 2%。在我国良性骨肿瘤多于恶性,良恶之比约 2:1。男性发病多于女性,(1.5~2):1。肿瘤的好发年龄在诊断上有参考价值,良性肿瘤多见于儿童和青少年,骨巨细胞瘤好发于 20~40 岁年龄组,骨肉瘤的发病高峰年龄在 15~25 岁,纤维肉瘤、软骨肉瘤较多见于中年,骨髓瘤则在老年多见。恶性骨肿瘤有两个典型的发病高峰年龄,10~20 岁和 60 岁以上,前者发病人数多,后者少,两个年龄段发生的恶性骨肿瘤的危险性相似。解剖部位对肿瘤的发生也有重要意义,骨肿瘤多见于长骨的骨干骺端,如股骨远端和胫骨近端是骨肿瘤的好发部位。

三、分类

骨肿瘤分类是以组织学为基础,根据肿瘤细胞形态,结合电镜、组织化学、组织培养的研究结果,推断来源,划分良、恶性。原发性骨肿瘤指来源于骨骼系统本身的肿瘤,分为良性和恶性。良性骨肿瘤易根治,预后良好;恶性骨肿瘤发展迅速,预后差,死亡率高。继发性恶性骨肿瘤是从体内其他组织器官的恶性肿瘤经血液循环、淋巴系统转移至骨骼。还有一些骨肿瘤并非严格归于良性或恶性,而是居于两者之间,称为中间性或潜在恶性骨肿瘤。还有一类病损是发生在骨的瘤样病变,其病变组织不具有肿瘤细胞形态的特点,但其形态和行为都具有肿瘤的破坏性,临床表现类似骨肿瘤,一般较局限,易根治。

四、临床表现

(一) 疼痛

良性骨肿瘤病程缓慢,多为疼痛不明显或没有疼痛。而在恶性骨肿瘤中,疼痛是重要的症状,开始时为间歇性,后来发展成持续性,夜间痛、静息痛、不规则痛是恶性骨肿瘤的重要特征,疼痛性质以钝痛、胀痛为主,发生病理性骨折时可以为剧痛或锐痛。晚期疼痛加重影响工作、休息和睡眠,需要服用强镇痛药。生长在脊柱的肿瘤,在压迫或侵犯神经根时会出现相应神经支配区域的放射性疼痛,如颈肩痛、肋间神经痛和腰腿痛,也可以压迫脊髓而引起瘫痪。

(二) 局部肿块

逐渐长大的包块是诊断骨肿瘤的依据。良性包块生长缓慢,不易发现,表现为质硬、边界清晰,其表面一般无改变,听诊无杂音,对周围组织影响不大,对关节活动影响小。恶性骨肿瘤病史短,肿块生长迅速,其边界不清晰,周围组织有浸润,增大的肿瘤可有皮温增高和静脉曲张,位于长骨骨端、干骺端可有关节积液肿胀和活动受限。以肿块为首发表现的脊柱肿瘤患者并不常见,主要见于颈椎或脊柱后部附件肿瘤,由于脊柱肿瘤多发生在椎体,而椎体的位置较深,故在体表难以发现。

(三) 病理性骨折

轻微创伤引起的病理性骨折是良性骨肿瘤的首发症状,也是恶性骨肿瘤的常见并发症,具有单纯骨折一样的肿胀、疼痛、畸形和异常活动等。因此,临床上要对轻微外伤引起的骨痛患者引起重视,要考虑到骨肿瘤所导致的病理学骨折。

(四) 压迫症状

肿瘤位于脊柱者可压迫脊髓、神经根或椎旁神经丛,会出现相应的神经功能障碍。其表现通常为神经支配区域的疼痛、感觉与运动功能障碍及自主神经功能紊乱等。生长在骶骨并向骨盆突出生长的肿瘤可压迫直肠、膀胱,出现便秘与排尿困难等。邻近关节的肿瘤可引起关节活动功能障碍。

(五) 全身症状

恶性肿瘤晚期可有贫血、消瘦、低热、乏力、食欲减退、体重下降等。远处转移多数为血行转移,偶见淋巴转移。

五、诊断

骨肿瘤的诊断原则必须是临床、影像学和病理学三者结合,才能作出一个正确的骨肿瘤诊断。

(一) 常用的影像学检查方法

1. X 线平片　是诊断骨肿瘤不可缺少的基本手段,它可以分析病变的部位、破坏的形状、正常组织的反应带等。对于骨肿瘤的早期诊断,因为每单位体积骨质要有 30%～40% 的破坏才能显现出来,所以 X 线平片的诊断是有限的,同时躯干骨显影不如肢体骨。良性骨肿瘤 X 线表现一般为肿瘤骨质改变规则,密度均匀、边缘清晰,一般无骨膜反应和软组织阴影。恶性骨肿瘤显示骨质破坏明显,密度不均、边界不清、皮质穿破,可见骨膜反应,如 Codman 三角或放射状阴影,并可见软组织内不规则阴影或瘤骨阴影。

2. 计算机体层摄影(CT)　因具有较高的分辨率和能展示横断面解剖两个特点,所以对诊断骨骼病变,尤其是躯干骨病变极为有用。CT 能显示骨皮质及骨小梁,可以很好地显示瘤内钙化,特别是躯干骨的结构及钙化。也能明确髓内侵犯的范围和骨肿瘤对化疗的反应,还能测组织的密度。但是它对评估软组织或骨髓病变不如 MRI。此外,除非采用螺旋 CT,否则不能摄肢体纵轴像,并对较大的解剖区域不能有效扫描。

3. **磁共振成像(MRI)** 是评估脊柱、骨髓及软组织肿瘤的首选方法。它在冠状面及矢状面的长轴成像能测定病变部位、范围和跳跃病灶。Mark(1997)根据 MRI、术中冷冻病理切片、随诊 3 年的病例证明 MRI 能判定恶性骨肿瘤髓内范围和截除平面。MRI 的横断面成像能明确肿瘤、骨、软组织、神经血管束的解剖关系,骨皮质破坏类型和骨膜新骨形成,其突出缺点是不能准确地显示钙化的量和类型。

4. **数字减影血管造影(DSA)** 是在影像设备引导下,利用微创技术进行诊断和治疗的一种方法。它可清晰显示肿瘤的主要供血动脉来源及其分支、侧支循环状况和血管分布。可以明确需要切除及修复的血管及其与肿瘤的关系和肿瘤的范围,已较少单纯用于诊断,多在对肿瘤进行动脉灌注化疗或栓塞治疗时结合应用,在化疗药物杀伤肿瘤细胞的同时,使肿瘤内血管狭窄、闭塞,最终导致肿瘤组织液化或坏死。

5. **正电子发射计算机断层显像(PET–CT)** 是以代谢显像和定量分析为基础,应用组成人体主要元素,如 ^{11}C、^{13}N、^{15}O、^{18}F 等正电子核素为示踪剂,不仅可快速获得多层面断层影像、三维定量结果以及三维全身扫描,还可以从分子水平动态观察到代谢物或药物在人体内的生理生化变化,是将 PET 骨显像和 CT 形态学这两者优势完美融为一体。可以协助寻找肿瘤原发灶,鉴别良恶性肿瘤或病变,协助临床肿瘤分期,制定生物治疗靶区,评估肿瘤治疗效果,区分肿瘤治疗后坏死、纤维化或残留、复发。

6. **放射性核素检查** 是将一种能够在骨质浓聚的放射性核素及其标记化合物引入人体,然后用核医学仪器在体外显影,显示骨骼的形态、血供与代谢情况,并能明确病变部位。它是扫描骨转移瘤及多发骨肿瘤的首选方法,能发现早期 X 线平片不能发现的病灶。虽然它能敏感地显示骨折、肿瘤和炎症,但特异性差,边缘不清晰,所以它的诊断能力有限,必须结合其他检查。

（二）活组织检查

活组织检查对肿瘤诊断极为重要,既有助于明确病变的类型、原发肿瘤或转移肿瘤,同时也能为制定化疗、放疗、手术方案及评估预后提供依据。尤其在对肿瘤进行化疗、放疗和破坏性手术如截肢前,必须要有病理诊断。主要的方法有穿刺和切开活检。

（三）超声检查

它能有效地确定软组织肿瘤及其实体性或囊性,原发骨肿瘤的体外软组织肿块及骨膜,能反映骨和肿瘤与血管之间的关系,是一种可反复多次的非介入性检查方法。

（四）实验室检查

实验室检查是骨肿瘤诊断的辅助方法。碱性磷酸酶升高可帮助诊断骨肉瘤和切除后的肿瘤复发。血沉快,血中、尿中球蛋白增高可提示骨髓瘤的存在,但必须有骨髓穿刺才能明确诊断。各个系统癌症的实验室阳性结果对寻找骨转移癌原发灶有一定帮助。

六、治疗

根据骨肿瘤的种类、性质、侵犯部位和大小范围选择手术治疗、放疗或化疗等。

（一）手术治疗

根据骨肿瘤的外科分期,采用不同类型的手术达到相应的切除边缘。

1. **病损内手术**　如常用的刮除术,主要适用于良性肿瘤。

2. **边缘性手术**　指将肿瘤的整个切除,适用于良性肿瘤。

3. **广泛性手术**　即将肿瘤、肿瘤周边反应区及部分正常组织一起切除,适用于侵袭性或低度恶性肿瘤。高度恶性肿瘤有条件行保肢术时,在正规化疗基础上也可施行广泛性手术切除。

4. **根治性手术**　指将病损所在的整个解剖间切除,适用于高度恶性肿瘤。

(二) 综合治疗

良性骨肿瘤主要采用手术治疗,恶性骨肿瘤趋向于综合治疗。根据不同类型的肿瘤和具体情况选择手术、化疗、放疗、检塞疗法或免疫疗法。一般以手术为主,结合其他疗法。

(万昌丽　彭　飞)

参 考 文 献

[1]李安余.恶性骨肿瘤患者的外科护理及临床观察[C].贵州省医学会骨科学分会2014年学术年会,2014:1.

[2]王红乔.恶性骨肿瘤化疗患者心理状态调查及其干预策略研究[D].中国人民解放军医学院,2014.

[3]胡柏梅,王艳芳.我国骨肿瘤的研究进展及护理[J].护理研究,2007,21(3):202-203.

[4]黄菊.循证护理在骨肿瘤切除人工全膝关节置换手术中的应用[J].现代中西医结合杂志,2007,16(1):118-119.

[5]袁彩根,任英,应海珍.手术治疗38例原发性骶骨肿瘤的围手术期护理[J].中华护理杂志,2006,041(5):409-410.

第二章
颈椎肿瘤的康复护理

第一节　颈椎肿瘤的基础知识

颈椎肿瘤是临床肿瘤学中相对较为少见的一类肿瘤,由于颈椎肿瘤特殊的解剖位置,使得颈椎肿瘤具有不同于其他部位肿瘤的特殊诊断和治疗方法。颈椎肿瘤按肿瘤来源分为原发性颈椎肿瘤和转移性颈椎肿瘤。脊柱为转移性骨肿瘤最常见的部位,其中颈椎转移性肿瘤占脊柱转移瘤的 8%～20%,严重影响患者的日常生活,给临床治疗带来巨大挑战。近年来随着医学整体技术水平的提高,诊断技术的不断进步,特别是外科手术技术的显著进步,颈椎肿瘤诊断和治疗的状况得到较大改观,给临床工作带来极大便利。

一、定义

(一) 颈段脊柱解剖

颈段脊柱由 7 个颈椎、6 个椎间盘(第 1、第 2 颈椎间无椎间盘)和所属韧带构成(图 4 - 2 - 1)。上连颅骨,下接第 1 胸椎,周围为颈部肌肉、血管、神经和皮肤等组织包绕,俗称"脖子"或"脖颈"。从侧方观察,颈椎排列呈前凸弧度。虽然颈椎在脊椎椎骨中体积最小,但它的活动度和活动频率最大。由髓核、纤维环和椎体上、下软骨板三者构成的椎间盘为一个完整的解剖形态,使上、下两节椎体紧密相连结,在维持颈椎正常解剖状态的前提下,保证颈椎生理功能的正常进行。

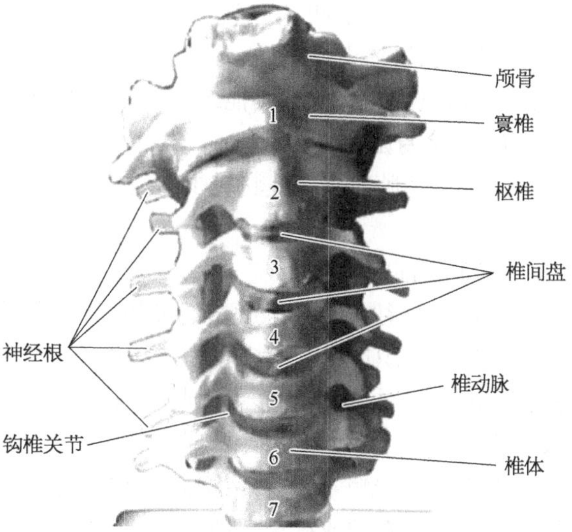

图 4 - 2 - 1　颈段脊柱

(二) 什么是颈椎肿瘤

颈椎肿瘤是发生于颈椎及其附属组织血管、神经、脊髓等的原发性与继发性肿瘤及一些瘤样病变(图 4 - 2 - 2、图 4 - 2 - 3)。

二、临床表现

颈椎椎体肿瘤的发病往往较为隐匿,加之颈椎的部位深,解剖关系复杂,颈椎椎体肿瘤早期症状往往无特异性,临床症状不明显,常被延误到出现脊髓压迫症状时。颈椎管内肿瘤缺乏

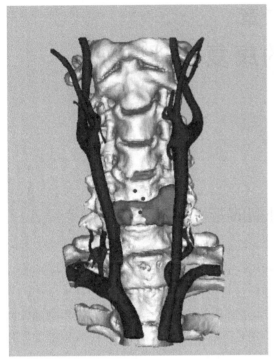

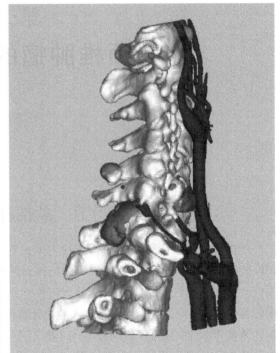

图4-2-2 颈椎肿瘤   图4-2-3 颈椎肿瘤

典型的临床表现,早期诊断困难,随肿瘤生长逐渐累及脊髓及神经根而引起四肢不同程度的感觉运动障碍、锥体束征阳性、脊髓半切综合征(Brown-Sequard 综合征)及肛门、膀胱括约肌功能障碍等,只从症状上与其他颈椎疾病鉴别困难。

(一) 全身症状

颈椎良性肿瘤全身症状较少见,转移性颈椎肿瘤晚期出现消瘦、乏力、贫血及低热等全身症状。

(二) 局部症状

1. 疼痛 往往是颈椎肿瘤的最初症状,有时也是患者就诊时的唯一症状。疼痛主要由肿瘤侵犯局部组织造成组织内张力增高所致。当肿瘤侵及邻近神经根时则可出现相应神经根支配部位的疼痛,故颈椎肿瘤可引起上肢疼痛。此种情形下,除疼痛症状外,还可伴随出现麻木及肌肉力量的改变。

2. 神经功能障碍 除疼痛以外,神经功能障碍是颈椎肿瘤最常见的临床症状。主要由于肿瘤组织压迫脊髓或神经根所引起,少数情况源自肿瘤(如瘤栓)造成的脊髓血液循环障碍。颈椎肿瘤压迫脊髓后多表现为病变水平若干椎节以下的截面性或节段性感觉减退,同时出现运动功能的改变,甚至瘫痪,临床症状多以肌张力增高、肌腱反射亢进等上运动神经元损害的表现为特点。

3. 局部肿块 多见于位于颈椎后方结构上的较大肿瘤。可看到皮肤和软组织隆起并触及包块。根据肿瘤性质不同,局部温度可为正常或升高,肿物压痛常较轻或不明显。

4. 脊柱畸形 可由于肿瘤造成的局部神经根刺激出现颈部畸形,也可由于椎体病理性骨折而出现脊柱后凸。

三、诊断标准

在脊柱肿瘤中,颈椎肿瘤属于疑难病、少见病,早期症状不明显,往往在压迫脊髓或神经根时才出现症状。肿瘤发生的节段、部位及病理类型等各有不同,诊断比较困难,容易出现误诊、漏诊等情况,可根据临床表现、影像学诊断、组织学检查、实验室检查等综合诊断。

(一)影像学诊断

影像学检查是颈椎肿瘤最重要的诊断手段。在出现相关症状之前,于常规身体检查过程中或因其他疾病就诊并行影像学检查时偶尔发现的病例并不鲜见。此外,通过影像学检查对颈椎肿瘤部位及范围的判断,也是制定治疗策略,尤其是手术切除方案不可或缺的依据。

1. X线检查　X线平面是绝大多数颈椎肿瘤最基本,也是最必要的检查,无论是否需要进行其他影像检查,X线正位和侧位平片都不可缺少。多数颈椎肿瘤可在X线片上得到显像。通过X线片可以观察到颈椎骨质结构被破坏的部位、范围及其密度等,为分析病变的性质提供大量有用信息。同时还可以较准确地了解椎体病理骨折伴随情况。

2. CT断层扫描　在目前所有影像学检查技术中,CT仍是对骨质结构分辨率最高的一项检测。其从横断面上可以清晰显示脊椎骨质密度和被破坏的情况,对于判断肿瘤的性质、边界等有很高的应用价值。如用三维成像技术对CT图像进行重建,则能更好地观察到肿瘤侵占的范围,及其对椎管的影响。

3. MRI检查　对颈椎周围软组织和椎管内的破坏情况显示较清晰。该成像技术的优势在于,在使颈椎骨质和相邻软组织病变得到良好显像的同时,能很好显示肿瘤同脊髓和神经根的相互关系,以及神经组织受损害的程度。增强MRI还能在一定程度上对肿瘤性质作出进一步判断。

4. 全身骨扫描　应用放射性核素技术对全身骨骼系统进行显像,对了解肿瘤为单发或多发,以及对转移性肿瘤进行评估,均有重要意义。

(二)组织学检查

尽管综合临床症状、体征和影像学特点可以对某些颈椎肿瘤提出初步临床印象,但在实际中,多数肿瘤病例很难通过上述常规方法得到组织学意义上的肯定性诊断。而另一方面,脊柱肿瘤的组织学诊断在很大程度上影响着治疗策略,特别是手术切除方案的制定。因此,采用某些特殊技术,设法在脊柱肿瘤治疗前就能明确其组织学类型甚为重要。肿瘤的活组织检查无疑是最为准确的诊断手段,但对于颈椎这样的特殊部位,切口活检损伤太大,常规穿刺又带来较大难度和风险。

(三)实验室检查

某些血或尿的化验检查指标有助于对脊柱肿瘤性质的判断。如:碱性磷酸酶升高常提示成骨性肿瘤转移的可能性;酸性磷酸酶升高则常提示前列腺癌转移;本周(Bence - Jones)蛋白异常出现为骨髓瘤较具特征性的反应。此外,血中钙和磷的变化,以及一些肿瘤相关抗原的出现,也可对某些类型脊柱肿瘤的诊断起到提示或辅助作用。

四、治疗

(一)非手术治疗

非手术治疗颈椎转移性肿瘤主要适用于脊柱稳定性良好、未出现神经功能障碍、疼痛通过药物可得到缓解的患者。非手术治疗主要包括放射治疗（放疗）、化学治疗（化疗）等。

1. 化学治疗　作为脊柱肿瘤的治疗方法之一，化学疗法适用于那些对化学药物敏感的肿瘤，应当认识到，在某些肿瘤，如骨髓瘤、淋巴瘤及成骨肉瘤等的治疗中，化疗甚至比手术切除更为重要，在很大程度上决定着肿瘤的最终疗效。对于不少转移性肿瘤，化疗也发挥着十分重要的作用。因化疗药物具有一定特异性，往往作用于不同肿瘤细胞的不同周期，且常需联合用药，加之不良反应比较大，故应在有经验的肿瘤学专家指导下应用。

2. 放射治疗　放射治疗是脊柱肿瘤的重要辅助治疗方法之一。此种疗法主要用于那些对放射敏感的肿瘤类型。大多数转移性脊柱肿瘤对放疗比较敏感。放疗可以通过减少肿瘤血供、直接杀伤肿瘤细胞等作用使肿瘤体积缩小，减轻由肿瘤软组织团块对脊髓和神经根所产生的压迫或刺激，从而使疼痛与神经损害症状得到不同程度缓解。

（二）手术治疗

对于原发性肿瘤已得到很好控制者，或对于转移瘤仅限于单一部位者，仍不应放弃彻底性切除肿瘤的机会。选择手术治疗的其他指征包括：病理性骨折造成脊柱不稳、疼痛及椎管内侵占者；对化疗不敏感的转移瘤；已做过放疗或其他辅助性治疗神经损害症状仍继续加重者；脊柱有潜在不稳定倾向者。

1. 手术目的和指征

（1）彻底切除肿瘤组织并建立颈椎的长久稳定性，最终使患者得到治愈。此为颈椎肿瘤治疗的最高目标。不少良性肿瘤，某些侵占较局限的低度恶性肿瘤可通过彻底性手术切除达到这样的临床效果。

（2）保持或恢复脊髓及神经根功能，并有效延长患者的生存期。

（3）减轻痛苦，改善患者生存质量。

但无论出于上述何种目的，手术指征均应以患者全身状况能够耐受手术作为重要前提，否则应视为手术禁忌。

2. 手术前准备

（1）常规准备同其他外科手术。由于颈椎肿瘤往往手术创伤较大，位置特殊，手术时间较长，术中出血亦较多，肿瘤患者的一般状况又常常较差，故于手术前应注意纠正患者的贫血及恶病质等情况，尤其应注意患者的凝血功能，避免因术中失血多而出现 DIC。故术前备血应充足。

（2）制订比较周密的方案，尽量考虑到术中可能出现的各种情况及相应对策。如考虑到手术中可能出现短时间内大量失血的情况，开放两条以上较大静脉通路供输液用，以及术中进行动脉压监测。

3. 手术注意事项

（1）行颈椎全脊髓切除手术前应常规做 MRI 检查，以了解颈部两侧椎动脉的解剖部位与形态，为术中椎动脉的显露与处理提供参考依据。

（2）经颌下入路行上颈椎肿瘤的全脊椎切除术时，须先进行前方的手术。上颈椎的全脊椎切除术可在头-胸外固定架（halo-vest）保护下完成。

（3）位于上颈椎前部的肿瘤如采用经口腔入路完成，应常规行气管切开，以利于手术后早期呼吸道的护理。

第二节　颈椎肿瘤的围手术期护理

颈椎肿瘤(cervical tumor)可分为原发性和继发性,是严重危害人类健康疾病之一。虽发病率较低,但致残率和致死率较高。由于局部解剖结构复杂,毗邻重要血管、神经及脊髓,完整切除肿瘤组织手术风险及难度远远大于颈椎常规手术。随着脊柱肿瘤生物学研究和脊柱外科技术进步,颈椎肿瘤的诊断、治疗理念也有革命性变革,手术治疗已成为主要方法之一。其中全脊椎切除既可最大可能切除肿瘤,减少局部复发率,又可提高生存质量,减轻癌性疼痛及身心折磨。因此,做好围手术期护理,预防术后各种并发症,具有重要的意义。

一、术前护理

(一)评估知识与心理状态

颈椎肿瘤手术难度大、风险高,所以在手术之前,患者往往会产生一系列恐惧的心理反应。护士应正确引导和对待这些反应。医师在手术之前对病情进行认真考虑,对可能出现的情况仔细分析,采用恰当的告知方式让患者愉快地接受手术。要建立良好的医患、护患关系,让患者能够正视疾病,接受治疗,树立战胜疾病的信心。评估患者对手术知识的了解程度和心理状态。可以利用各种宣传资料和生动的模型、图片来向患者讲解手术相关知识。

(二)术前功能训练

1. 术中卧位训练

(1)仰卧位训练:适用于颈前路手术患者。

1)目的:适应手术中的体位。

2)方法:让患者平卧,在肩背部垫一薄枕,使颈椎轻度后仰以暴露颈部,每日训练3次,从30分钟开始逐渐增加至2~3小时(图4-2-4)。

(2)俯卧位训练:适用于颈后路手术患者。

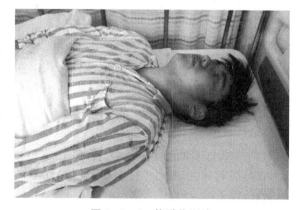

图4-2-4　仰卧位训练

1)目的:适应手术中的体位,提高肺部在俯卧位受压时的通气能力。

2)方法:在石膏床未做好前患者可先俯卧在床上,胸部垫一枕头或被子,双手臂伸直放在身体两侧,额部下方用一小枕头垫起以支撑头部,注意保持呼吸通畅,避免将口鼻捂住。最初每次训练20~30分钟,以后逐渐增加,直至2~3小时。对于颈后路手术患者,应配以石膏床进行俯卧位训练(图4-2-5)。

(3)石膏床训练:适用于颈后路手术患者。

1)目的:适应手术中的体位,提高肺部在俯卧位受压时的通气能力。

2)方法:患者俯卧于石膏床上,两手平放于身体两侧,额部垫一薄枕,注意不要将口鼻捂在枕头上,以免影响呼吸。每天锻炼2~3次,从30分钟开始直至2~3小时(图4-2-6)。

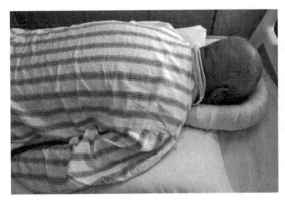

图 4 - 2 - 5 俯卧位训练

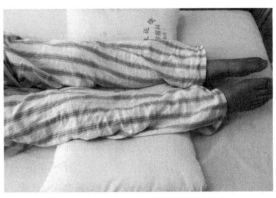

图 4 - 2 - 6 石膏床训练

2. 呼吸功能训练

（1）深呼吸训练：嘱患者取舒适体位，放松全身肌肉，将双手放于腹部，先快速呼出肺内空气，然后闭嘴缓慢地用鼻深吸气，使放于腹部的手因吸气而抬起，吸至不能再吸时稍屏气 2~3 秒，然后将口唇缩起似吹口哨状，缓慢呼气，使放于腹部的手因呼气而凹下，收缩腹肌，使气呼尽，吸气与呼气之比为 1：2 以上，训练频率为 8~10 次/分钟，3 次/天，15~20 分钟/次。可借助吹气球、吹泡泡等进行训练（图 4 - 2 - 7）。

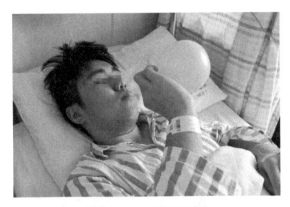

图 4 - 2 - 7 深呼吸训练

（2）咳嗽、咳痰训练：可采取两种方式：① 暴发性咳嗽：嘱患者取坐位或半坐位，先深吸一口气而后屏气 1~2 秒，随着胸腹肌的突然有力收缩，爆发咳嗽；② 分阶段咳嗽：一连串的小声咳嗽，使痰液松动，再用力咳出。咳嗽、咳痰训练从手术前 3 天开始，3 次/天，咳嗽一般不可进行时间过长，以 10 分钟/次为宜，在早晨起床后、晚上睡前及餐前 30 分钟进行（图 4 - 2 - 8）。

3. 卧床大小便训练　术前 3 天指导患者开始练习床上大小便，防止术后因习惯改变导致排便困难。由护士或家属协助患者做收腹抬臀、上下肢屈伸等动作，指导患者多做深呼吸、提肛动作，这可锻炼腹肌和提肛肌，增加排便的动力。也可以指导家属帮助患者做腹部环形按摩，起到刺激和促进肠胃蠕动的作用，有利于排便。

（三）术前准备

1. 完善术前检查　根据患者病情，完

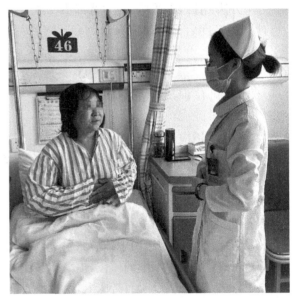

图 4 - 2 - 8 咳嗽、咳痰训练

善相关检查。实验室检查如心电图、心脏彩超及肺功能等,影像学检查如 X 线、B 超、CT、磁共振(MRI)等。

2. **物品准备** 颈椎肿瘤患者术前应配备大小合适的颈托,颈椎后路手术应定制大小合适的石膏床,手术当天床旁应准备两个沙袋和一个专用颈椎枕头。由于脊柱肿瘤手术均采取全身麻醉,所以应先备好氧气装置以供术后使用。病情特殊患者,可事先备好心电监护仪、负压吸引器、气管切开包、呼吸机等抢救监护设备。

3. **肠道准备** 术前禁食 4 小时,禁饮 2 小时。

4. **皮肤准备** 所有患者均要求手术当天剃光头进行备皮,男性患者还要剃除胡须。行动方便的患者在家属陪同下用氯己定(洗必泰)沐浴露进行沐浴,卧床的患者协助其进行床上擦浴。

二、术后护理

(一)术后一般护理措施

1. **病情观察** 患者术后常规心电监护,尤其是高龄患者,合并高血压病、糖尿病、冠心病、心肺功能不全等异常情况,应 24 小时连续监测,密切观察患者生命体征变化及神志改变。观察患者术后喉头水肿情况,如患者出现呼吸急促、表浅及猫叫症状,提示有喉头水肿痉挛可能,及时通知医师,做好气管插管及切开准备。

2. **体位护理** 术后给予去枕平卧 4~6 小时后再更换体位(全麻初醒防止呕吐窒息,后路术后压迫止血)。

(1)颈椎前路:卧床休息,床头抬高 30°~40°,有利于减少切口渗血。每两小时适当变换体位,防止压力性损伤。可仰卧、侧卧,侧卧时保持枕头与肩同高,颈椎自然平直中立位。

(2)颈椎后路:患者头颈部制动,颈部两侧各放置一个沙袋,保持颈部中立位,避免左右旋转或前后过度屈伸。在观察患者 4~6 小时无明显恶心呕吐后可给予垫枕翻身。枕头高度以 3~5 cm 为宜,以减轻伤口张力及疼痛。翻身时注意保持轴线翻动,每 2 小时一次以预防压疮的发生。侧卧时注意将头部垫高与脊柱保持在同一轴线水平上,翻身时角度不宜过大,以侧卧 30°为宜。

(二)引流管的护理

由于颈椎肿瘤手术创面较大,渗血、渗液容易积聚引起感染,而且会造成对脊髓、气管等伤口周围组织的压迫,所以术后伤口要常规放置 1~2 根引流管,一般多给予负压引流。保持引流管的通畅,妥善固定,不扭曲。注意观察引流液的颜色、性质,准确记录引流量。若血性引流液 1 小时内超过 200 ml,24 小时引流液超过 500 ml 及时通知医师。注意患者引流液中有无血和液体分离的现象,观察有无脑脊液漏,定期更换引流袋,记录引流量、性质。

(三)疼痛的护理

术后疼痛是降低患者舒适感的重要原因。因此,有效的镇痛方法有助于提高患者的舒适感。对手术后切口疼痛,采用预防用药,定时给药,而不是要求患者忍耐疼痛,待疼痛难以忍受时才给药。在移动患者躯体时,应先与患者解释可能发生的疼痛,讲解移动躯体的必要性,取得患者的理解和配合,移动时重点保护颈部和整个脊柱。颈椎术后易出现肺部并发症,需患者进行深呼吸和有效咳嗽,故向患者讲述正确的咳嗽方法,最大程度减少伤口因深呼吸、咳嗽振动产生的疼痛,并向患者保证正确的咳嗽不会导致伤口裂开,要让患者明白正确操作方法。

（四）颈椎局部的护理

将患者送回病房后，协助患者将下肢、躯体以及头颈部托起，确保身体各部位处于同一直线上，保持颈部正中卧位，对颈部进行制动，佩戴松紧度适宜、型号合适的颈托以使颈椎稳定性得到保持。定时协助患者进行体位变换，同时对下颌骨、枕部以及耳郭等部位皮肤采取保护措施。

（五）饮食指导

颈椎前路手术由于气管食管遭受牵拉而疼痛，术后 6 小时全麻清醒后，若患者无呕吐等症状，经口给予少量多次喂温开水，未出现呛咳等症状后，术后第 1 天增加蔬菜汁、米汤汁，术后第 2 天逐渐过渡到进食流质、半流质，术后第 3 天咽部不适疼痛减轻后给予软食，以后进普食。行后路手术的颈椎肿瘤患者，术后 6 小时可先给予易消化的流质，第 2 天如无明显的咽喉部不适即可以给予普食。

三、并发症的预防和护理

颈椎肿瘤因解剖的特殊性和手术的复杂性，术后易发生呼吸困难、肺部感染、脊髓损伤或损伤加重等并发症。所有并发症的危险因素可能与年龄、Kamofskv 评分（体力状态）、肿瘤解剖位置、辅助治疗、肿瘤完整性、手术入路、切除节段、术中出血和手术时间等有关。

（一）窒息

颈椎手术影响呼吸功能有两方面的原因，其一是颈髓损伤和水肿蔓延到 C4 以上的颈髓，影响到膈肌，引起呼吸肌无力，特别是影响至延髓呼吸中枢，引起呼吸衰竭；其二是颈部手术创伤水肿或血肿压迫气管引起的呼吸障碍。均给予患者雾化吸入，3 次/天，15 分钟/次。可应用糜蛋白酶、盐酸氨溴索（沐舒坦）、地塞米松、庆大霉素等药物行雾化吸入，减轻呼吸道水肿，降低痰液黏稠性。对于痰液过多过稠者，可适当增加雾化吸入的次数。病情允许情况下可给患者拍背，协助排痰。另外，术后 2～3 天即可以开始进行呼吸功能训练如吹气球等，特别是放置胸腔闭式引流管的患者，有利于肺的扩张。此外，麻醉插管可引起咽喉部损伤，引起喉头水肿。喉头水肿术后4～5 天为高峰期，1 周后渐渐消退，如严重水肿至呼吸困难者可考虑气管插管或气管切开。

（二）脑脊液漏

颈椎肿瘤术中可直接损伤硬脊膜，手术减压后局部挤压因素解除致脑脊液随硬脊膜破口流出。如处理不当，产生伤口感染，致椎管内感染，经久不愈，故妥善护理尤为重要。观察患者伤口引流液的色、质、量，如果引流液的颜色由鲜红色变为淡红色或黄色清亮且量增多应警惕脑脊液漏的发生。对于术后发生脑脊液漏的患者，要与患者及其家属做好沟通，争取患者积极的配合。术中置入的引流管避免过早拔出，应待创口初步愈合后再拔管，引流期间注意观察患者一般情况。拔管之前应保持绝对卧床休息，根据病情，取头高脚低斜坡卧位，保持颈部引流通畅。加强切口的观察与护理，及时换药，保持切口的干燥。密切监测患者体内的水电解质平衡情况并及时给予纠正。应用抑制脑脊液分泌药物及高效广谱抗生素药物。观察患者是否存在低颅压症状等并发症，及时配合医师处理。

（三）脊髓神经水肿/血肿平面的上升

注意观察患者四肢有无感觉运动的改变，特别是术后 24 小时内每小时观察记录一次患者四肢的肌力，主要了解下肢的主动运动，尤其是足趾和踝关节的伸屈功能，并与术前进行比较，判断手术对脊髓功能的影响。让患者自主活动四肢，如发现肢体麻木，运动障碍或感觉障碍平面上升，提示有脊髓水肿平面上升或血肿形成，应及时报告处理。

（四）感染

每日监测体温,注意观察伤口有无红、肿、热、痛等症状。警惕患者发生颅内感染,颅内感染患者常引起严重高热、负氮平衡、电解质紊乱,使患者急速转入衰竭状态而威胁患者生命。护理中要观察患者意识、瞳孔、生命体征的变化,如果患者出现持续高热、剧烈头痛、颈项强直等脑膜刺激症状时,应高度怀疑颅内感染。

（五）喉返神经和喉上神经损伤

全麻清醒后,观察患者有无喉返神经损伤所导致的声音嘶哑、发声障碍、声带麻痹。喉上神经损伤是由于术中牵拉造成,为暂时性的,术后 48 小时内观察术后患者有无喉上神经损伤而引起的呛咳、呼吸困难,防止误吸。

（六）压疮

卧床期间的患者术后四肢肌力达到 4 级后,指导和协助其将臀部抬离床面约一拳头位置,以减轻骶尾部皮肤受压情况。在颈托内放置小方巾减少颈托边缘对皮肤的压力,颈托边缘皮肤使用美皮康普通型保护皮肤及减轻压力。另外,患者的枕部较高与颈托的边缘重叠,根据患者的枕部的形状,将颈托后部和枕部重叠的部分用剪刀剪去,边缘修整光滑,减少枕部受压。

四、健康指导

术后颈托固定 3 个月,严禁低头及突然转动头部。洗头或沐浴时均不能取下颈托,平卧时可以取下颈托,勿久坐低头,避免颈椎不良姿势。卧床时,不用戴颈托,保持良好的睡姿,取侧卧位或仰卧位时,头颈部、胸腰部保持生理曲度,双髋及双膝呈屈曲状,翻身要保持轴线。坐起或者下床活动时正确佩戴颈托:先戴后片,再戴前片,搭扣固定时,后片应包住前片。若颈部出现剧烈疼痛或吞咽困难,有梗阻感,可能为植骨块移位或脱落,应立即到医院复查。若出现以下情况应及时就医:发热(体温＞38.5℃),伤口发出异味,切口红肿或有异常疼痛、渗血渗液,四肢感觉运动有异常等。术后 3 个月内每个月门诊摄片复查了解内固定物有无松动、骨融合情况,在医师确认骨愈合良好后,方可去除颈托进行颈部活动度的训练,如有不适随时复诊。

第三节　颈椎肿瘤的围手术期护理流程

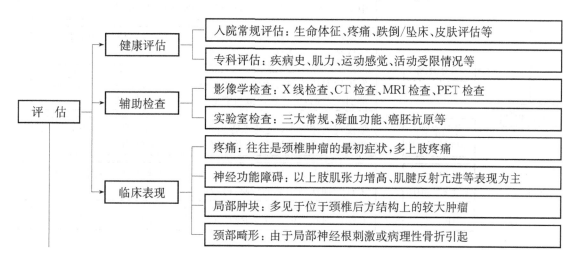

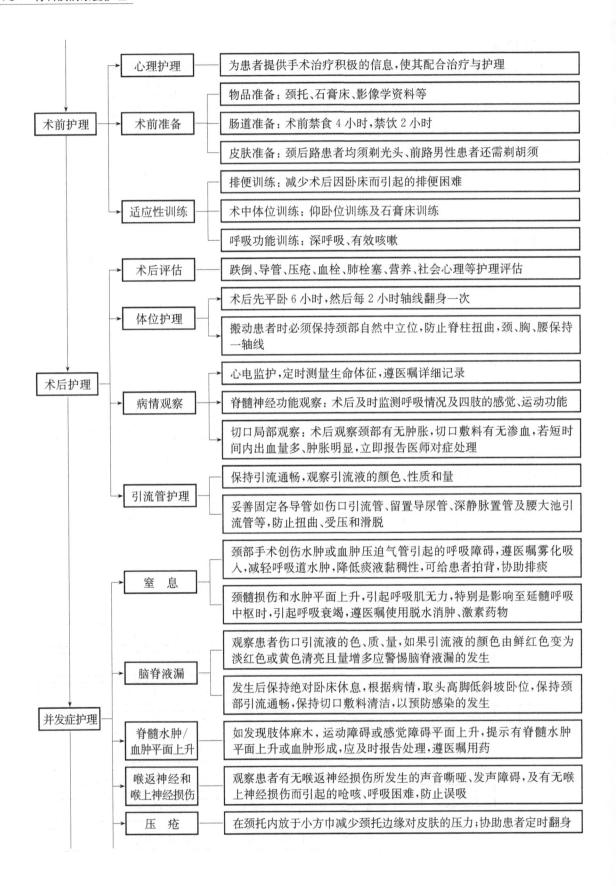

术前护理 ── 心理护理 ── 为患者提供手术治疗积极的信息,使其配合治疗与护理

术前准备
- 物品准备:颈托、石膏床、影像学资料等
- 肠道准备:术前禁食 4 小时,禁饮 2 小时
- 皮肤准备:颈后路患者均须剃光头、前路男性患者还需剃胡须

适应性训练
- 排便训练:减少术后因卧床而引起的排便困难
- 术中体位训练:仰卧位训练及石膏床训练
- 呼吸功能训练:深呼吸、有效咳嗽

术后护理

术后评估 ── 跌倒、导管、压疮、血栓、肺栓塞、营养、社会心理等护理评估

体位护理
- 术后先平卧 6 小时,然后每 2 小时轴线翻身一次
- 搬动患者时必须保持颈部自然中立位,防止脊柱扭曲,颈、胸、腰保持一轴线

病情观察
- 心电监护,定时测量生命体征,遵医嘱详细记录
- 脊髓神经功能观察:术后及时监测呼吸情况及四肢的感觉、运动功能
- 切口局部观察:术后观察颈部有无肿胀,切口敷料有无渗血,若短时间内出血量多、肿胀明显,立即报告医师对症处理

引流管护理
- 保持引流通畅,观察引流液的颜色、性质和量
- 妥善固定各导管如伤口引流管、留置导尿管、深静脉置管及腰大池引流管等,防止扭曲、受压和滑脱

并发症护理

窒息
- 颈部手术创伤水肿或血肿压迫气管引起的呼吸障碍,遵医嘱雾化吸入,减轻呼吸道水肿,降低痰液黏稠性,可给患者拍背,协助排痰
- 颈髓损伤和水肿平面上升,引起呼吸肌无力,特别是影响至延髓呼吸中枢时,引起呼吸衰竭,遵医嘱使用脱水消肿、激素药物

脑脊液漏
- 观察患者伤口引流液的色、质、量,如果引流液的颜色由鲜红色变为淡红色或黄色清亮且量增多应警惕脑脊液漏的发生
- 发生后保持绝对卧床休息,根据病情,取头高脚低斜坡卧位,保持颈部引流通畅,保持切口敷料清洁,以预防感染的发生

脊髓水肿/血肿平面上升 ── 如发现肢体麻木,运动障碍或感觉障碍平面上升,提示有脊髓水肿平面上升或血肿形成,应及时报告处理,遵医嘱用药

喉返神经和喉上神经损伤 ── 观察患者有无喉返神经损伤所发生的声音嘶哑、发声障碍,及有无喉上神经损伤而引起的呛咳、呼吸困难,防止误吸

压疮 ── 在颈托内放于小方巾减少颈托边缘对皮肤的压力;协助患者定时翻身

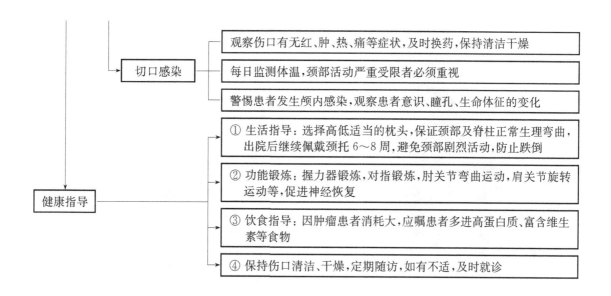

切口感染	观察伤口有无红、肿、热、痛等症状,及时换药,保持清洁干燥
	每日监测体温,颈部活动严重受限者必须重视
	警惕患者发生颅内感染,观察患者意识、瞳孔、生命体征的变化

健康指导	① 生活指导:选择高低适当的枕头,保证颈部及脊柱正常生理弯曲,出院后继续佩戴颈托 6~8 周,避免颈部剧烈活动,防止跌倒
	② 功能锻炼:握力器锻炼,对指锻炼,肘关节弯曲运动,肩关节旋转运动等,促进神经恢复
	③ 饮食指导:因肿瘤患者消耗大,应嘱患者多进高蛋白质、富含维生素等食物
	④ 保持伤口清洁、干燥,定期随访,如有不适,及时就诊

第四节　颈椎肿瘤的康复护理

对于颈椎术后的患者来说,康复训练将决定最终的治疗效果。先评估患者四肢感觉运动能力恢复情况,根据颈部肌肉及上肢肌肉解剖特点,再根据患者的年龄、体能制订个性化康复训练计划,以促进运动功能的康复,预防废用综合征、并发症的发生。

一、颈部肌肉与上肢肌肉解剖特点

(一)颈部浅层肌肉

颈部肌肉中对视觉影响较大的是浅层的胸锁乳突肌和斜方肌上束,其中胸锁乳突肌位于颈侧,斜方肌上束位于颈后。

1. 胸锁乳突肌　起源于胸骨柄和锁骨内上缘,斜向上止于脸侧下颌的乳突。一侧胸锁乳突肌收缩使头向同侧屈,并转向对侧。两侧同时收缩则使头后伸(图4-2-9)。

2. 斜方肌上束　位于颈后,起于项韧带、颈椎棘突,止于锁骨、肩峰内缘及肩胛冈下缘。两侧同时收缩使头后仰,单侧收缩使颈向同侧倾斜、面向后仰旋向对侧(图4-2-10)。

(二)颈部深层肌肉

第一类起于颈椎,止于颈椎之外的骨或韧带,作用是让颈椎向不同方向倾斜或旋转;第二类起于颈椎,止于其他颈椎或胸椎,作用是让颈椎向不同方向弯曲。

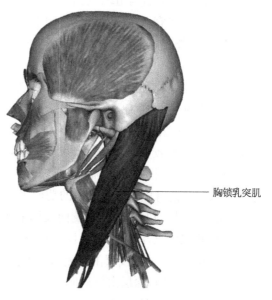

胸锁乳突肌

图4-2-9　胸锁乳突肌

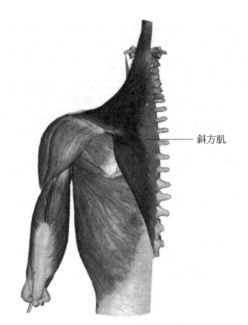

图 4-2-10　斜方肌上束

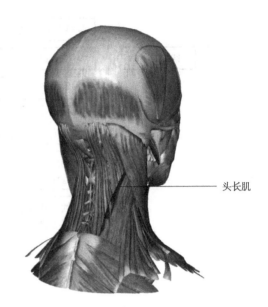

图 4-2-11　颈部深层肌肉

1. 第一类肌肉　斜方肌是位于颈前的第一类肌肉,起于颈椎横突,止于肋骨,两侧收缩时使颈前倾,单侧收缩使颈向侧前方倾。提肩胛肌、小菱形肌、头夹肌、颈夹肌是位于颈后的第一类肌肉,两侧收缩使颈后倾,单侧收缩使颈向侧后倾。

2. 第二类肌肉　颈长肌、头长肌属于第二类,附着于颈椎前部,收缩时使颈前屈,单侧收缩使颈向同侧前方屈。半棘肌属于第二类,附着于颈椎后部,收缩时使颈后伸,单侧收缩向同侧后方弯曲。后伸即向后弯,同上,注意和后倾的区别(图 4-2-11)。

(三) 上肢肌肉

上肢肌指上肢的肌肉组织,包括上肢带肌、臂肌、前臂肌和手肌。

1. 肩肌　主要有三角肌、冈上肌、冈下肌、小圆肌、大圆肌、肩胛下肌等。三角肌:位于肩部,可使肩关节外展 90°(图 4-2-12、图 4-2-13)。

2. 臂肌

(1) 前群:主要有肱二头肌、喙肱肌、肱肌等。肱二头肌:两个头,作用于肘关节。可屈肘关节及使前臂旋后。

(2) 后群:为肱三头肌,三个头,作用于肘关节,可伸肘关节(图 4-2-14、图 4-2-15)。

3. 前臂肌　比较复杂,位于桡、尺骨周围,包括前后两群,每群又可分为浅、深两层。前群一般为屈肌(屈肘、屈腕、屈掌、屈指)或旋前肌(前臂旋前),后群一般为伸肌(伸肘、伸腕、伸掌、伸指)或旋后肌(前臂旋后),每块肌的功能多与名称一致。

(1) 前群:共 9 块,浅层由桡侧向尺侧依次为:肱桡肌、旋前圆肌、桡侧腕屈肌、掌长肌、指浅屈肌和尺侧腕屈肌,深层包括拇长屈肌、指深屈肌和旋前方肌。

(2) 后群:共 10 块,浅层由桡侧向尺侧依次为:桡侧腕长伸肌、桡侧腕短伸肌、指伸肌、小指伸肌和尺侧腕伸肌,深层由桡侧向尺侧依次为:旋后肌、拇长展肌、拇短伸肌、拇长伸肌和示指伸肌(图 4-2-16、图 4-2-17)。

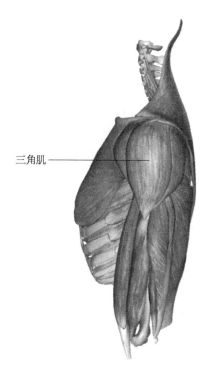

三角肌

图 4 - 2 - 12　肩及上臂前面的肌肉

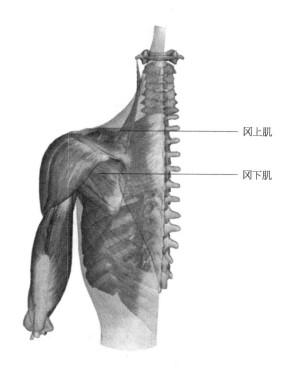

冈上肌

冈下肌

图 4 - 2 - 13　肩及上臂后面的肌肉

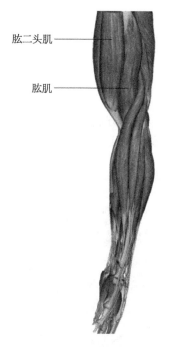

肱二头肌

肱肌

图 4 - 2 - 14　前臂前面的肌肉

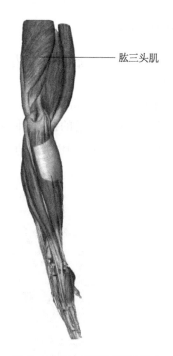

肱三头肌

图 4 - 2 - 15　前臂后面的肌肉

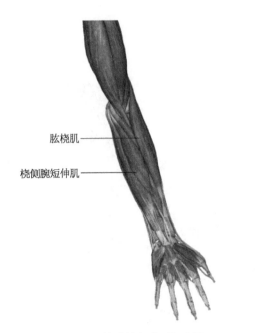

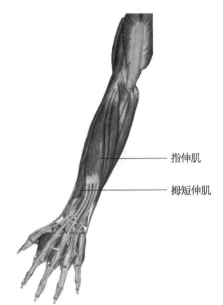

<table>
<tr><td>肱桡肌</td></tr>
<tr><td>桡侧腕短伸肌</td></tr>
</table>

指伸肌

拇短伸肌

图4-2-16　前臂的肌肉(前面观)　　图4-2-17　前臂的肌肉(后面观)

4. 手肌　可分为外侧群、中间群、内侧群。

(1) 外侧群:较发达,有 4 块,作用于拇指,隆起形成鱼际。

(2) 中间群:位于掌心或掌骨之间。

(3) 内侧群:有 3 块,作用于小指,形成小鱼际。

二、功能锻炼方法

(一) 第一阶段(术后 24 小时内)

1. 握力器的锻炼

(1) 目的:锻炼手部的握力。

(2) 方法:根据自己的握力,准备弹性适中的握力器,具体方法见图。术后第 1 天即可开始练习。每天 3 次,每次 10～20 回,之后逐步增加。具体方法见图 4-2-18、图 4-2-19。

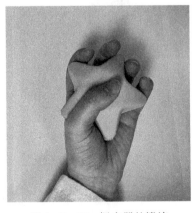

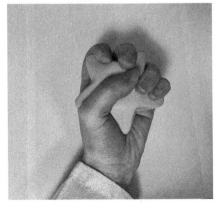

图4-2-18　握力器的锻炼　　　　图4-2-19　握力器的锻炼

2. 对指锻炼

（1）目的：锻炼手指精细动作。

（2）方法：大拇指分别于示指、中指、环指、小指进行接触，术后如果肌肉、神经功能尚未完全恢复，可逐渐缩小两指之间距离，达到锻炼目的。每天 3～5 次，每次 10～20 回，之后逐步增加，具体方法见图 4-2-20、图 4-2-21。

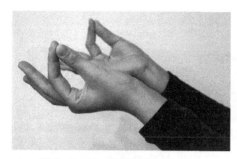 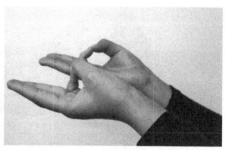

图 4-2-20　手指精细动作训练　　　　图 4-2-21　手指精细动作训练

3. 扣纽扣锻炼

（1）目的：锻炼手指精细动作。

（2）方法：一手捏住纽扣，另一手拇指贴住衣服纽扣洞口，再将纽扣穿入洞中，一手拉出整理好。

（二）第二阶段（术后 1～3 天）

1. 肘关节运动

（1）目的：带动肱二头肌运动，预防上臂肌肉萎缩。

（2）方法：双手臂依次进行屈肘锻炼，幅度逐渐增大，每天 3 次，每次 10～20 回，之后逐步增加。具体方法见图 4-2-22。

2. 仰卧肩关节水平内收

（1）目的：锻炼肩胛肌。

（2）方法：屈膝仰卧，保持肩膀下沉，双臂水平举起，掌心向上，吸气准备，呼气时双臂内收，

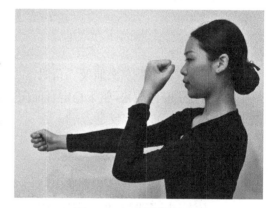

图 4-2-22　肘关节运动

手指尖指向天花板方向，吸气，慢慢将手臂还原至水平外展（图 4-2-23）。

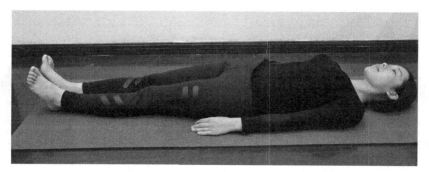

图 4-2-23　仰卧肩关节水平内收

3. 仰卧肩关节屈伸

(1) 目的：锻炼肩胛肌。

(2) 方法：屈膝仰卧，保持肩膀下沉，双臂自然放在身体两侧，掌心向下。吸气，将手臂举起向头顶方向延伸，呼气，腹部收紧，手臂从头顶方向还原至身体两侧(图 4-2-24)。

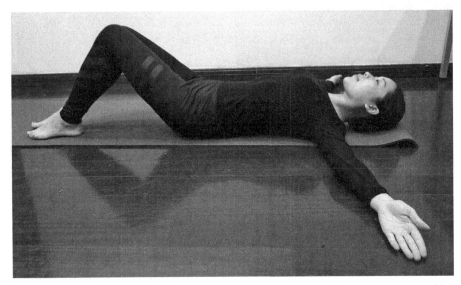

图 4-2-24　仰卧肩关节屈伸

4. 肩部拉伸

(1) 目的：锻炼肱三头肌及三角肌。

(2) 方法：身体放松，躯干稳定直面向上，左臂水平伸向右侧，右手套住左臂肘关节，右臂渐渐向右后侧用力，左臂反之。

(三) 第三阶段(术后 1 周后)

1. 仰卧肩关节向上环绕

(1) 目的：重点锻炼颈肩部肌肉、斜方肌、肩关节，预防肌肉萎缩。

(2) 方法：屈膝仰卧，保持肩膀下沉，手臂伸直，手指尖指向天花板方向，将手臂向头顶方向延伸，再将手臂向两侧外展后，再内收到身体两侧，再将双手举到天花板方向(图 4-2-25)。

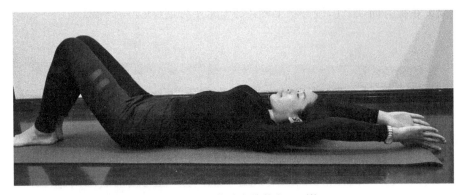

图 4-2-25　仰卧肩关节向上环绕

2. 弹力带直臂外扩

（1）目的：重点锻炼颈肩部肌肉、斜方肌、肩关节，预防肌肉萎缩。

（2）方法：身体直立，保持稳定，双手握住弹力带，外展双臂将弹力带拉直至胸前，还原过程中保持弹力带张力。

3. 肩关节环绕

（1）目的：重点锻炼颈肩部肌肉、斜方肌、肩关节，预防肌肉萎缩。

（2）方法：身体站直，双脚打开与肩同宽，保持身体稳定，手指虚握，大拇指点在肩部上。屈臂，肩膀向后做画圆动作，肩部有拉伸感。

4. 肩桥运动

（1）目的：重点锻炼颈肩部肌肉、斜方肌、肩关节，预防肌肉萎缩。

（2）方法：双手自然放于身体两侧，掌心向下，吸气，保持脊柱自然中立位，呼气，尾骨卷向耻骨，耻骨抬高，骨盆后倾，将脊柱从尾骨一节一节抬高离开床面，直至膝盖、髋部抬高与肩膀成一条直线。吸气，保持躯干不动，呼气，放松胸部和肋骨，将脊柱反向逐节返回到起始动作（图4-2-26）。

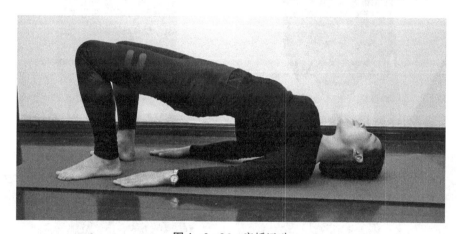

图4-2-26 肩桥运动

5. 俯卧对角伸展

（1）目的：重点锻炼颈肩部肌肉、斜方肌、肩关节，预防肌肉萎缩。

（2）方法：俯卧位，抬起一侧手臂和对侧腿部至最高点，略作停顿，回到起始状态，做另一侧手臂和腿部的抬起，贴于地面的手臂和腿部保持放松。

6. 仰卧伸腿

（1）目的：重点锻炼下肢肌肉，预防肌肉萎缩。

（2）方法：仰卧位，保持脊柱自然中立位，身体与大腿之间呈90°角，两腿交替在空中向前伸直，伸直时腿部与地面呈30°~45°角效果最佳（图4-2-27）。

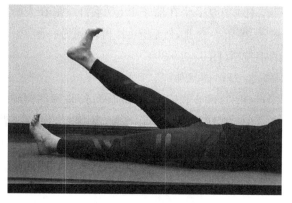

图4-2-27 仰卧伸腿

(四) 第四阶段(术后 3 个月)

1. 四向点头

(1) 目的：锻炼颈肩部肌肉,预防颈部僵硬。

(2) 方法：坐在椅子上,双手自然搭在大腿上,保持腰背挺直,后背贴实椅子,头部按照一定次序向前、后、左、右四个方向转动。动作幅度由小及大,循序渐进(图 4-2-28)。

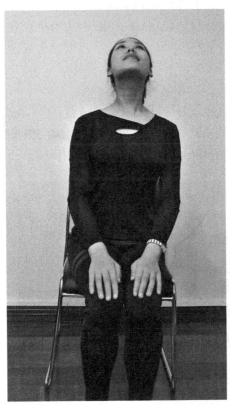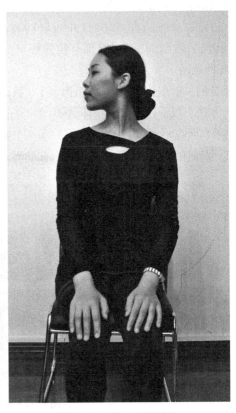

图 4-2-28　四向点头　　　　　　　　图 4-2-29　双向转头

2. 双向转头

(1) 目的：锻炼颈肩部肌肉,预防颈部僵硬。

(2) 方法：坐在椅子上,双手自然搭在大腿上,保持腰背挺直,后背贴实椅子,头部向一侧转动,停留一会儿,然后转回,再转到另一侧,在转头时眼睛尽量向身后看,这样可以增加颈部的牵拉感(图 4-2-29)。

3. 颈部侧拉伸

(1) 目的：锻炼颈肩部肌肉,预防颈部僵硬。

(2) 方法：坐在椅子上,收紧腰腹,保持腰背挺直,后背贴实椅子,左手向下伸直拉住椅面;右手放在头部左侧,轻轻向右用力。反之同(图 4-2-30)。

4. 颈部斜角肌拉伸

(1) 目的：锻炼颈肩部肌肉,预防颈部僵硬。

(2) 方法：坐在椅子上,挺直腰背,左手放在同侧大腿上,后脑勺轻轻向后仰,下巴抬高,头部向右侧歪,眼睛看向左上方;右手放在头部左侧上方的位置,轻轻地向右压,感觉颈部左侧的肌肉被拉长(图4-2-31)。

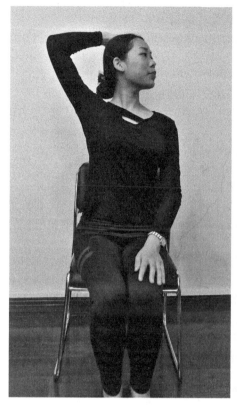
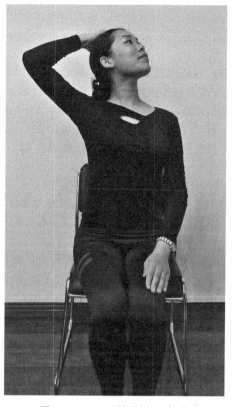

图4-2-30　颈部侧拉伸　　　　　图4-2-31　颈部斜角肌拉伸

三、颈椎肿瘤康复指导特点

肢体活动由远端到近端便于记忆;活动强度由弱到强,由简单到复杂,便于学会;关节活动与肌肉收缩间隔搭配,可减轻疲劳感;运动无绝对顺序要求,可反复、穿插、交替练习。

四、康复锻炼注意安全原则

(1)患心血管等基础疾病患者,指导进行肌肉收缩持续时间在10秒以内。有研究表明,持续肌肉等长收缩训练会使人体收缩压上升,持续时间的安全反应应小于10~15秒,并尽量避开上午6:00~10:00及下午16:00~20:00的时间段。此外,应避免大幅度、高难度训练动作。

(2)体弱、下肢肌力减退、活动不灵活、不能久坐的患者及手术后卧床期间,采用卧位进行康复指导,健侧可协助功能不全肢体运动,家属协助患者进行被动运动。

(3)康复运动要在无痛的范围内进行,疼痛是引起或加重损伤的信号,同时会增加患者对运动的恐惧感。掌握好运动量,肌力训练的运动量以第2天不感到疲劳和疼痛为宜。

(李晓林　吉　玲)

参 考 文 献

[1] 何勇,林斌.颈椎转移性肿瘤的治疗研究进展[J].医学综述,2014,20(20):3705-3708.

[2] 邱贵兴.骨科学高级教程[M].北京:中华医学电子音像出版社,2016:114-121.

[3] 裴兵兵,曲扬,康明阳,等.影像学在颈椎椎管内肿瘤中的诊断价值[J].中国实验诊断学,2018,22(3):476-477.

[4] 许爱虹,刘娟,章凯,等.颈椎管内肿瘤患者的围术期护理[J].护士进修杂志,2007,(23):2159-2160.

[5] 王艳青.骨科卧床患者便秘的原因及护理对策[J].临床合理用药杂志,2016,9(17):149-150.

[6] 李晓林,万昌丽,许莉莉,等.上颈椎哑铃型巨大肿瘤行前后联合入路手术的护理[J].护理实践与研究,2014,11(3):62-64.

[7] 侯莹,汪晓攀,李志钢.1例下颈椎肿瘤及第7颈椎全切患者的围术期护理[J].护理学杂志,2017,32(4):32-34.

[8] 王利文.颈椎骨折患者术后疼痛的护理体会[J].世界最新医学信息文摘,2015,15(19):192.

[9] 杨文华,姜亮,刘忠军.颈椎肿瘤手术的常见并发症[J].中国脊柱脊髓杂志,2017,27(5):456-459.

[10] 黎小霞,梁伟,肖萍,等.颈椎肿瘤切除手术患者呼吸道并发症的预防与护理[J].中华护理杂志,2011,46(12):1221-1222.

[11] 刘燕芳,余宁先,方菊飞,等.颈椎骨折术后脑脊液漏的护理对策[J].护士进修杂志,2010,25(20):52-53.

[12] 高艳,李菁,李春颖.颈椎术并发脑脊液漏相关因素分析[J].北华大学学报(自然科学版),2017,18(6):93-96.

[13] 张晓凤.舒适护理对颈椎损伤患者术后并发症的影响[J].临床医学研究与实践,2017,2(18):181-182.

[14] 黎小霞,梁伟,肖萍,等.颈椎肿瘤切除手术患者呼吸道并发症的预防与护理[J].中华护理杂志,2011,46(12):1221-1222.

[15] 朱琴琴.护理干预对颈椎肿瘤患者术后并发症的预防及功能恢复的影响[J].大家健康(学术版),2012,6(18):49-50.

第三章
胸椎肿瘤的康复护理

第一节 胸椎肿瘤的基础知识

一、胸椎的基本解剖

（1）人的胸椎骨有 12 块。

（2）椎体从上向下逐渐增大,横断面呈心形,其两个侧面上、下缘分别有上、下肋凹,与肋头相关节。横突末端前面有横突凹与肋结节相关节。

（3）第 1 胸椎和第 9 胸椎以下各胸椎的肋凹不典型。

（4）棘突较长,向后下方倾斜,各相邻棘突呈叠瓦状排列。

（5）关节突的关节面几乎呈冠状位,上关节突的关节面朝向后,下关节突的关节面朝向前。在椎体侧面后部近体上缘和下缘处,各有半球形肋凹,与肋骨形成肋横突关节。上关节突和下关节突的关节面几乎呈冠状位;棘突较长,伸向后方,并依次相掩,呈叠瓦状。这些都是与颈、腰椎不同的解剖特点(图 4 - 3 - 1、图 4 - 3 - 2)。

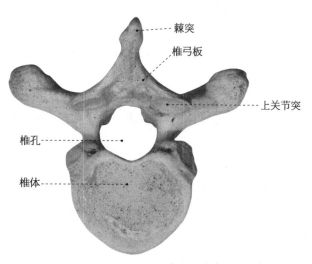

图 4 - 3 - 1 胸椎(上面观)

二、胸椎的神经系统

（一）胸脊神经

胸脊神经,脊髓胸段发出的胸神经共 12 对,在同序胸椎下缘穿出,都有前支和后支。前支除第 1 胸神经参与臂丛外,均不成丛,称为肋间神经。

（二）交感神经

胸段的交感神经与脊神经同行,可以称为内脏神经,调节指挥内脏的活动,其中胸心神经、内脏大神经、内脏小神经、内脏最下神经等,分管心脏、胃、肝、胆、胰、小肠和肾的功能。因此,胸椎的错位与整个内脏功能及全身健康状况有极密切的关系。

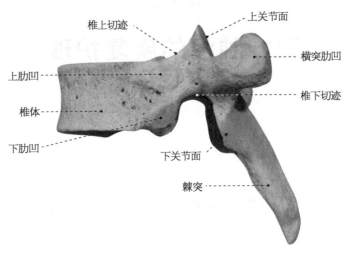

图 4-3-2　胸椎(侧面观)

三、胸椎神经系统与器官的关系

(一) 上段

上段胸椎神经属胸心神经(T1~T4)：负责如心脏及肺等胸腔器官,若此段神经压迫,将造成心脏、气管、呼吸道、肺脏、乳房等症状,较常见的症状为胸闷、心悸及呼吸困难。

(二) 中段

中段胸椎神经属内脏大神经(T5~T8)：分布于腹腔器官,负责肝、胃、胆、十二指肠及小肠等器官,若此段神经压迫,将引起这些器官发生问题,较常见的症状为疲劳、胃口不佳及消化不良等。

(三) 下段

下段胸椎神经属于内脏中神经(T8~T12)：分布于腹腔及肠系膜上器官,负责肾、大肠、膀胱等器官,若此段神经压迫,将引起这些器官发生问题,较常见的症状为两脚水肿、尿频及消化不良等。

四、各椎骨对应疾病

(一) 第1胸椎

食道炎、食道肿痛、哮喘、呼吸困难、气管炎、胸膜炎、手凉、手指关节疼痛。

(二) 第2胸椎

心律不齐、心肌梗死、心肌炎、心脏内膜炎、心肌肥大、动脉硬化、心脏机能低下、高血压。

(三) 第3胸椎

肺结核、肺炎、肺气肿、肺水肿、肺动脉狭窄、休克、肋膜炎、气管炎。

(四) 第4胸椎

黄疸、胆汁过多、胆结石、动脉硬化、神经衰弱、抑郁症、白发早衰。

（五）第 5 胸椎

高血压、低血压、循环障碍、肝功能下降、肝火黄疸、肝炎。

（六）第 6 胸椎

各种胃炎、胃酸分泌紊乱、消化不良、胃溃疡、胃癌、胃动力不足。

（七）第 7 胸椎

各种消化酶不正常分泌、糖尿病、低血糖、十二指肠溃疡。

（八）第 8 胸椎

贫血、脾大、烦躁易怒、呼吸不畅、麻疹、肥胖难减、多汗盗汗、睡眠多梦。

（九）第 9、10 胸椎

尿痛、肾炎、肾衰竭、尿毒症、动脉硬化、慢性疲劳、腰痛、肾部病症。

（十）第 11 胸椎

皮肤病症。

（十一）第 12 胸椎

吸收障碍、营养不良、肠炎、腹痛、免疫力下降。

五、胸椎肿瘤定义

胸椎肿瘤是发生于胸椎及其附属组织血管、神经、脊髓等原发性与继发性肿瘤及瘤样病变。

六、胸椎肿瘤临床表现

胸椎肿瘤的早期症状有：最明显的是患者会感觉到胸前某些部位出现隐痛、刺痛感，一般是慢性的腰背痛、肋间神经痛、肩背部麻木。经常出汗或无汗、胸闷、头昏、消化不良等。严重时出现站立不稳，行走困难，大小便异常，胸背疼痛及驼背，在弯曲坐位时，疼痛感加重，上位胸椎退变造成的疼痛放射到前胸，而下位胸椎病变时，疼痛可放射到腹壁，有时会被误认为心绞痛治疗，晚期症状严重者可能有脊髓受压而导致的下肢麻木及锥体束征。胸椎肿瘤对患者造成的伤害极大，胸椎神经系统损伤会破坏其他部位的相关组织，从而使患者行动不便，胸椎附近的心脏、肺等器官也会受到影响，恶性肿瘤可能会转移到这些部位从而导致死亡。因此，早期的治疗尤为重要，除此之外，要学会自我治疗，调整生活习惯，有规律的饮食和运动。诊断标准根据临床症状、体征、影像学检查，结合实验室检查，能基本定位诊断，对于肿瘤性质，可能还要依靠术后病理证实。

七、治疗

脊柱肿瘤，主张手术切除，影响脊柱稳定性的，一期应行脊柱内固定，以维持脊柱的稳定性。有脊髓及神经根压迫症状者，手术应在手术显微镜下以解除对神经的压迫为主。恶性肿瘤可先活检明确病理，根据病理性质行放化疗或其他方法治疗，但是对于影响脊柱稳定性的恶性脊柱肿瘤，可手术行肿瘤切除及脊柱内固定，达到缓解症状及维持脊柱稳定的目的，为术后放化疗提供依据。有肢体活动障碍者，应行康复治疗。

第二节　胸椎肿瘤的围手术期护理

一、术前护理

（一）准备工作

完善各项检查,治疗基础病,为手术提供良好的基础;向患者讲解手术目的,麻醉方式,术前禁食禁水的时间及目的;按骨科常规给予备皮、更衣;术前一天做好药物过敏试验、配血;手术日铺麻醉床,备好术后所需物品,如吸氧装置、心电监护等。

（二）辅助检查

1.影像学检查　X线检查、CT检查、MRI检查、PET检查。

2.超声检查　肝胆胰脾肾、膀胱、甲状腺等。

3.心脏功能检查　心电图、动态心电图、心脏彩超等。

4.呼吸功能检查　肺功能、动脉血气分析。

5.实验室检查　三大常规、肝肾功能、肝炎免疫、凝血功能、血型鉴定、血栓弹力图等。

（三）肢体活动训练

适当的肢体活动,术前可以增强机体代谢,改善心肺功能,提高手术耐受性,术后可以促进血液循环,避免深静脉血栓形成。还能增强患者术后康复的信心,因此,术前应指导患者学会在床上进行四肢运动,进行轴线翻身训练。

（四）心理指导

患者多因疼痛伴有被迫体位,生活不能自理,需要亲属照顾,心理压力大,同时担心术后功能可否恢复,常表现为焦虑、沉默等,护理上要关心和开导患者,以手术成功的事例鼓励患者,使其消除顾虑,稳定情绪,树立战胜疾病的信心,积极配合治疗。

（五）呼吸功能训练

胸椎手术对患者的呼吸、循环系统干扰较大,术后容易发生肺不张、肺炎、胸膜腔积液等问题,加上术后可能放置胸腔闭式引流管等,患者因惧怕疼痛不敢咳嗽,排痰不畅,从而会使患者呼吸功能减弱,并发肺部炎症,呼吸功能训练是改善肺功能,预防术后呼吸功能并发症的有效措施之一。方法:① 缩唇呼吸:患者取轻松体位,经鼻深吸气,呼气时嘴唇微缩,缓慢经口呼吸4~6秒;② 腹式呼吸:患者取仰卧位,两膝半屈,用鼻缓慢吸气,膈肌松弛,尽力将腹部鼓起,缓慢呼气,腹肌收缩,腹部下凹。

（六）有效咳嗽、咳痰的训练

在患者自行咳痰前先行叩背排痰法:手弯曲成叩杯状,腕部弯曲,轻轻叩击胸背部,使黏稠的痰液脱落,咳嗽时容易咳出。自行咳嗽、咳痰法:指导患者进行深而慢的呼吸,先缓慢深吸气,在吸气末屏气3~5秒,通过口慢慢呼出,尽可能呼尽,再做第二次深呼吸,吸气末屏气3~5秒,然后用腹部的力量,爆发性咳嗽,用力将痰从肺部咳出。

（七）俯卧位训练

用于适应术中的体位,提高肺部在俯卧受压时的通气能力。方法:在石膏床未做好之前患者可先俯卧在床上,在胸部垫一枕头或被子,双手臂伸直放在身体两侧,额下方用一小枕头垫起以支撑头部,注意保持呼吸道通畅,避免将口鼻捂住,最初每次训练 20～30 分钟,以后逐渐增多,直至坚持 2～3 小时。

(八) 石膏床训练

患者俯卧于石膏床上,两手平放于身体两侧,额部垫一薄枕,注意不要将口鼻捂在枕头上,以免影响呼吸。最初每次训练 20～30 分钟,以后逐渐增多,直至坚持 2～3 小时。

二、术后护理

(一) 观察记录

1. 密切观察患者神志、生命体征变化 患者术毕回房时向麻醉师详细了解术中情况,按医嘱予心电监护及吸氧,定时巡视患者,注意伤口渗血及引流管情况,保持引流通畅,观察并记录引流液的颜色、量等。注意静脉通道有无阻塞,术中有无输血、输液反应等。

2. 体位护理 术后予去枕平卧,头偏向一侧。清醒后每 1～2 小时可根据患者情况轴线翻身一次,如有胸腔闭式引流管应向健侧翻身,保持引流系统的密闭和无菌状态,翻身活动时防止受压、打折、扭曲、脱出;注意观察并保持引流管通畅;观察记录引流颜色、性质和量。

3. 密切观察双下肢血液循环、感觉情况 包括皮肤温度、色泽、肢端活动及感觉等,如发现异常,及时报告医师对症处理。

(二) 饮食指导

术后 6 小时患者如无特殊情况即可进食流质。开始 1～2 天患者因伤口疼痛和术后麻醉的影响,食欲较差,宜给予清淡、易消化的流质、半流质饮食,少量多餐,逐渐过渡到正常饮食。指导患者多进食高蛋白质、高维生素等有助于骨生长的食物,同时增加粗纤维和水的摄入,避免进食辛辣和产气的食物,以避免引起便秘和腹胀。

(三) 疼痛护理

术后因麻醉药效消散,患者会因伤口疼痛而产生一系列生命体征的改变,如心率加快、呼吸急促、血压上升,还会有情绪上的改变,如烦躁不安、大喊大叫,可以汇报医师,遵医嘱给予镇静、镇痛的药物,也可以教会患者一些转移注意力的方法,如听音乐、聊天等。

(四) 并发症的预防及护理

1. 感染 术后应保持手术切口敷料清洁干燥,观察伤口有无渗血、渗液情况,一旦发生立即汇报,防止引流液倒流及引流管堵塞,密切观察患者的体温变化情况,一般术后患者会有体温升高的情况,不超过 38.5℃,鼓励患者做有效的咳嗽及深呼吸,为患者拍背,有效地清理呼吸道,以防坠积性肺炎,鼓励患者多饮水,保持留置导尿管通畅及会阴部清洁,防止泌尿系统感染。

2. 硬脊膜外血肿 因椎旁肌肉、椎骨和硬脊膜外静脉丛止血不彻底,术后可形成血肿,可造成瘫痪加重,患者表现为肢体感觉减弱或消失,肌力呈持续性下降,多在术后 72 小时内发生,应严密观察患者伤口引流管引流情况,如发现患者伤口引流液减少并伴有肌力的下降,应立即汇报医师,对症处理,必要时再次进行手术清除血肿,彻底止血。

3. 脊髓水肿 常因手术操作损伤脊髓造成,临床表现类似血肿,严密观察患者肢体感觉情况,评估肌力情况,临床治疗以脱水、激素药物为主,如甲强龙、甘露醇等。

4. 脑脊液漏 手术操作原因使硬脊膜破损,脑脊液从手术切口渗出,伤口引流液增多,伤口不易愈合,增加感染概率,应严密观察伤口引流液的颜色、性质、量,如发现患者引流液呈淡红色血性液体,且引流液持续性增多,患者主诉头晕头疼,应警惕脑脊液的发生,汇报医师,加强换药,使用抗生素,去枕平卧,控制引流液量。

5. 血气胸 由于胸椎肿瘤粘连胸膜,术中在进行分离肿瘤时会造成胸膜缺损,虽会进行修补但仍会有部分血液漏到胸腔挤压肺部,从而引起呼吸功能障碍。胸后路普通伤口引流管引流液如果大于 100 ml/h 连续 4 小时,且为鲜红色血性液体,提示胸后路伤口内有活动性出血。观察患者是否有憋气及胸口压迫感、呼吸急促,同时伴有心跳加快和血氧饱和度下降,应立即警惕患者是否发生血气胸。一般术后患者全身麻醉清醒后抬高床头 15°~30°,以改善通气,保持呼吸道通畅,及时清理呼吸道分泌物,术后密切监测患者血压、呼吸频率、节律、两肺呼吸音、血氧饱和度,每小时监测 1 次,一旦怀疑发生血气胸,立即给予有效的高浓度吸氧,引流管给予加大负压引流,减轻胸腔压迫,并通知医师,遵医嘱联系床旁 X 片和床旁 B 超,协助医师行胸腔闭式引流置管术,并密切观察患者生命体变化。胸腔闭式引流管的护理要点:

(1) 目的: 排出胸膜腔内积液;排出胸膜腔内积气;恢复和保持胸膜腔负压,维持纵隔的正常位置,促使术侧肺迅速膨胀;发现胸膜腔内活动性出血,支气管残端瘘等。

(2) 胸腔闭式引流瓶放置的位置: 排液放置于腋中/后线第 6~8 肋间;排气放置于锁骨中线第 2 肋间;排脓放置于脓腔最低点。

(3) 胸腔闭式引流瓶的原理: ① 当胸膜腔内因积液或者积气形成高压时,胸膜腔内的液体或者气体可以排出至引流管瓶内;② 当胸膜腔内恢复负压时,水封瓶内的液体被吸引至引流管下端形成负压水柱,阻止空气进入胸膜腔(图 4-3-3、图 4-3-4)。

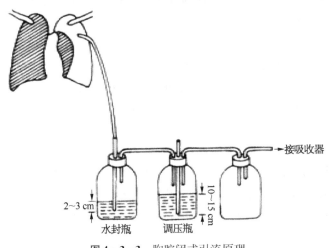

图 4-3-3 胸腔闭式引流原理

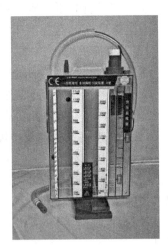

图 4-3-4 胸腔闭式引流瓶

(4) 胸腔闭式引流瓶的护理: ① 每天更换引流瓶 1~2 次(根据引流液情况而定),并观察负压的大小和波动,了解肺膨胀的情况,为保持引流管通畅,手术后要经常挤压排液管,一般情况下,每 30 分钟挤压 1 次,以免管口被血凝块堵塞。挤压方法: 护士站在患者术侧,双手握住排液管距插管处 10~15 cm,太近易使引流管牵拉引起疼痛,太长则影响挤压效果。挤压时两手前后相接,后面的手用力捏住引流管,使引流管闭塞,用前面手的食指、中指、无名指、小指指腹用力、快速挤压引流管,使挤压力与手掌的反作用力恰好与引流管的直径重叠,频率要快,这样可使气流反复冲击引流管口,防止血凝块形成而堵塞管口,然后两只手松开,由于重力作用胸腔内积液可自引流管中排出,反复操作。用止血钳夹住排液管下端,两手同时挤压引流管,然后打开止血钳,使引流液流出。遇到特殊情况时,如患者发生活动性内出血,应不停地挤压引流管。每次换引流瓶时,要盖紧瓶盖,各部衔接要紧密,切勿漏气,连接引流管的管头要在液面下 2～4 cm,以免空气进入胸膜腔。引流管长短要适度,一般为 60～70 cm,过长不易引流、过短易滑脱,质地柔韧。水封瓶内装无菌盐水 500 ml,液面低于引流管胸腔出口处 60～70 cm,以防液体倒流进入胸膜腔。水封瓶及外接管应无菌消毒,有刻度。② 经常巡视病房,观察引流情况,如瓶内液面是否有气体逸出或玻璃管内液面是否上下波动,引流管是否扭转、被压等,注意保持引流管通畅。引流出液体时,注意观察液体的性质、量、颜色,并作记录。对于有严重漏气现象的患者不要鼓励患者咳嗽,以免使肺段面愈合时间延长,不利术后早期拔管。密切观察引流液的量、颜色、性质,正常情况下引流量应少于 100 ml/h,开始为血性,以后颜色为浅红色,不易凝血。若引流量多,颜色为鲜红色或暗红色,性质较黏稠、易凝血则疑为胸腔内活动性出血。其主要原因为术中局部止血不良,患者受刺激剧烈呛咳、麻醉清醒前患者强力挣扎等因素也可以引起术后急性大出血。若引流量超过 100 ml/h,持续观察 4～6 小时未见减少,床边胸部 X 线显示凝固性血胸阴影,有呼吸循环障碍,脉搏 120 次/分钟以上,呼吸 30 次/分钟以上,则诊断胸腔内活动性出血,需再次手术止血。所以如果胸腔引流量每小时超过 100 ml,要及时报告医师。术后并发症除胸腔内出血外,还可能出现乳糜胸,是胸导管或其某一主要分支的破裂所致,胸导管的损伤几乎发生于所有胸部外科手术之后,从损伤到临床上出现明显的乳糜胸约有 2～10 天的潜伏期。观察胸内负压,随时观察水封管中液面的波动情况是引流管护理不可忽视的内容之一。随着胸膜腔内气体和液体的排出,残腔缩小,手术后 48 小时、72 小时负压波动范围多为 1～3 cm 水柱,结合胸部 X 线片,根据患者具体情况考虑拔管。③ 当发现引流管不通畅时,应积极采取措施,用手挤压引流管或空针抽气或轻轻左右旋动引流管,使之通畅,如仍不通畅,则报告医师并协助再行处理。④ 搬动患者时,应注意保持引流瓶低于胸膜腔,以免瓶内液体倒流,导致感染;对有气体逸出的患者,需始终保持引流管通畅,绝不可随意夹管。⑤ 操作过程中,严格无菌操作和消毒隔离,常规应用抗生素,以防继发感染。⑥ 加强基础护理,如口腔护理、皮肤护理、褥疮护理,防止护理并发症。⑦ 如患者病情好转,呼吸改善,引流管无气体逸出,报告医师,夹管 24 小时拍片复查,考虑拔管。⑧ 拔管指征:生命体征稳定,引流瓶内无气体逸出,引流液体很少,24 小时内引流量<100 ml,听诊余肺呼吸音清晰,胸片示伤侧肺复张良好即可拔管。

6. 腹胀　由于刺激腹膜引起肠蠕动减慢;或者由于术前清洁灌肠效果不佳,肠道内残存大便产气引起腹胀。多见于术后 12～24 小时,患者自觉腹部胀痛,叩诊全腹呈鼓音,听诊腹部肠鸣音减弱或消失。嘱患者顺时针按摩腹部,帮助患者下肢的运动,促进胃肠道蠕动,进行肛管排气,甘油灌肠剂灌肠,如效果欠佳,禁食水,行胃肠减压,汇报医师,给予患者胃肠道动力药物,帮助患者恢复胃肠道蠕动。

7. 肺部并发症　全麻手术后长期卧床、疼痛等原因易引发肺部并发症,应引起重视。按时翻身叩背,鼓励患者咳嗽、深呼吸,痰液黏稠不易咳出时,根据患者病情遵医嘱给予雾化吸入,一般每天 2～4 次,建议雾化吸入糖皮质激素联合支气管舒张剂治疗,如布地奈德剂量为 2～3 毫克/次,硫酸特布他林雾化吸入 5 毫克/次。必要时吸痰,保持呼吸道通畅。

（五）健康宣教

1. 功能锻炼　① 促进神经功能恢复：术后第 1 天开始床上练习足背伸、直腿抬高，每次抬高 30°～70°；术后第 3 天开始进行腰背肌锻炼、屈膝、屈髋等主动、被动活动。② 预防深静脉血栓：可进行双下肢向心性按摩。术毕当日，由下向上按摩双下肢腓肠肌，2 次/天，30分钟/次。遵医嘱穿血栓弹力袜等。③ 呼吸功能训练，遵医嘱给予糖皮质激素联合支气管舒张剂雾化吸入。出院后仍需做以上功能锻炼，任何一项锻炼都必须遵循循序渐进的原则。

2. 伤口护理　伤口保持清洁、干燥，如有剧烈疼痛、渗血、渗液、发热等应及时就诊。

3. 饮食护理　术后返回病房即可咀嚼口香糖以促进肠功能恢复，在病情允许的情况下尽快恢复经口进食，在没有出现恶心呕吐的情况下术后 4 小时即可开始饮水，无不良反应即可给予流质。嘱患者进食高蛋白质、富含维生素的食物，勿进食豆奶、豆浆等产气食物。术后第 1 天进流食，恢复通气后可由流质饮食转为半流饮食，摄入量根据胃肠耐受量逐渐增加。

4. 生活指导　嘱患者应睡硬板床，如为上胸椎手术、外出和行走时需戴颈托；如为下胸椎手术，需戴腰围；坚持四肢功能锻炼，防止肌肉萎缩；增强自我保护意识，纠正不良姿势，拾物时应屈膝下蹲；半年内避免重体力劳动，穿平跟鞋，如有不适，及时就诊。

第三节　胸椎肿瘤的围手术期护理流程

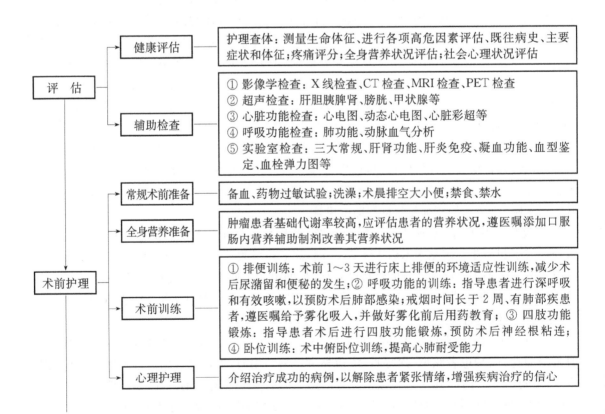

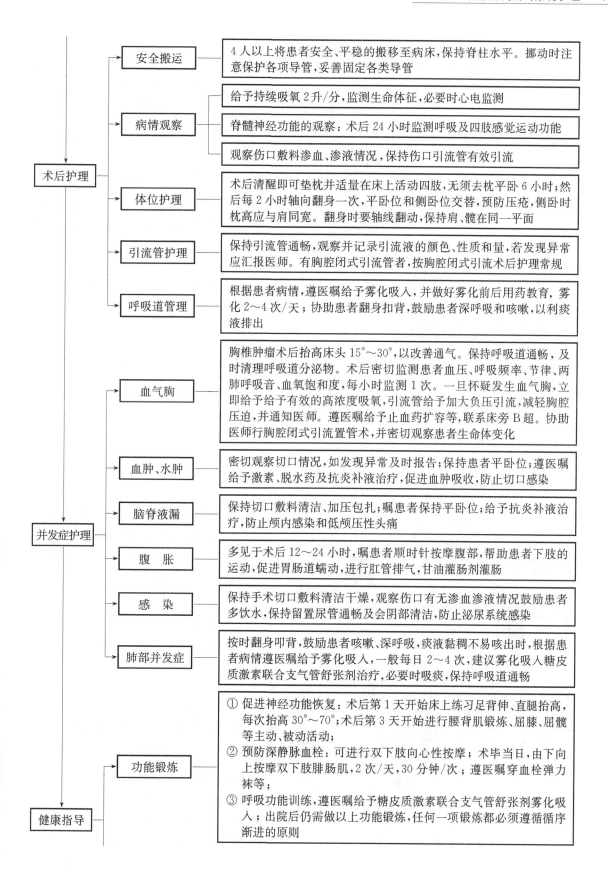

术后护理

安全搬运：4人以上将患者安全、平稳的搬移至病床，保持脊柱水平。挪动时注意保护各项导管，妥善固定各类导管

病情观察：
给予持续吸氧2升/分，监测生命体征，必要时心电监测
脊髓神经功能的观察：术后24小时监测呼吸及四肢感觉运动功能
观察伤口敷料渗血、渗液情况，保持伤口引流管有效引流

体位护理：术后清醒即可垫枕并适量在床上活动四肢，无须去枕平卧6小时；然后每2小时轴向翻身一次，平卧位和侧卧位交替，预防压疮，侧卧时枕高应与肩同宽。翻身时要轴线翻动，保持肩、髋在同一平面

引流管护理：保持引流管通畅，观察并记录引流液的颜色、性质和量，若发现异常应汇报医师。有胸腔闭式引流管者，按胸腔闭式引流术后护理常规

呼吸道管理：根据患者病情，遵医嘱给予雾化吸入，并做好雾化前后用药教育，雾化2～4次/天；协助患者翻身扣背，鼓励患者深呼吸和咳嗽，以利痰液排出

并发症护理

血气胸：胸椎肿瘤术后抬高床头15°～30°，以改善通气。保持呼吸道通畅，及时清理呼吸道分泌物。术后密切监测患者血压、呼吸频率、节律、两肺呼吸音、血氧饱和度，每小时监测1次。一旦怀疑发生血气胸，立即给予给予有效的高浓度吸氧，引流管给予加大负压引流，减轻胸腔压迫，并通知医师。遵医嘱给予止血药扩容等，联系床旁B超。协助医师行胸腔闭式引流置管术，并密切观察患者生命体变化

血肿、水肿：密切观察切口情况，如发现异常及时报告；保持患者平卧位；遵医嘱给予激素、脱水药及抗炎补液治疗，促进血肿吸收，防止切口感染

脑脊液漏：保持切口敷料清洁、加压包扎；嘱患者保持平卧位；给予抗炎补液治疗，防止颅内感染和低颅压性头痛

腹胀：多见于术后12～24小时，嘱患者顺时针按摩腹部，帮助患者下肢的运动，促进胃肠道蠕动，进行肛管排气，甘油灌肠剂灌肠

感染：保持手术切口敷料清洁干燥，观察伤口有无渗血渗液情况鼓励患者多饮水，保持留置尿管通畅及会阴部清洁，防止泌尿系统感染

肺部并发症：按时翻身叩背，鼓励患者咳嗽、深呼吸，痰液黏稠不易咳出时，根据患者病情遵医嘱给予雾化吸入，一般每日2～4次，建议雾化吸入糖皮质激素联合支气管舒张剂治疗，必要时吸痰，保持呼吸道通畅

健康指导

功能锻炼：
① 促进神经功能恢复：术后第1天开始床上练习足背伸、直腿抬高，每次抬高30°～70°；术后第3天开始进行腰背肌锻炼、屈膝、屈髋等主动、被动活动；
② 预防深静脉血栓：可进行双下肢向心性按摩；术毕当日，由下向上按摩双下肢腓肠肌，2次/天，30分钟/次；遵医嘱穿血栓弹力袜等；
③ 呼吸功能训练，遵医嘱给予糖皮质激素联合支气管舒张剂雾化吸入；出院后仍需做以上功能锻炼，任何一项锻炼都必须遵循循序渐进的原则

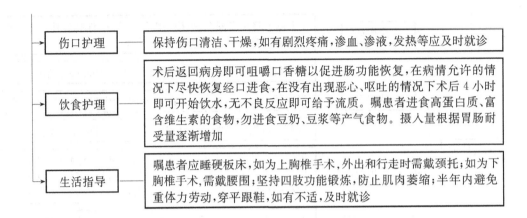

伤口护理	保持伤口清洁、干燥,如有剧烈疼痛,渗血、渗液,发热等应及时就诊
饮食护理	术后返回病房即可咀嚼口香糖以促进肠功能恢复,在病情允许的情况下尽快恢复经口进食,在没有出现恶心、呕吐的情况下术后 4 小时即可开始饮水,无不良反应即可给予流质。嘱患者进食高蛋白质、富含维生素的食物,勿进食豆奶、豆浆等产气食物。摄入量根据胃肠耐受量逐渐增加
生活指导	嘱患者应睡硬板床,如为上胸椎手术,外出和行走时需戴颈托;如为下胸椎手术,需戴腰围;坚持四肢功能锻炼,防止肌肉萎缩;半年内避免重体力劳动,穿平跟鞋,如有不适,及时就诊

第四节　胸椎肿瘤的康复护理

一、术后康复指导的目的

可促进整个机体功能的恢复;有利于肺部扩张,提高呼吸肌功能,增大肺活量,促进痰液的排出,防止肺部感染;可促进血液循环,有利于伤口愈合,防止血栓形成;可促进胃肠道蠕动,防止腹胀、便秘;促进排尿功能的恢复,防止尿潴留。

二、术后康复指导的方法

1. 握力器的训练

(1)目的:锻炼手的握力。

(2)方法:根据自己的握力,准备弹性适中的握力器,术后第 1 天即可开始练习,每天 3 次,每次 10～20 回,之后逐渐增多,见图 4-2-18 和图 4-2-19 握力器的锻炼。

2. 呼吸功能的训练

(1)目的:有利于肺部扩张,提高呼吸肌功能,增大肺活量,促进痰液的排出,防止肺部感染。

(2)方法

1)缩唇呼吸:嘱患者闭口经鼻吸气,然后缩唇,像吹口哨缓慢呼气 4～6 秒,呼气时缩唇程度患者自己调整,每次训练 15～20 分钟,每天 2 次(图 4-3-5)。

2)腹式呼吸:可采取卧、站、坐位训练,一手放于胸前,一手放于腹部,胸部尽

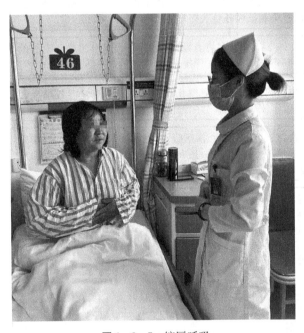

图 4-3-5　缩唇呼吸

量保持不动,呼气时稍用力压腹部,腹部尽量回缩,吸气时则对抗手的压力将腹部鼓起,同时要注意吸气时用鼻深吸气,呼气时则缩唇缓慢呼气,呼气时间要比吸气时间长1~2倍,开始每次训练5~10分钟,逐渐增加至15~20分钟,每天2~3次,由患者情况而定(图4-3-6)。

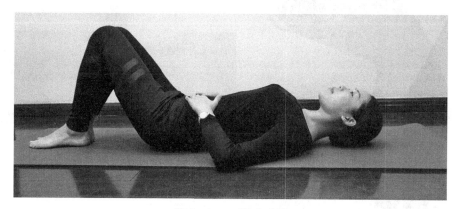

图4-3-6 腹式呼吸

3) 排痰训练:是气道护理中最常规和最基本的护理措施,是呼吸训练的辅助训练,胸部叩击与震颤,助于黏稠、浓痰脱离支气管壁。其方法为治疗者手指并拢,掌心成杯状,运用腕关节摆动在患者背部叩击30~45秒,方向由上向下,由外向内,连续3~5次,再做叩击,如此重复2~3次,再嘱患者咳嗽以排痰。体位引流:利用重力促进各个肺段内积聚的分泌物排出。根据病变部位采用不同的引流体位(病变部位尽量在高处),使病变部位痰液向主支气管引流。引流频率视分泌物多少而定,痰量少者,每天上、下午各引流一次;痰量多者宜每天引流3~4次,餐前进行为宜,每次引流一个部位,时间5~10分钟,如有数个部位,则总时间不超过30~45分钟,以免疲劳。

3. 上臂运动

(1) 目的:促进双上肢肌力的恢复,恢复精细运动。

(2) 方法:患者呈功能体位,肘伸直,吸气,缓慢使肩做前屈上举动作,至头上方,停5秒左右,呼气,缓慢放下,重复动作5~10次(图4-3-7)。

4. 肩膀运动

(1) 目的:促进双上肢肌力的恢复。

(2) 方法:逐步将患侧的手放于枕部,开始以健侧的手予以辅助,逐渐将患侧的手越过头顶,触摸到对侧的耳朵,每天3次,每次持续5~10分钟(图4-3-8)。

5. 足踝运动(胸腰部手术术后24小时内)

(1) 目的:促进下肢血液循环。

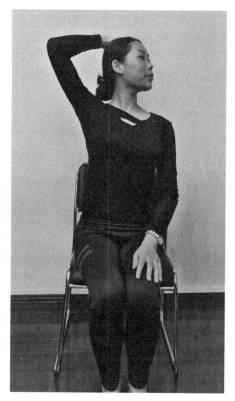

图4-3-7 上臂运动

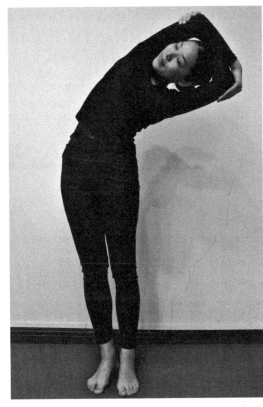

图4-3-8　肩膀运动

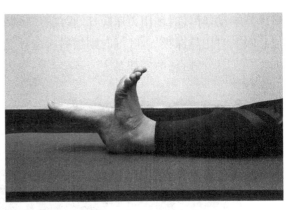

图4-3-9　足踝运动

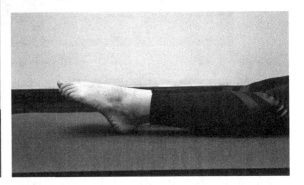

图4-3-10　足踝运动

（2）方法：患者平卧，膝盖伸直绷紧，先让足部尽量地背曲，然后逐渐背伸，每次10～20次，以后逐渐增多（图4-3-9～图4-3-11）。

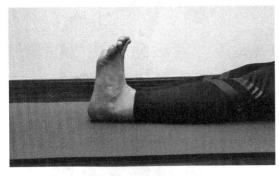

图4-3-11　足踝运动

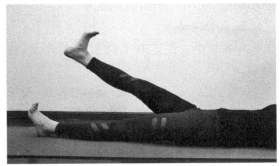

图4-3-12　直腿抬高

6. 直腿抬高（胸腰部手术2～3天）

（1）目的：防止神经-根粘连；锻炼腰背肌。

（2）方法：患者取仰卧位，膝关节伸直，足背背伸直腿上抬，先单腿后双腿，抬腿幅度适当并保持1～5秒，将腿缓慢放下。可从40°开始，逐渐增大至70°，每天2～3次，每次5～10回以后逐渐增加。开始时抬腿次数不宜太多，以免加重神经根水肿（图4-3-12）。

7. 蹬足运动

（1）目的：活动下肢关节、促进下肢血液循环，锻炼腰背肌肌肉。

（2）方法：取仰卧位，腿伸直，两手自然放置体侧，屈髋屈膝、踝关节背伸，向斜上方进行蹬踏，并使足尽量跖屈，双下肢交替进行，每个动作重复 12～24 次（图 4 - 3 - 13）。

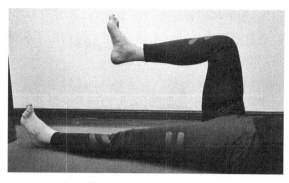

图 4 - 3 - 13 蹬足运动

8. 膝胸运动（胸腰部手术 2～3 周）

（1）目的：牵拉胸腰部及膝后肌肉群。

（2）方法：夹紧臀部，腹部收缩使腰背部紧贴于地板上，双手抱膝慢慢靠近胸部至最大活动限度，持续 10～20 秒，也可双腿轮流做。手术患者可术后 2～3 周，视伤口恢复情况再行此项运动，切不可操之过急，造成不必要的损伤（图 4 - 3 - 14）。

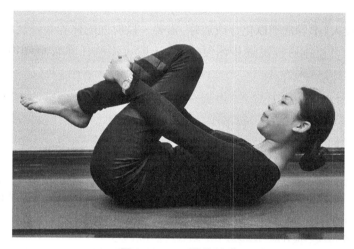

图 4 - 3 - 14 膝胸运动

三、出院指导

（一）心理指导

指导患者应保持乐观开朗的情绪，坚信自己一定能够战胜疾病。调整心态，树立信心，积极配合后续治疗，才能调动身体内部的抗病机制。

（二）饮食

进清淡、新鲜、富于营养、易于消化饮食，不吃或少吃辛辣刺激的食物，禁烟酒。

（三）自我保护

重视呼吸道的保养，注意气候冷暖变化，尽量避免感冒，如果发生上呼吸道感染，应及时就医用药，彻底治疗，以免发生肺炎。不要在空气污浊的场所停留，避免吸入二手烟。

（四）呼吸道管理的指导

如有一些刺激性咳嗽，有痰时应及时咳出。如果痰较为黏稠，可服用一些祛痰药物如沐舒坦等;如果咳嗽较为严重影响休息,可服用一些镇咳药物如复方甘草合剂等。如果感觉手术伤口有针刺样疼痛和麻木感,与手术时切断了胸壁的神经有关,数月后,这种不适感才会慢慢消退,如果情况加重,要及时就医。

(五) 随访

应坚持长期定期随访,告知患者这是非常重要的。术后 2 年内每 3 月复查一次,之后每半年复查一次,至第 5 年后可延长至每年复查一次。查胸片、胸部 CT、腹部 B 超等,根据需要还可行全身骨扫描、颅脑磁共振等其他检查。

(六) 化疗

如果需要接受术后化疗,一般于术后 3～4 周开始。化疗副反应因人而异,指导患者不必过分担心。化疗前半小时可注射止吐药物减少胃肠道反应。每次化疗前应验血查白细胞和肝、肾功能,若白细胞或肝肾功能异常,则应暂时中止化疗。

(七) 放疗

如需接受放疗,一般于术后 3～4 周开始,疗程大约需要 2～6 周时间。

(八) 工作

因手术创伤较大,术后常辅以化疗或放疗,需要一段时间的休养和恢复,待这些治疗结束,再休息 2～3 个月,可视体质情况逐步恢复工作,一般可以胜任除较重体力劳动以外的任何工作。

(万昌丽　赵玲玲)

参 考 文 献

[1]唐思靓.胸椎肿瘤经前后路手术的围手术期护理[C].浙江省骨科学学术年会,2015:2.

[2]杨晓蓉,戴路,于瑞英.系统护理干预在后路全脊椎切除术治疗胸椎肿瘤中的应用[J].第三军医大学学报,2014,36(6):615-617.

[3]萧玉爱.前路手术治疗胸椎肿瘤的围手术期护理[J].临床医学工程,2012,19(1):86-87.

[4]姚瑶,李燕华,牟宗华.上胸椎肿瘤前后路联合手术患者的围手术期护理[J].中华护理教育,2011,8(12):549-551.

[5]高春红,彭凡,陈慧芬.15 例胸椎肿瘤行人工椎体置换术的围手术期护理[J].中华护理杂志,2005,40(9):657-659.

第四章
腰椎肿瘤的康复护理

第一节　腰椎肿瘤的基础知识

脊柱肿瘤占全身骨肿瘤的 6.6%～8.8%,虽然发病率不高,但病种繁多,无论良恶性肿瘤对脊柱的承重、运动、保护功能都会造成很大影响。而恶性肿瘤常发于脊柱下部椎体上(腰椎＞胸椎＞颈椎)。由于肿瘤压迫腰髓神经根或动脉引起一系列症状和体征,主要表现为肢体乏力、麻木,严重者可致双下肢截瘫,二便功能障碍。目前唯一有效的治疗手段是手术切除,因此,做好围手术期护理,预防术后各种并发症,具有重要的意义。

一、定义

(一) 腰段脊柱解剖

腰椎位于脊椎的中下段,由 5 块腰椎骨和椎间盘组成,依靠前纵韧带、后纵韧带、黄韧带、棘间韧带、棘上韧带以及腰椎小关节囊等韧带组织,上连胸椎,下接骶椎,与骶骨、尾骨和两侧的髂骨共同组成人体的中心。腰椎间盘位于两个椎体之间,由中心部的髓核、椎体上下部的透明软骨板和周围的纤维环组成,呈封闭弹性球样体,是腰椎的核心,支撑着上下椎骨,并与后侧的左右 2 个腰椎小关节(关节突关节)形成三角构造,确保腰椎的稳定。由于腰椎是脊柱的重要承重节段,因此,与其他节段的椎间盘相比,腰椎间盘普遍较厚,最厚处约 9 mm。腰椎椎体粗壮,上、下关节突粗大,关节面呈矢状位,越靠近骶骨,椎骨的承重就越大。棘突宽而短,呈板状,水平伸向后方。各棘突之间的间隙较宽,临床上在此处做腰椎穿刺术。腰椎横断面呈肾形,椎弓与椎体相连形成的椎孔呈三角形。上下椎孔相连,形成椎管,内有脊髓和脊神经通过。位于脊柱内外和两侧的腰大肌、腰方肌、竖脊肌(髂肋肌、最长肌、棘肌)、多裂肌、回旋肌、背阔肌以及腹前壁两侧的腹直肌、腹外斜肌、腹内斜肌、髂腰肌等强劲、有力的肌肉组织与相关的深浅筋膜、肌腱、韧带和椎骨共同支撑着人体的上半部,承担身体过半的重量(图4-4-1)。

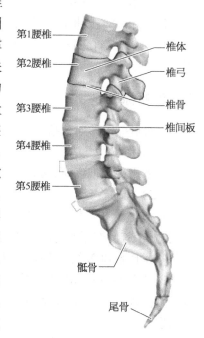

第1腰椎　椎体　第2腰椎　椎弓　椎骨　第3腰椎　椎间板　第4腰椎　第5腰椎　骶骨　尾骨

图4-4-1　腰段脊柱解剖

（二）什么是腰椎肿瘤

腰椎肿瘤是指生长于腰椎椎体、椎管、椎管内神经或周围软组织的各种瘤样病变（图4-4-2）。

二、临床表现

腰椎肿瘤表现为疼痛与功能受限。腰椎肿瘤引起的疼痛可分为腰椎疼痛与坐骨神经痛。早期多表现为腰椎疼痛，一部分患者晚期可出现坐骨神经受压症状，如疼痛、麻木、无力等。坐骨神经痛表现为夜间静息痛，逐渐加重时，应警惕恶性肿瘤的风险。

（一）全身症状

恶性肿瘤或脊柱转移瘤可表现为神经系统、呼吸系统、心血管系统、消化系统等脏器的症状。一旦出现上述症状，应及时去医院诊治。

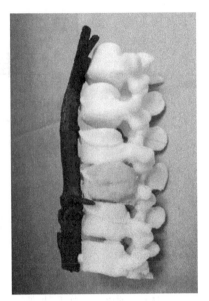

图4-4-2　腰椎肿瘤

（二）局部症状

1. 疼痛　是最早出现，也是最常见的症状。最早出现的症状是病变平面的胸背或腰背痛，早期较轻，往往容易被忽视而耽误治疗，甚至有患者当作肺部问题进行检查治疗而忽略了脊柱。

2. 乏力　当脊柱转移瘤压迫脊髓神经时，可出现四肢的无力症状，行走时下肢无力可导致出现"踩棉花"的"打飘感"。有时候可因为突然间的劳累、外伤导致肿瘤进展，症状会急剧加重。

3. 麻木　压迫神经同样会导致感觉上的异常，包括四肢的感觉异常、麻木等。有时候会被误认为颈椎病、腰椎间盘突出等。

4. 瘫痪　当脊髓神经完全被压坏时，可出现肿瘤平面以下的感觉、运动功能丧失，进而出现瘫痪。

三、诊断标准

腰椎肿瘤的诊断包括三个方面：

（一）症状

患者出现腰椎疼痛、功能受限等症状。

（二）辅助检查

1. 计算机断层扫描（CT）　该检查使用放射线生成详细的脊椎横断面影像。医师有时会注射造影剂，使椎管或脊髓里的病变更容易观察。尽管CT检查属于无创的，但患者接受的放射线剂量比普通X线要大得多，对身体有一定的害处（包括致癌风险）。

2. 脊柱磁共振（MRI）　能精确显示脊髓和神经，其生成的肿瘤影像要比计算机断层扫描（CT）更清晰。检查时，医师可能会经手或前壁的静脉注入造影剂，以使某些组织和结构更清晰，便于观察。

3. 脊髓造影　在进行这项检查时，医师将造影剂注入脊柱，使之在脊髓和脊神经周围流动。造影剂在 X 线或计算机断层扫描(CT)扫描下显示为白色。这项检查能帮助医师判断神经受压情况,但由于该检查的风险要比 MRI 或常规计算机断层扫描(CT)大,因此,通常不作为诊断的首选。

4. PET－CT　将正电子发射断层(PET)与计算机断层扫描(CT)完美融为一体,由正电子发射断层(PET)提供病灶详尽的功能与代谢等分子信息,而计算机断层扫描(CT)提供病灶的精确解剖定位,一次显像可获得全身各方位的断层图像,具有灵敏、准确、特异及定位精确等特点,可一目了然地了解全身整体状况,达到早期发现病灶和诊断疾病的目的。

(三) 活检

目前唯一能明确肿瘤是良性还是恶性的手段就是摄取一小块组织在显微镜下直接观察(活检)。获取少量组织的方式主要通过细针穿刺,但有时医师也可在进行手术时顺便取一点。由病理科医师给出明确诊断,如果肿瘤是恶性的,活检还能帮助明确肿瘤分期。Ⅰ期通常是指侵袭性最小,Ⅳ期是指侵袭性最强。

经过以上步骤,大约 95% 的患者可获得 98% 以上的确诊。随着现代医学的发展,目前的诊断方法已经发生了根本转变,比以往的诊断方法有了明显的进步。

四、治疗

腰椎肿瘤的治疗方式主要有:

(一) 定期监控

如果是较小的良性肿瘤(这往往是在评估其他疾病时发现的),还没出现任何症状,也没有生长或压迫周围组织,那么一种可能的保守治疗方案就是只进行密切监控,即定期扫描监测肿瘤的生长情况,而不进行积极治疗,尤其对于老年患者。

(二) 手术

对于能手术切除、神经损伤风险相对较低的腰椎肿瘤,手术治疗通常是第一步。但即使在近年来,治疗手段有了很大的进展,也不是所有的肿瘤都能完全切除的。手术切除是许多髓内肿瘤和硬膜内髓外肿瘤的首选。对于生长在脊髓末端体积较大的室管膜瘤,由于周围有太多神经,可能切除不了。腰椎手术后一般需要几周至几个月的恢复时间。有些手术可能会造成暂时的感觉丧失或其他并发症,如出血、神经组织损伤等。

(三) 标准的放射治疗

放疗通常用于手术后消除手术未能完整切除的残余肿瘤组织,也可用于治疗不能手术的肿瘤或作为手术风险太大时的替代治疗。它还是转移性肿瘤的首选。另外,放疗也可作为辅助治疗,以缓解疼痛。

(四) 立体定向放射治疗(SRS)

这种新型治疗方法,通过精确发射高剂量的放射线进行靶向治疗,目前正被研究用于治疗腰椎肿瘤。在进行 SRS 治疗时,医师借助计算机精确定位,将放射线多方位聚焦在肿瘤上。SRS 方法已被证明可有效治疗脑部肿瘤。目前,医学界正在研究用于治疗腰椎肿瘤的 SRS 最佳技术、放射剂量和疗程。

（五）化疗

尽管化疗是很多恶性肿瘤的标准治疗，但尚未证实对腰椎肿瘤有效。然而，也可能有例外。因此，医师一般会评估化疗是否对患者有效，以及是否进行单用化疗或联合放射疗法。

（六）其他药物

由于手术和放疗以及肿瘤本身都会引起脊髓内炎症反应，因此，医师有时会在手术后或放疗时给予糖皮质激素药物以减轻水肿。尽管糖皮质激素能抑制炎症，但由于它可能带来严重的副作用，如骨质疏松、高血压、糖尿病、增加感染风险等，通常只适于短期使用。

第二节　腰椎肿瘤的围手术期护理

一、术前护理

（一）心理护理

由于腰椎肿瘤手术难度大、风险高，患者及家属对手术效果信心不足，所以在手术之前，患者及家属往往会产生一系列焦虑、恐惧等心理反应。护士应正确引导和对待这些反应。医师在手术之前对病情进行认真考虑，对可能出现的情况仔细分析，采用恰当的告知方式让患者愉快地接受手术。要建立良好的医患、护患关系，让患者能够正视疾病，接受治疗，树立战胜疾病的信心。

（二）术前功能训练

1. 术中卧位训练　俯卧位训练：适用于腰后路手术患者。

（1）目的：适应手术中的体位，提高肺部在俯卧位受压时的通气能力。

（2）方法：患者可先俯卧在床上，胸部垫一枕头或被子，双手臂伸直放在身体两侧，额部下方用一小枕头垫起以支撑头部，注意保持呼吸通畅，避免将口鼻捂住。最初每次训练20～30分钟，以后逐渐增加，直至2～3小时（参见图5-1-9）。

2. 呼吸功能训练

（1）深呼吸训练：嘱患者取舒适体位，放松全身肌肉，将双手放于腹部，先快速呼出肺内空气，然后闭嘴缓慢地用鼻深吸气，使放于腹部的手因吸气而抬起，吸至不能再吸时稍屏气2～3秒，然后将口唇缩起似吹口哨状，缓慢呼气，使放于腹部的手因呼气而凹下，收缩腹肌，使气呼尽，吸气与呼气之比为1∶2以上，训练频率为8～10次/分钟，3次/天，15～20分钟/次。可借助吹气球、吹泡泡等进行训练，具体见图4-2-7深呼吸训练。

（2）咳嗽、咳痰训练：可采取两种方式：① 爆发性咳嗽：嘱患者取坐位或半坐位，先深吸一口气而后屏气1～2秒，随着胸腹肌的突然有力收缩，爆发咳嗽；② 分阶段咳嗽：一连串的小声咳嗽，使痰液松动，再用力咳出。咳嗽、咳痰训练从手术前3天开始，3次/天，咳嗽一般不可进行时间过长，以10分钟/次为宜，在早晨起床后、晚上睡前及餐前30分钟进行。

3. 卧床大小便训练　术前3天指导患者开始练习床上大小便，防止术后因习惯改变导致排便困难。

（三）术前准备

1. **完善术前检查**　根据患者病情,完善相关检查。实验室检查如心电图、心脏彩超及肺功能等,影像学检查如 X 光、B 超、CT、核磁共振(MRI)等。

2. **物品准备**　由于腰椎肿瘤手术均采取全身麻醉,所以应先备好氧气装置、心电监护仪、棉签、吸管、水垫、一次性尿垫、气球及口香糖等以供术后使用。

3. **胃肠道准备**　术前禁食 4 小时,禁饮 2 小时。

4. **皮肤准备**　所有患者均要修剪指甲,男性患者还要剃除胡须。行动方便的患者在家属陪同下用氯己定(洗必泰)沐浴露进行沐浴,卧床的患者协助其进行床上擦浴。

二、术后护理

1. **病情观察**　患者术后常规心电监护,尤其是高龄患者,合并高血压病、糖尿病、冠心病、心肺功能不全等异常情况,应 24 小时连续监测,密切观察患者生命体征变化及神志改变。患者术毕回房时向麻醉师详细了解术中情况,定时巡视患者,注意伤口渗血及引流管情况,保持引流通畅,观察并记录引流液的颜色、量等。注意静脉通道有无阻塞,术中有无输血、输液反应等。观察患者四肢运动、感觉情况。

2. **体位护理**　术后去枕平卧,头偏向一侧,保持呼吸道通畅(全麻初醒防止呕吐窒息,后路术后压迫止血)。4 小时后每 1～2 小时采用轴线翻身交换体位,保持胸、腰在同一轴线上,翻身角度不宜超过 45°,以防脊柱负重过大。嘱患者不可强行自行翻身,需要护理人员帮助,避免脊柱不适当用力或扭曲。及时清理排泄物,勤擦洗,保持皮肤清洁、干燥。

3. **引流管的护理**　由于腰椎肿瘤手术创面较大,渗血、渗液容易积聚引起感染,而且会造成对脊髓等伤口周围组织的压迫,所以术后伤口要常规放置 1～2 根引流管,一般多给予负压引流。保持引流管的通畅,妥善固定,不扭曲。注意观察引流液的颜色,准确记录引流量。若血性引流液 1 小时内超过 200 ml,24 小时引流液超过 500 ml,及时通知医师。注意患者引流液中有无血和液体分离的现象,观察有无脑脊液漏,记录引流量、性质。

4. **疼痛护理**　术后疼痛是降低患者舒适感的重要原因。因此,有效的镇痛方法有助于提高患者的舒适感。对手术后切口疼痛,采用预防用药,定时给药,而不是要求患者忍耐疼痛,待疼痛难以忍受时才给药。在移动患者躯体时,应先与患者解释,讲解移动躯体的必要性,取得患者的理解和配合,移动时重点保护整个脊柱。腰椎术后易出现肺部并发症,需患者进行深呼吸和有效咳嗽,故向患者讲述正确的咳嗽方法,并向患者保证正确的咳嗽不会导致伤口裂开,要让患者明白正确操作方法。

5. **饮食指导**　全麻患者在未清醒前应去枕平卧,头偏向一侧,防止因呕吐引起误吸。硬膜外及腰麻应术后 6 小时嘱患者禁食、禁水,6 小时后指导患者进食以清淡、易消化的流质或半流质为宜,如鱼汤、鸡汤、肉汤、面条等,少量多餐。

6. **并发症的预防和护理**

(1) 血肿的发生:注意观察患者四肢有无感觉运动的改变,特别是术后 24 小时内每小时观察记录一次患者四肢的肌力,主要了解下肢的主动运动,尤其是足趾和踝关节的伸屈功能,并与术前进行比较,判断手术对脊髓功能的影响。让患者自主活动双下肢,如发现肢体麻木、运动障碍或感觉障碍加重,提示有血肿形成,应及时报告处理。

（2）脑脊液漏：腰椎肿瘤术中可直接损伤硬脊膜，手术减压后局部挤压因素解除致脑脊液随硬脊膜破口流出。如处理不当，产生伤口感染，致椎管内感染，经久不愈，故妥善护理尤为重要。观察患者伤口引流液的色、质、量，如果引流液的颜色由鲜红色变为淡红色或黄色清亮且量增多应警惕脑脊液漏的发生。对于术后发生脑脊液漏的患者，要与患者及其家属做好沟通，争取患者积极的配合。术中置入的引流管避免过早拔出，应待创口初步愈合后再拔管，引流期间注意观察患者一般情况。拔管之前应保持绝对卧床休息，根据病情，取平卧位，保持腰部引流通畅。加强切口的观察与护理，及时换药，保持切口的干燥。密切监测患者体内的水电解质平衡情况并及时给予纠正。应用抑制脑脊液分泌药物及高效广谱抗生素药物。观察患者是否存在低颅压症状等并发症，及时配合医师处理。

（3）感染：每日监测体温，一般术后 3～5 天有吸收热，部分患者由于手术时间长，为防止脊髓神经水肿可做小剂量激素治疗，激素治疗患者的体温一般不超过 38℃，术后 3 天即可降至正常。注意观察伤口有无红、肿、热、痛等症状。警惕患者发生颅内感染，颅内感染患者常引起严重高热、负氮平衡、电解质紊乱，使患者急速转入衰竭状态而威胁患者生命。护理中要观察患者意识、瞳孔、生命体征的变化，如果患者出现持续高热、剧烈头痛、颈项强直等脑膜刺激症状时，应高度怀疑颅内感染。

（4）脊髓神经功能障碍：发生于术后 24 小时内，密切观察双下肢感觉、运动情况及双下肢肌力，如发现双下肢肌力进行性下降应及时报告医师。遵医嘱给予激素、脱水药。

（5）神经根粘连：多发生于术后 1～2 周，表现为平卧时直腿抬高小于 30°，且有牵拉痛。术后预防措施主要为术后 24 小时即行直腿抬高练习。遵医嘱给予激素、脱水药。

（6）腹胀：多见于前路术后 12～24 小时；患者自觉腹部胀痛，叩诊全腹呈鼓音，听诊腹部肠鸣音减弱或消失。术后鼓励尽早活动，多做下肢抬腿、蹬腿运动。出现腹胀遵医嘱进行肛管排气，甘油灌肠剂灌肠，禁食、禁水，行胃肠减压。

（7）血栓：① 鼓励多饮水，尽早开始活动，可以进行下肢向心性的按摩促进血液回流。② 瘫痪患者，仔细检查双下肢体的末梢循环情况。③ 遵医嘱给予物理预防措施：如梯度压力弹力袜等。④ 遵医嘱执行药物预防措施：推荐与物理预防联合应用。密切观察患者有无皮下出血等出血倾向。⑤ 一旦确诊，绝对卧床休息，患肢抬高制动，禁止按摩挤压。遵医嘱给予高流量吸氧，遵医嘱行抗凝、溶栓、止痛等治疗。

第三节　腰椎肿瘤的围手术期护理流程

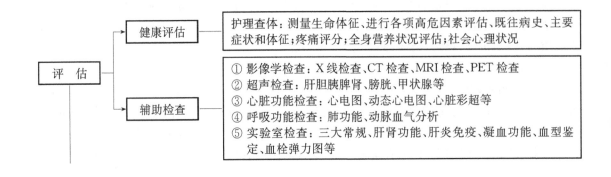

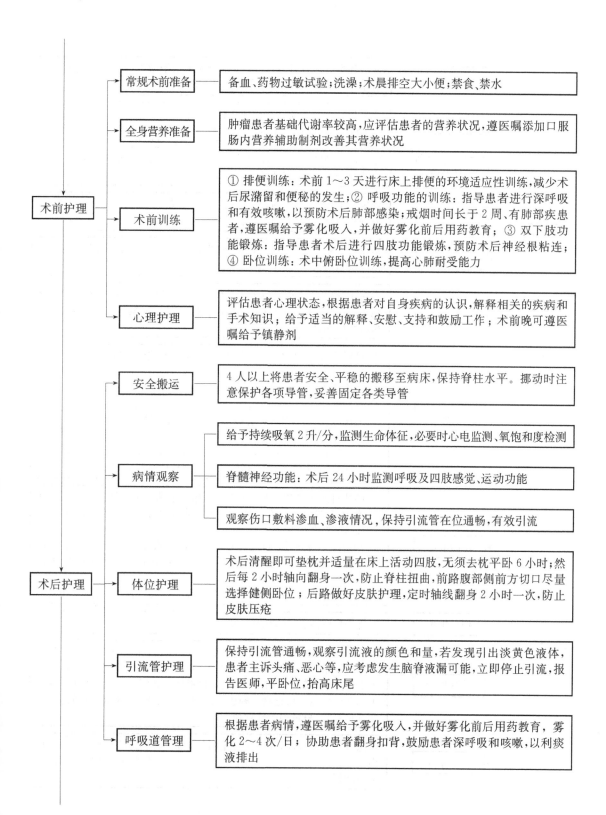

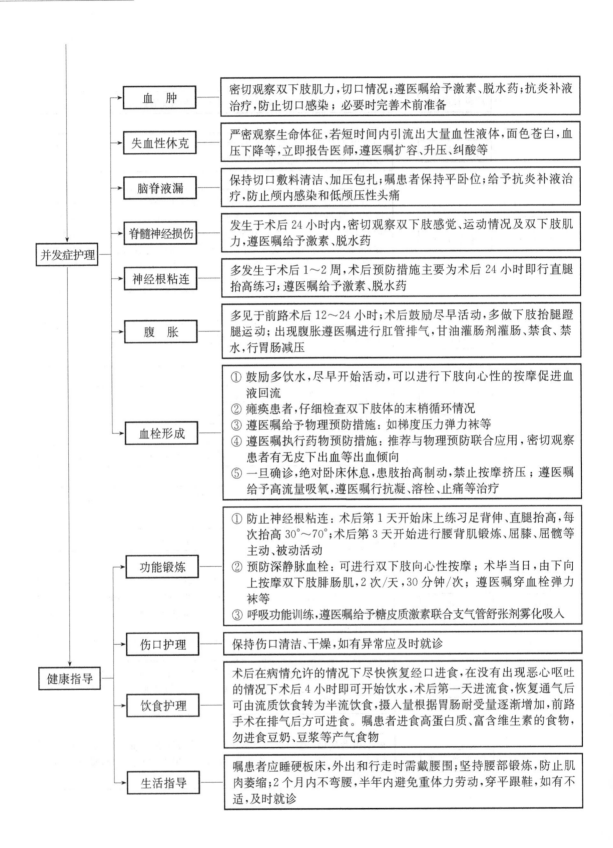

并发症护理

血 肿 —— 密切观察双下肢肌力,切口情况;遵医嘱给予激素、脱水药;抗炎补液治疗,防止切口感染;必要时完善术前准备

失血性休克 —— 严密观察生命体征,若短时间内引流出大量血性液体,面色苍白,血压下降等,立即报告医师,遵医嘱扩容、升压、纠酸等

脑脊液漏 —— 保持切口敷料清洁、加压包扎;嘱患者保持平卧位;给予抗炎补液治疗,防止颅内感染和低颅压性头痛

脊髓神经损伤 —— 发生于术后24小时内,密切观察双下肢感觉、运动情况及双下肢肌力,遵医嘱给予激素、脱水药

神经根粘连 —— 多发生于术后1~2周,术后预防措施主要为术后24小时即行直腿抬高练习;遵医嘱给予激素、脱水药

腹 胀 —— 多见于前路术后12~24小时;术后鼓励尽早活动,多做下肢抬腿蹬腿运动;出现腹胀遵医嘱进行肛管排气,甘油灌肠剂灌肠、禁食、禁水,行胃肠减压

血栓形成 ——
① 鼓励多饮水,尽早开始活动,可以进行下肢向心性的按摩促进血液回流
② 瘫痪患者,仔细检查双下肢体的末梢循环情况
③ 遵医嘱给予物理预防措施:如梯度压力弹力袜等
④ 遵医嘱执行药物预防措施:推荐与物理预防联合应用,密切观察患者有无皮下出血等出血倾向
⑤ 一旦确诊,绝对卧床休息,患肢抬高制动,禁止按摩挤压;遵医嘱给予高流量吸氧,遵医嘱行抗凝、溶栓、止痛等治疗

健康指导

功能锻炼 ——
① 防止神经根粘连:术后第1天开始床上练习足背伸、直腿抬高,每次抬高30°~70°;术后第3天开始进行腰背肌锻炼、屈膝、屈髋等主动、被动活动
② 预防深静脉血栓:可进行双下肢向心性按摩;术毕当日,由下向上按摩双下肢腓肠肌,2次/天,30分钟/次;遵医嘱穿血栓弹力袜等
③ 呼吸功能训练,遵医嘱给予糖皮质激素联合支气管舒张剂雾化吸入

伤口护理 —— 保持伤口清洁、干燥,如有异常应及时就诊

饮食护理 —— 术后在病情允许的情况下尽快恢复经口进食,在没有出现恶心呕吐的情况下术后4小时即可开始饮水,术后第一天进流食,恢复通气后可由流质饮食转为半流饮食,摄入量根据胃肠耐受量逐渐增加,前路手术在排气后方可进食。嘱患者进食高蛋白质、富含维生素的食物,勿进食豆奶、豆浆等产气食物

生活指导 —— 嘱患者应睡硬板床,外出和行走时需戴腰围;坚持腰部锻炼,防止肌肉萎缩;2个月内不弯腰,半年内避免重体力劳动,穿平跟鞋,如有不适,及时就诊

第四节 腰椎肿瘤术后的康复护理

一、术后康复指导

（一）目的意义

除脊柱手术常规功能锻炼以外，强调肌肉群的锻炼，增强肌肉的核心能力，恢复患者的功能，预防并发症，如下肢静脉血栓、慢性腰痛，保持关节活动度，增强肌力等。使手术创伤更快恢复，降低术后并发症发生概率，并且为术后更好的功能康复打下基础。

（二）训练方法及注意事项

第一阶段双下肢肌力的锻炼，以及核心肌肉的训练，防止神经根粘连，下肢肌肉萎缩及预防深静脉血栓的发生。

（1）患者平卧床上，尽量伸直腿部，收紧大腿肌肉，此时用手摸有条索状的肌肉隆起。先将双腿伸直，用力绷紧后再放松，交替进行。开始 2～3 组/天，10～20 个/组，逐渐增加到 3～5 组/天，30～50 个/组（图 4-4-3）。

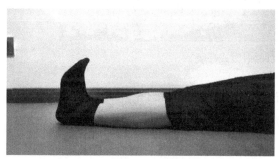

图 4-4-3 股四头肌肉训练

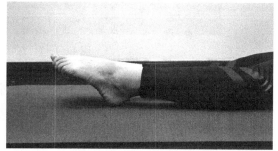

图 4-4-4 踝关节背屈训练

（2）患者取仰卧位，膝关节伸直，足背背伸，直腿上举，抬腿幅度适当并保持 1～5 秒后将腿缓慢放下，先单腿后双腿交替。可从 40°开始，逐渐增大，直到抬高＞70°为止，5～10 组/次，5～6 次/天。开始时次数不能太多以免因神经根水肿而增加疼痛，见图 4-3-12 直腿抬高。

（3）仰卧于硬板床上，每个动作保持 10 秒，重复 20 次/组，每天 3～4 组（图 4-4-4～图 4-4-6）。

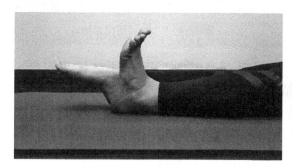

图 4-4-5 踝关节背伸训练

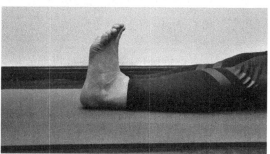

图 4-4-6 踝关节背伸背屈训练

（4）腹式呼吸：能够更多地激活腹部深层的肌肉，腹部参与每一次呼吸就能很好地控制负压的效果。患者取仰位，两膝轻轻弯曲，以使腹肌松弛。患者一手放在胸骨柄部，以控制胸部起伏，另一手放在腹部，以感觉腹部隆起程度，在呼气时用力向上向内推压，帮助腹肌收缩。由鼻子深吸气时腹部徐徐凸隆至不能再吸入气体，憋气约2秒，收紧腹部肌肉，然后缩唇慢呼气至腹部凹陷，呼气时间是吸气时间的2倍（图4-4-7）。

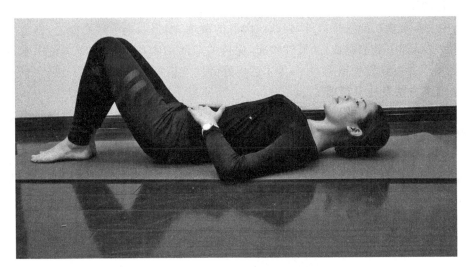

图4-4-7 深呼吸训练（腹式呼吸）

（5）仰卧于硬板床上，两侧臀大肌用力收缩夹紧，动作保持10秒，重复20次/组，每天3～4组，锻炼臀部肌肉（图4-4-8）。

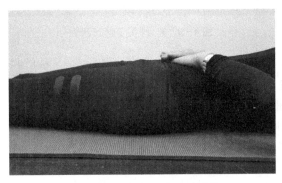

图4-4-8 臀部肌肉收缩锻炼

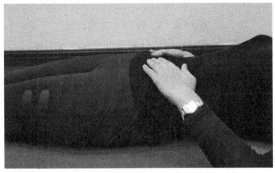

图4-4-9 腹部按摩锻炼

（6）患者取仰卧位，双膝弯曲，腹部放松。患者双手重叠（左手向下，右手向上）置于右下腹部，以大鱼际肌和掌根着力，沿着升结肠、横结肠、降结肠、乙状结肠方向反复推展按摩，使腹部下陷1 cm，幅度由小到大，直至产生肠蠕动。每天2次，早餐后和晚餐后30分钟进行，每次10～15分钟。主要帮助缓解便秘（图4-4-9）。

第二阶段主要是腰背肌功能锻炼，可以防止慢性腰痛，保持关节活动度，增强肌力等。

（1）膝胸运动：① 夹紧臀部，腹部收缩使腰背部紧贴地板上。② 抱双膝。③ 双手抱膝慢慢靠近胸部至最大活动限度,口中出声数一至十。④ 修正重做:可双侧轮流做。注:手术患者,建议术后 2～3 周后进行锻炼(图 4-4-10)。

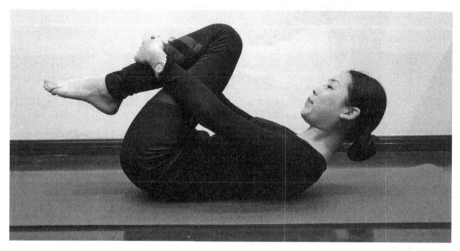

图 4-4-10　膝胸运动

　　(2) 仰背运动:① 俯卧于床上。② 先以二手撑地,伸展背部,测试伸展角度。③ 双手平贴身体两侧,以上背的力量将身体慢慢向上伸展。④ 保持 10 秒,重复 20 次/组,2～3 组/天。注:手术患者,建议术后 2～3 周后进行锻炼(图 4-4-11)。

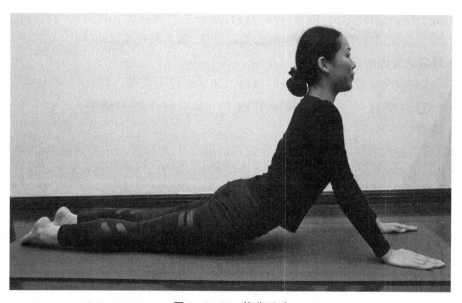

图 4-4-11　仰背运动

　　(3) 拱桥运动:① 膝部弯曲,腹部收缩。② 将臀部提高 10 秒,重复 20 次/组,2～3 组/天。注:手术患者,建议术后 2～3 周后进行锻炼(图 4-4-12)。

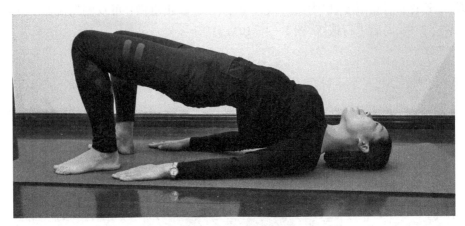

图 4 - 4 - 12 拱桥运动

二、出院指导

(一) 心理指导

指导患者应保持乐观开朗的情绪,坚信自己一定能够战胜疾病。调整心态,树立信心,积极配合后续治疗,才能调动身体内部的抗病机制。

(二) 饮食

进清淡、新鲜、富于营养、易于消化饮食,不吃或少吃辛辣刺激的食物,禁烟酒,多饮水。

(三) 自我保护

注意监测体温,若排除感冒因素,体温升高,及时到医院就诊。保持切口清洁、干燥,1 个月内勿碰水,如发现切口红肿、渗液等情况,及时就诊;如出现肢体运动异常,及时到医院就诊。

(四) 呼吸道管理的指导

如有一些刺激性咳嗽,有痰时应及时咳出。如果痰较为黏稠,可服用一些祛痰药物;如果咳嗽较为严重影响休息,可服用一些镇咳药物,防止影响伤口愈合。

(五) 随访

告知患者出院 3 个月后携带全部影像资料门诊复查,应坚持长期定期随访,告知患者这是非常重要的。术后两年内每 3 月复查 1 次,之后每半年复查 1 次,至第 5 年后可延长至每年复查一次。查腰部 CT、腰部 MRI 等。

(六) 活动

术后 3 个月内不弯腰,6 个月内不负重;下床活动前要先佩戴好外固定支具,功能锻炼要遵循循序渐进的原则,以利于脊柱损伤节段的植骨融合,降低内固定松动的发生率。

(七) 工作

因手术创伤较大,术后常辅以化疗或放疗,需要一段时间的休养和恢复,待这些治疗结束,再休息 2~3 个月,可视体质情况逐步恢复工作,一般可以胜任除较重体力劳动以外的任何工作。

(李晓林 欧艺轩)

参 考 文 献

［1］王剑龙,詹瑞森.腰椎肿瘤的外科治疗19例分析[J].肿瘤防治研究,2006,33(4)：265－267.

［2］李晓林,万昌丽,许莉莉,等.上颈椎哑铃型巨大肿瘤行前后联合入路手术的护理[J].护理实践与研究, 2014,11(3)：62－64.

［3］侯莹,汪晓攀,李志钢.1例下颈椎肿瘤及第7颈椎全切患者的围术期护理[J].护理学杂志,2017,32(4)： 32－34.

［4］王利文.颈椎骨折患者术后疼痛的护理体会[J].世界最新医学信息文摘,2015,15(19)：192.

［5］J Junkin, JL Selekof. Prevalence of Incontinence and Associated skin Injury in the Acute Care Inpatient [J]. Las Vegas, NV：J Wound Ostonry Continence Nurs, 2007, 34(3)：260－269.

［6］DS Driver. Perineal dermatitis in critical care patients[J]. Critical Care Nurse, 2007, 27(4)：42.

［7］顾明,陈月英,曾丽娟,等.胸腰椎肿瘤后路切除椎板减压内固定术的围术期护理[J].实用临床医药杂志, 2014,18(20)：69－72,80.

［8］张晓凤.舒适护理对颈椎损伤患者术后并发症的影响[J].临床医学研究与实践,2017,2(18)：181－182.

［9］谢碧燕.腰椎肿瘤患者的围手术期的护理[J].母婴世界,2017,2(3)：195.

第五章
骶骨肿瘤的康复护理

第一节 骶骨肿瘤的基础知识

骶骨肿瘤为当前骨科领域里极难治疗的疑难症之一。尽管外科手术是目前最有效的治疗方式,但骶骨肿瘤多以交界性和恶性肿瘤为主,分块切除手术极易复发;而扩大切除手术所造成的骶神经损伤则会导致患者术后出现二便失调。且骶骨肿瘤因为早期症状隐匿,很容易导致漏诊或者误诊,确诊时往往肿瘤已生长巨大,侵入盆腔及周围组织,手术切除难度极大,从而为治疗带来巨大困难。

一、定义

(一) 骶骨解剖

骶骨(sacrum)位于第 5 腰椎下方,由 5 块骶椎融合而成,分骶骨底、侧部、骶骨尖、盆面和背侧面,呈倒三角形,构成盆腔的后上壁,两侧通过骶髂关节与左右髂骨相连;其下端为骶骨尖,与尾骨相关节,上端宽阔的底与第 5 腰椎联合形成腰骶角。骶骨盆面凹陷,背侧面后凸,以增加骨盆容量。骶骨具有明显的性别差异,男性长而窄,女性短而宽,以适应女性分娩的需要(图 4-5-1)。

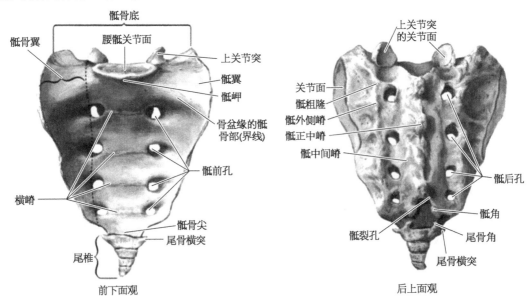

图 4-5-1 骶骨解剖

（二）什么是骶骨肿瘤

目前,临床上把原发于或转移至骶骨区域骨结构、神经系统及周围软组织的肿瘤统称为骶骨肿瘤。骶骨常见的原发良性肿瘤有骨母细胞瘤、动脉瘤样骨囊肿等;原发交界性肿瘤包括脊索瘤、骨巨细胞瘤等;而原发恶性肿瘤则包括骨肉瘤、软骨肉瘤等。骶骨的转移癌较少见,多数由肾癌、前列腺癌周围播散所致。据相关统计,在骨肿瘤当中,良性骶骨肿瘤的发病率是1.16%,而恶性骶骨肿瘤的发病率是3.91%。因为发病部位较为特殊,且发展的时间较为缓慢,发生的位置比较深,骶骨肿瘤的早期症状大多数不典型,容易为患者所忽视,就诊时肿瘤往往已生长至很大,所以临床上很难对骶骨肿瘤做出及时且准确的诊断。

二、临床表现

骶骨肿瘤的早期症状往往不明显,主要包括骶尾部、会阴区酸痛不适,容易被患者忽略;而中晚期随着肿瘤体积增大,破坏骨质,压迫神经、血管并侵入盆腔、腹腔,患者会出现一系列局部以及全身症状:

（1）全身症状:以臀部或者腰部胀痛、酸痛以及持续性疼痛为多见,会存在括约肌功能障碍以及放射痛等现象。中晚期可出现体重下降、纳差、恶病质等。

（2）局部症状:早期主要为骶尾部、会阴区压痛和肿胀,骶骨尾部或者臀部可触及弹性肿块,触摸则为乒乓球样触觉,并存在轻微的压痛感,局部皮温一定程度升高,肛门指诊能触及直肠黏膜在骶骨肿瘤的表面滑动,一部分患者会存在下腹部扪及肿块等症状。高度恶性的肿瘤患者往往会存在较为严重的压痛、疼痛感,肿瘤在身体内迅速生长,然而肛门指诊时却往往发现肿瘤体积并不甚大。肿瘤侵犯腰骶神经后患者可能会出现下肢疼痛、麻木,会阴区麻木、大小便功能障碍及性功能障碍。肿瘤压迫髂静脉、下腔静脉会导致下肢水肿甚至湿性坏疽。压迫直肠可能导致便秘、直肠穿孔、感染等并发症。

三、诊断标准

骶骨肿瘤包含多种病理类型,诊断需根据患者临床症状、体征、影像学检查和病理学检查进行综合判断。

骶骨肿瘤患者多有骶尾部、会阴区及下肢疼痛,严重时可有体重下降、恶病质、大小便功能、性功能功能障碍、下肢感觉运动异常、下肢水肿及腹盆部可触及包块等。骶骨肿瘤压迫骶神经后患者体检时可出现肛门反射消失、提睾反射消失、跟腱反射消失。此外,直肠指检亦可触及后方肿块。

X线显示骶骨肿瘤会因为情况不同而存在不同形态:其中骶骨脊索瘤最先出现于骶骨尾部,并随之往上不断发展,进而对多处节段骶骨甚至是导致腰5椎体骨质破坏,且几乎都是中央破坏兼前方软组织肿块,极少情况有小型钙化灶出现;骶骨巨细胞瘤则多发生于患者的上位骶骨,具体表现为偏离中央的膨胀性破坏,此外,病变的周边往往会有一层比较薄的骨壳;骶骨神经纤维瘤其具体表现为边缘清晰、扩大的膨胀性破坏;骶骨转移瘤则表现为边缘不清的不规则骨质破坏,多存在于上位骶骨。

此外,如果骶骨存在大小不均匀的多发性病灶则表示是转移性病变。此时往往会涉及患者的骶髂关节,患者其余部位往往也会存在一定程度的骨破坏,可以通过骨ECT加以诊断。会得到良好的效果。在标准的 X 线片上，往往出现骶骨显露不清等现象，此时可以通过 CT 扫描来对肿瘤范围加以评估。假如说想要得到确切的软组织肿块位置并对骨质破坏范围做出清晰的评估，可以通过 MRI 成像来检查。通常通过 T2 加权像可以看到，肿瘤同周围组织存在鲜明对比。通过临床症状以及影像学特点能初步做出诊断。

当然，对于怀疑骶骨肿瘤的患者，行病灶穿刺活检，行免疫组化检查，明确病理是该类疾病最可靠的诊断方式，同时也对下一步治疗方案的选择有指导性意义。

总之，骶骨肿瘤存在多种类型，最终诊断需通过临床症状、典型影像学特征、患者体征、病理学检查等多种方式进行综合考虑。

四、治疗

骶骨肿瘤的治疗包括许多方面，目前最有效的治疗方式是以手术为主，同时辅以各类辅助治疗手段的综合性治疗。根据患者肿瘤病理类型的不同，治疗方式也应个性化调整。骶骨肿瘤治疗的主要目的是最大限度地根除肿瘤、防止复发，同时尽可能保留患者神经功能。

（一）一般治疗

一般治疗主要包括全身营养支持，保持机体内环境稳态，调节酸碱平衡紊乱及电解质失调。对于低蛋白血症和贫血的患者，应酌情补充白蛋白及输血。骨质破坏严重的患者应绝对卧床，防止骨折。大小便功能障碍的患者应根据情况予以留置导尿和灌肠。同时还应预防感染、深静脉血栓及褥疮。

（二）药物治疗

目前对于骶骨肿瘤治疗有效的药物有限，临床上使用的药物多以对症治疗为目的，如止痛药物、神经营养类药物等。但对于某些特定病理类型的骶骨肿瘤，临床上亦有使用新型靶向药物已达到治疗效果的报道，如骶骨骨巨细胞瘤可予以注射 RANKL 单抗（狄诺赛麦）；而骨肉瘤则可以通过铂类化疗药物进行治疗。对于这些类型的肿瘤，手术前予以针对性敏感药物治疗若干疗程，可显著缩小肿瘤体积，减少肿瘤血供，从而降低手术风险。

（三）辅助治疗

对于不可以切除的肿瘤来讲，放疗具有止痛、限制肿瘤生长甚至彻底治愈肿瘤等作用。当前，骨巨细胞瘤、脊索瘤等骶骨肿瘤可以通过手术的方式予以部分切除，在治疗过程中先对肿瘤体进行切除再实施放疗，对患者的康复效果尤佳，且术后进行小剂量的放疗，可使残存的肿瘤细胞被消灭得更加彻底。所以对于那些无法实施手术或者病情复发的患者而言，放疗是最佳选择。医学界对于术前放疗持否定态度，原因在于，很多肿瘤（比如神经纤维瘤、脊索瘤等）本身对于放疗并不敏感，所以无法达到疾病根治的效果，且放疗之后，患者软组织呈现瘢痕化，其肿瘤组织开始骨化，尽管肿瘤在缩小的同时开始纤维化，但是更为紧密地粘连、包裹神经根，更加难以分离，从而使手术的难度以及手术时间和失血量增加，最终影响患者的疾病治愈和伤口愈合。此外，放疗之后患者的神经无法耐受手术过程中的牵拉和刺激，因而在手术之后很多患者表现出神经功能障碍。

新的辅助治疗方法如质子重离子治疗在某些骶骨肿瘤类型中也有较好的疗效，如骶骨脊索瘤，该类肿瘤对于普通放疗、化疗均不敏感，手术后易复发，质子重离子治疗可达到较好的肿瘤控制效果。

（四）手术治疗

手术切除肿瘤是治疗骶骨肿瘤最直接有效，也是最关键的治疗手段。手术能够直接接触肿瘤对神经、血管及腹盆腔内脏器的压迫，有效缓解患者症状。对于恶性骶骨肿瘤，近年流行的全骶骨整块切除能够有效预防肿瘤复发，但不可避免地对患者神经功能造成损伤。骶骨肿瘤具有手术风险高、出血量多、术后并发症多的特点，目前对于外科医师仍是巨大挑战。

骶骨肿瘤手术的入路主要包括后入路、前入路以及前后联合入路等几种方式。

前入路主要用于骶3以上的高位肿瘤兼肿块往骶骨前方外生长的患者。通常采用腹直肌旁切口，经腹膜后间隙到达肿瘤前缘。该入路通常对骨结构和神经损伤小，但术中易损伤腹膜甚至肠腔。

后入路则更为常用，因为该种入路途径可以帮助医师更好地切除破坏骶骨骨结构的肿瘤，手术通常采用后正中纵行切口或倒Y形切口，整块或分块切除骶骨肿瘤，同时以内固定螺钉固定腰椎和髂骨翼。该种手术方式可以有效切除各类骶骨肿瘤，解除神经压迫，同时重建脊柱与骨盆稳定性。整块切除骶骨肿瘤是最有效的预防肿瘤复发的手术方式，但手术过程中势必会牺牲部分骶神经，患者术后下肢功能、大小便功能及性功能可能受损。

对于单纯前入路或者单纯后入路均难以彻底切除的复杂性骶骨肿瘤，则可以选择前后联合入路进行手术。

第二节　骶骨肿瘤的围手术期护理

原发性骶骨肿瘤少见，大部分为对放化疗不敏感的脊索瘤、骨巨细胞瘤和神经鞘瘤等。骶骨肿瘤因其发生部位特殊，位置较深，早期症状轻，诊断较为困难，导致确诊时肿块巨大。外加骶骨解剖部位复杂，前方毗邻直肠、膀胱等器官，瘤体往往血供极为丰富，而外科手术是治疗骶骨肿瘤的主要手段，但容易出现切除中或切除后出血量巨大，造成各种并发症。因此，做好骶骨肿瘤围的手术期护理，预防各种并发症尤为重要。

一、术前护理

（一）常规的准备工作

1. 术前俯卧位训练

（1）目的：适应手术中的体位，提高肺部在俯卧位受压时的通气能力。

（2）方法：患者俯卧在床上，胸部垫一枕头或被子，双手臂伸直放在身体两侧，额部下方用一小枕头垫起以支撑头部，注意保持呼吸通畅，避免将口鼻捂住。最初每次训练20～30分钟，以后逐渐增加，直至2～3小时。

2. 特殊检查DSA（数字减影血管造影）

（1）目的：① 了解肿瘤等病变部位的血供情况。② 通过栓塞等手段可有助于减少术中出血，介入治疗。

（2）要求：① 带好申请单、病历、平车，有医师协同去造影室。② 检查前4～6小时禁食、水，排空大小便。③ 会阴部、大腿腹股沟处皮肤清洁。

（3）注意事项：① 术后平卧24小时，腹股沟穿刺处加压包扎或右腹主动脉球囊置管在位固定24小时。② 穿刺处如有伤口渗血较多，或下肢疼痛、麻木应及时告知护士。③ 限制术侧下肢肢体活动 24 小时,可以做术侧下肢左右水平移动,但不可以将下肢抬起、弯曲,以免导致穿刺部位出血、栓塞剂脱落或导管移位,影响术中止血。

3. 心理护理   由于手术部位在尾骶部,周围血管丰富、神经较多,手术风险较大。患者担心手术的失败或并发症的发生,术前较为紧张、焦虑。我们对患者的感受表示理解与同情,并与患者多接触、多沟通,了解其心理状态,向患者解释不良的情绪会影响治疗效果。入院后,护士即开始与患者交流,对其心理状态进行评估,逐渐向其介绍治疗方案,围手术期注意事项和手术成功病例,尽可能消除其恐惧心理,保证患者在良好的心理状态下接受手术治疗。对了解病情的患者应加强肿瘤防治知识的宣传,使患者具有一个稳定的心理,树立战胜疾病的信心和增加勇气;对不知情的患者,根据需要对病情进行保密,将 CT、MRI 等报告交予家属保管。

4. 常规准备

(1) 术前一日,家属与手术医师、麻醉医师约定时间按要求签字。

(2) 配血:术前一日责任护士将为患者抽血化验血型,并按要求指导患者和家属办理输血手续。

(3) 药物过敏实验,如青霉素、头孢类药物。如患者有药物过敏,应及时告诉责任护士或医师。

(4) 皮肤准备:① 术前应剪手指甲、脚趾甲,洗头、洗澡(采用含葡萄糖氯己定的抗菌沐浴液,以降低手术切口感染的发生率),男患者必须剃胡须,以减少伤口感染。② 手术部位皮肤要重点清洁,若汗毛过长应用脱毛膏脱毛,但不可以用剃须刀以免导致手术部位皮肤破损,引起术后伤口感染。如果有手癣、脚癣,应告知医师并积极治疗。

(5) 术前 1 晚,24:00 后禁食、禁水。晚上保证良好的睡眠质量,如果难以入睡可告知医护人员服用安眠药。

(6) 根据患者病情和医嘱进行灌肠。

(7) 物品准备:棉签、吸管、一次性尿垫、垃圾袋、水垫、口香糖等。

(二) 术前功能训练

1. 卧床排便训练   手术前应进行卧床解大、小便的适应性训练,以减少术后发生尿潴留、便秘等并发症的机会。

2. 呼吸功能训练   术前加强深呼吸、有效咳嗽、咳痰的训练,以预防肺炎、肺不张、肺部感染等并发症。

(1) 深呼吸训练:嘱患者取舒适体位,放松全身肌肉,将双手放于腹部,先快速呼出肺内空气,然后闭嘴缓慢地用鼻深吸气,使放于腹部的手因吸气而抬起,吸至不能再吸时稍屏气 2~3 秒,然后将口唇缩起似吹口哨状,缓慢呼气,使放于腹部的手因呼气而凹下,收缩腹肌,使气呼尽,吸气与呼气之比为 1:2 以上,训练频率为 8~10 次/分钟,3 次/天,15~20 分钟/次。可借助吹气球、吹泡泡等进行训练。

(2) 咳嗽、咳痰训练:可采取两种方式:① 爆发性咳嗽:嘱患者取坐位或半坐位,先深吸一口气而后屏气 1~2 秒,随着胸腹肌的突然有力收缩,爆发咳嗽。② 分阶段咳嗽:一连串的小声咳嗽,使痰液松动,再用力咳出。咳嗽、咳痰训练从手术前 3 天开始,3 次/天,咳嗽一般不可进行时间过长,以 10 分钟/次为宜,在早晨起床后、晚上睡前及餐前 30 分钟进行。

3. 双下肢功能训练

(1) 足踝运动:胸椎、胸腰段术后 24 小时内。① 目的:锻炼股四头肌,促进下肢血液循环。② 方法：患者平卧，膝盖伸直绷紧，先让足部尽量地背屈，然后逐步背伸，每天 3 次，每次 10～20 回，之后逐步增加，见图 4-3-11 足踝运动。

（2）直腿抬高：胸椎、腰骶椎术后 2～3 天。① 目的：预防神经根粘连；锻炼腰背肌。② 方法：患者取仰卧位，膝关节伸直，足背背伸，直腿上举，先单腿后双腿，抬腿幅度适当并保持 1～5 秒，将腿缓慢放下。可从 40°开始，逐渐增大，直到抬高＞70°为止，每天 2～3 次，每次 5～10 回，以后循序渐进增加。开始时抬腿次数不能太多以免因神经根水肿而加重疼痛，见图 4-3-12 直腿抬高。

（3）蹬足运动：胸椎、胸腰段术后 2～3 天。① 目的：活动下肢关节、促进下肢血液循环。锻炼腰背部肌肉。② 方法：取仰卧位，腿伸直，两手自然放置体侧。曲髋屈膝、踝关节背伸，向斜上方进行蹬踏，并使足尽量跖屈，双下肢交替进行，每个动作重复 12～24 次，见图 4-3-13 蹬足运动。

4. 括约肌收缩训练 嘱患者反复进行下腹部、会阴部及肛门的舒缩运动，先用力收缩，持续 20 秒，放松 5 秒，每次 15 分钟，以患者感觉到肛门收缩有力为标准。

二、术后护理

（一）生命体征监测

回病房后与手术室人员交接术中生命体征，皮肤情况，术后患者意识，导管情况，四肢活动等，若出现血压下降，心律失常等应立即汇报医师。骶骨肿瘤术中出血量大，可根据血压调节输液滴速，补充血容量，防止发生低血容量性休克。大量输血输液，要观察肺功能的情况，防止发生肺水肿。

（二）伤口负压引流管的护理

观察伤口有无渗血、渗液，保持伤口敷料清洁干燥、防止伤口感染。保持引流管的通畅，妥善固定，不扭曲。注意观察引流液的颜色，准确记录引流量。骶骨肿瘤手术创面长，内部空腔大，渗出通常很多。对于创面渗出多的患者可选用负压封闭引流（VSD）。

VSD 能够做到全方位持续引流，及时清除液化坏死组织和各种毒性分解产物，减少机体对毒素的重吸收，同时能够促进肉芽迅速增生，也减少了术后换药的次数。

若患者术后带 VSD 负压引流管，应做好 VSD 负压引流管的相关护理及观察记录。使用 VSD 的患者应班班交班，观察负压引流管是否在位固定、通畅，伤口连接处是否密封完好无漏气，引流瓶应低于床面 25～30 cm，压力是否在正常范围内，引出血液的色、质、量，创面是否出血、感染。倾听患者主诉，出现异样时应及时汇报，给予相应的处理。

（三）疼痛护理

因骶骨肿瘤巨大，术后创面大，平卧时压迫会增加疼痛，但是疼痛会刺激患者引起不适，影响患者恢复，要及时给予术后镇痛。对手术后切口疼痛，采用预防用药，定时给药，而不是要求患者忍耐疼痛，待疼痛难以忍受才给药。在移动患者躯体时，应先与患者解释，讲解移动躯体的必要性，取得患者的理解和配合。

（四）功能锻炼

骶骨肿瘤切除术后应卧床休息 3 个月，卧床期间进行床上肢体活动，内容包括：术日可做足趾及踝关节活动；术后第 1 天可做肢体抬高、关节屈伸，3～4 次/天，15～30 分钟/次，逐日增加;1 月左右考虑坐起,后根据病情考虑下地站立,行走时注意手术部位,需家属支撑,不做弯腰及负重活动。下肢锻炼的同时进行上肢活动、深呼吸及扩胸运动,以增强心肺功能。锻炼时遵循强度由弱到强,时间由短到长,以不感到疲倦为原则,依据患者的机体功能恢复情况适时调整,使患者恢复到个人机体的最佳状态。可以进行括约肌收缩训练以促进排便功能恢复。

(五) 胃肠道护理

术后返回病房即可咀嚼口香糖以促进肠功能恢复,在病情允许的情况下尽快恢复经口进食。在没有出现恶心呕吐的情况下,后路手术术后 4 小时即可开始饮水,无不良反应即可给予流质。前路手术要注意观察患者排便、排气情况,一般术后 48～72 小时逐渐恢复,通气后方可进食。可进食易消化流食,禁食牛奶、豆浆及含糖量高的食物,避免导致或加重腹胀。肠蠕动恢复后进半流食,逐步改为普食。腹胀时可用肛管排气或甘油灌肠剂灌肠,以及鼓励早下床活动。

(六) 饮食护理

指导患者进食高蛋白质、高热量、高维生素、易消化饮食,以促进其康复。多食清淡、富含纤维素、易消化饮食。骶骨肿瘤术后,由于手术牵拉刺激或骶神经的损伤,术后易出现腹胀,应忌辛辣、油腻、易产气食物,嘱患者多吃水果、蔬菜、谷类等食物。

(七) 大小便护理

术后指导患者进行尿管夹管训练,锻炼膀胱功能,嘱夹管时有小便感觉给予打开尿管开关,放完小便后再给予夹管,当小便感觉不强时给予 2 小时开放一次。然后多次夹管训练,达到膀胱自主控制小便后考虑拔除尿管。对于骶骨肿瘤术后的患者,应观察患者大便情况,如有大便,应及时给予清理,避免大便污染伤口。当伤口被大便污染时,应及时给予更换伤口敷料,并加强观察患者伤口情况以及患者体温的变化。

(八) 并发症的预防和护理

1. 失血性休克

(1) 临床表现:脉搏急速、血压下降、舒张压低于 60 mmHg,收缩压低于 90 mmHg,尿量<30 ml/h,伴有口干、面色苍白、出冷汗;多发生于术后 12 小时之内。

(2) 护理措施及处理:立即报告医师,加快输液速度,80～100 滴/分,给予持续低流量吸氧 2L/min,或遵医嘱输血浆,必要时另建一条静脉通道,加大补液量,但同时防止急性肺水肿的发生,做好护理记录。

2. 切口感染   由于患者术后卧位时局部潮湿,伤口有渗血及血肿,引流不畅等引起,另外,由于患者伤口位置较低,靠近会阴部及肛门,大小便容易污染伤口而引起感染。表现为体温升高,伤口部位红肿、疼痛,不能碰触。注意保持伤口敷料清洁干燥,及时换药,换药时注意无菌操作。一旦发生感染,立即加大抗生素的用量,如出现脓肿则行局部引流。对于骶骨肿瘤而言,由于肿瘤较大,瘤体切除后的空腔常常由止血材料填充,如可吸收止血纱布、明胶海绵,发生低毒性感染的可能性较大。如发生,可采用双管闭式冲洗,冲洗液可采用过氧化氢溶液(双氧水)、苯扎溴铵(新洁尔灭)、含庆大霉素的生理盐水,常常有较好疗效。如上述方法仍不奏效,可至手术室在麻醉下清创引流处理。

3. 伤口不愈合   由于肿瘤巨大,手术后伤口内空腔大,伤口内容易积存大量积血或积液,并且伤口软组织少,血供差,伤口愈合缓慢。骶骨肿瘤患者本身抵抗力差,营养摄入不足也会引起伤口愈合困难。骶骨肿瘤手术伤口接近肛门,大小便污染伤口,引起伤口感染,难以愈合。

医师换药时观察伤口内有无积血积液,如发现伤口处膨起,有波动感,轻压伤口从缝线处流出血性液体,应立即拆开缝线,放出积血,重新缝合伤口后给予营养支持,促进伤口愈合。术后第二日采取左右侧卧位,尽量少用平卧位,并在尾骶部放置水垫,以免压迫伤口影响血液供应,或使脂肪液化,伤口更加不易愈合。小便给予留置导尿管,对于中低位骶骨肿瘤术后患者,大便几乎每次都会污染伤口及敷料。护理时可用尿垫或床垫保护伤口敷料,每次便后如有污染及时换药。伤口感染或不愈合,软组织缺损多,创面覆盖困难者,可再次手术,行肌皮瓣转移术。

4. 脑脊液漏　由于肿瘤侵蚀硬脊膜,硬脊膜缺损大,无法修复或硬脊膜撕裂后缝合不当所致。观察患者伤口引流液的色、质、量,如果引流液的颜色由鲜红色变为淡红色或黄色清亮且量增多应警惕脑脊液漏的发生。一旦发生给予头低脚高、仰卧位。加强伤口换药,延长切口引流管留置时间,并改为低压或正压引流,如拔管者伤口局部加压。消除一切可能引起腹压增高的因素,如剧烈咳嗽、尿潴留或便秘等。口服醋氮酰胺,减少脑脊液分泌,全身营养支持,维持水电解质平衡。必要时全身预防性应用广谱抗生素预防感染发生。

5. 大小便功能障碍　骶骨肿瘤切除术中会损伤控制大小便的骶神经,术后患者会出现不同程度的会阴部麻木、尿潴留、尿失禁、便秘或腹泻。做好会阴护理、留置导尿管护理,以及肛周皮肤护理。指导患者进行排便功能训练。

三、术后的康复指导与健康教育

1. 功能锻炼　促进神经根的恢复,指导进行功能锻炼,如足踝运动、直腿抬高、蹬足运动及括约肌收缩运动等;预防深静脉血栓:可进行双下肢向心性按摩。术毕当日,由下向上按摩双下肢腓肠肌,2次/天,30分钟/次。

2. 伤口护理　保持伤口清洁、干燥,如有剧烈疼痛,渗血、渗液,发热等应及时就诊。

3. 饮食护理　嘱患者进食高蛋白质、富含维生素的食物,勿进食豆奶、豆浆等产气食物。

4. 生活指导　嘱患者应睡硬板床,外出和行走时需戴腰围,防止内固定的松动;坚持腰骶肌锻炼,防止肌肉萎缩;增强自我保护意识,纠正不良姿势,拾物时应屈膝下蹲;2个月内不弯腰,半年内避免重体力劳动,穿平跟鞋,如有不适,及时就诊。

5. 排便功能训练

(1) 提肛肌收缩训练:从手术后第1天开始,指导患者呼气时下腹部、会阴及肛门同时收缩,吸气时放松。且每次持续收缩30秒以上为有效,训练3次/天,15分钟/次。

(2) 排便反射训练:每日早餐后半小时开始训练排便,无论有无便意均定时练习15分钟,以促进大脑皮层建立排便反射。同时在晨起和睡前进行腹部按摩,以脐为中心顺时针按摩腹部,每次10～15分钟,以促进肠蠕动。同时鼓励患者摄入富含纤维素的食物,每天饮水>2 500 ml,以保持大便通畅。

(3) 个体化放尿:按照留置尿管常规护理,在患者积极参与配合下,当其有尿意或膀胱充盈至平脐时放尿,并嘱患者有意识地参与排尿,以促进相关神经肌肉的参与,从而产生排尿感和排空感。

(4) Crede手压法:手掌放在充盈膀胱的底部,向膀胱体部环形轻柔按摩3～5分钟,并逐渐加压向耻骨下方推移,挤压膀胱逼尿排出,直至无尿液流出时放手。在按摩过程中,不可压迫膀胱中部,也不可用力过大,尤其是在膀胱过度充盈时以防逆行感染及膀胱破裂。

四、出院指导

指导患者继续加强功能锻炼，注意饮食，合理作息，加强自我伤口观察护理；若患者考虑下地活动，嘱患者先坐起来，没有头晕头痛时，先在床边站立，适应一段时间，不要着急走路。下地活动时一定要有 2 名以上的家属搀扶，避免跌倒。常规 3 个月复诊，拍片。若期间有不适感，可提前咨询或就诊，及时发现问题，及时对症处理。

第三节　骶骨肿瘤的围手术期护理流程

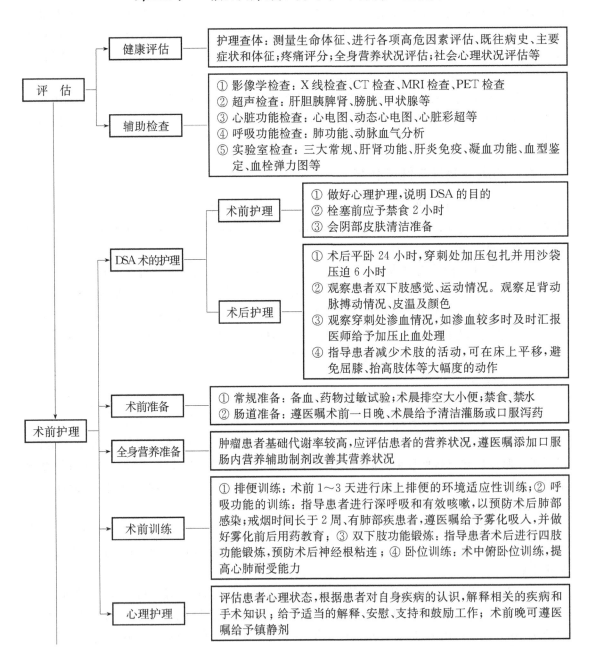

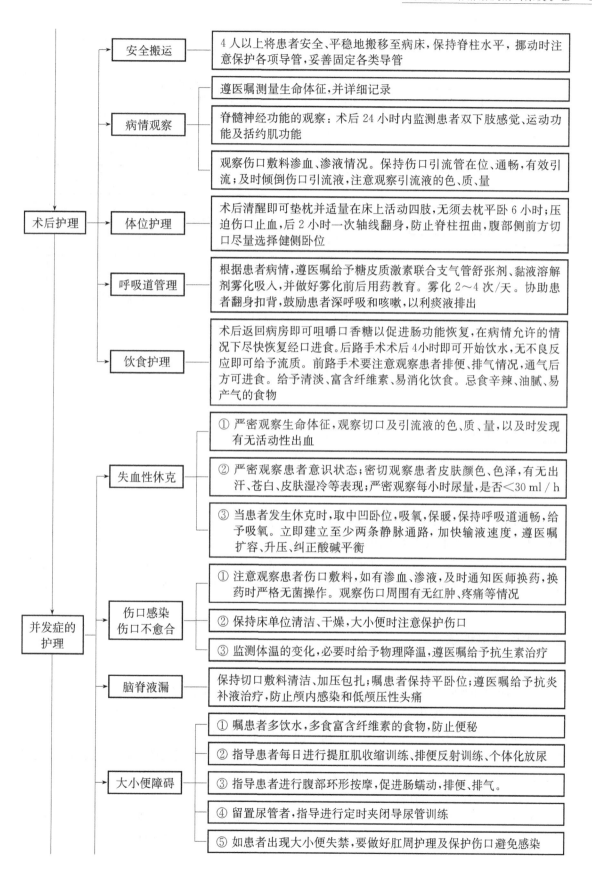

术后护理

安全搬运
4 人以上将患者安全、平稳地搬移至病床,保持脊柱水平,挪动时注意保护各项导管,妥善固定各类导管

病情观察
遵医嘱测量生命体征,并详细记录

脊髓神经功能的观察:术后 24 小时内监测患者双下肢感觉、运动功能及括约肌功能

观察伤口敷料渗血、渗液情况。保持伤口引流管在位、通畅,有效引流;及时倾倒伤口引流液,注意观察引流液的色、质、量

体位护理
术后清醒即可垫枕并适量在床上活动四肢,无须去枕平卧 6 小时;压迫伤口止血,后 2 小时一次轴线翻身,防止脊柱扭曲,腹部侧前方切口尽量选择健侧卧位

呼吸道管理
根据患者病情,遵医嘱给予糖皮质激素联合支气管舒张剂、黏液溶解剂雾化吸入,并做好雾化前后用药教育。雾化 2～4 次/天。协助患者翻身扣背,鼓励患者深呼吸和咳嗽,以利痰液排出

饮食护理
术后返回病房即可咀嚼口香糖以促进肠功能恢复,在病情允许的情况下尽快恢复经口进食。后路手术术后 4 小时即可开始饮水,无不良反应即可给予流质。前路手术要注意观察患者排便、排气情况,通气后方可进食。给予清淡、富含纤维素、易消化饮食。忌食辛辣、油腻、易产气的食物

并发症的护理

失血性休克
① 严密观察生命体征,观察切口及引流液的色、质、量,以及时发现有无活动性出血

② 严密观察患者意识状态;密切观察患者皮肤颜色、色泽,有无出汗、苍白、皮肤湿冷等表现;严密观察每小时尿量,是否<30 ml / h

③ 当患者发生休克时,取中凹卧位,吸氧,保暖,保持呼吸道通畅,给予吸氧。立即建立至少两条静脉通路,加快输液速度,遵医嘱扩容、升压、纠正酸碱平衡

伤口感染伤口不愈合
① 注意观察患者伤口敷料,如有渗血、渗液,及时通知医师换药,换药时严格无菌操作。观察伤口周围有无红肿、疼痛等情况

② 保持床单位清洁、干燥,大小便时注意保护伤口

③ 监测体温的变化,必要时给予物理降温,遵医嘱给予抗生素治疗

脑脊液漏
保持切口敷料清洁、加压包扎;嘱患者保持平卧位;遵医嘱给予抗炎补液治疗,防止颅内感染和低颅压性头痛

大小便障碍
① 嘱患者多饮水,多食富含纤维素的食物,防止便秘

② 指导患者每日进行提肛肌收缩训练、排便反射训练、个体化放尿

③ 指导患者进行腹部环形按摩,促进肠蠕动,排便、排气。

④ 留置尿管者,指导进行定时夹闭导尿管训练

⑤ 如患者出现大小便失禁,要做好肛周护理及保护伤口避免感染

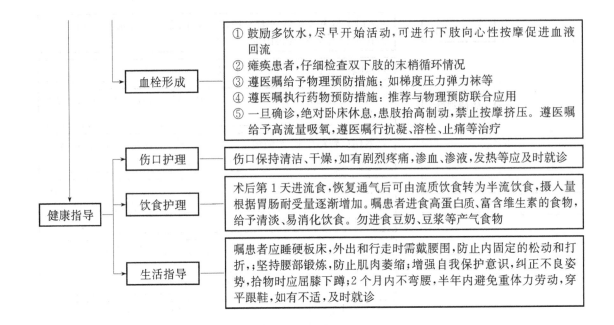

第四节　骶骨肿瘤的康复护理

骶骨肿瘤切除术可以切除患者骶骨肿瘤、解除患者疼痛及神经压迫、为患者减轻痛苦、延长患者生活时间。但三分治疗,七分护理,术后的康复护理必不可少。掌握快速精准的术后康复理念,可以大大缩短康复的时间及提高患者的生活质量。

一、卧位

术后清醒返回病房即可垫枕并嘱患者适量在床上活动四肢,嘱患者行踝关节及足趾功能锻炼,后路手术一般术后当天返回病房后前 6 小时平卧,达到压迫止血的目的,无须去枕。之后可 2 小时轴线翻身一次,翻身角度在 30°～60°,翻身时保持头、颈、躯干三点成一水平线,防止脊柱旋转、屈曲过伸。平卧位和侧卧位交替,预防压疮,侧卧时枕高应与肩同宽防止颈部侧屈。术后 2 周左右可坐起,1 个月左右可下地活动。

二、术后功能训练

(一) 呼吸功能训练

术后加强深呼吸、有效咳嗽、咳痰的训练,以预防肺炎、肺不张、肺部感染等并发症。

1. 深呼吸训练　嘱患者取舒适体位,放松全身肌肉,将双手放于腹部,先快速呼出肺内空气,然后闭嘴缓慢地用鼻深吸气,使放于腹部的手因吸气而抬起,吸至不能再吸时稍屏气 2～3 秒,然后将口唇缩起似吹口哨状,缓慢呼气,使放于腹部的手因呼气而凹下,收缩腹肌,使气呼尽,吸气与呼气之比为 1∶2 以上,训练频率为 8～10 次/分钟,3 次/天,15～20 分钟/次。可借助吹气球、吹泡泡等进行训练。

2. 咳嗽、咳痰训练　可采取两种方式:① 爆发性咳嗽:嘱患者取坐位或半坐位,先深吸一口气而后屏气 1～2 秒,随着胸腹肌的突然有力收缩,爆发咳嗽。② 分阶段咳嗽:一连串的小声咳嗽,使痰液松动,再用力咳出。咳嗽、咳痰训练从手术前 3 天开始,3 次/天,咳嗽一般不可进行时间过长,以 10 分钟/次为宜,在早晨起床后、晚上睡前及餐前 30 分钟进行。

（二）双下肢功能训练

包括足踝运动、直腿抬高、蹬足运动,具体运动方法同骶骨肿瘤围手术期护理的双下肢功能锻炼。

（三）排便功能训练

1. 盆底肌训练　盆底肌功能训练可有效减少患者术后出现小便失禁,术后第 1 天开始,指导患者进行腹式呼吸、骨盆前后倾斜及双下肢屈曲蹬踏运动。训练 3 次/天,15 分钟/次。

（1）腹式呼吸:步骤:① 仰卧,双腿自然弯曲,身体保持放松。② 鼻子吸气,腹部微微向上鼓起。③ 嘴巴呼气,腹部向内向里收,具体见图 4-3-6 腹式呼吸。

（2）骨盆前后倾斜:步骤:① 仰卧,双腿分开与髋同宽,膝关节弯曲约 90°。② 肩膀下沉,下巴微收,双手自然放在身体两侧,掌心向下。③ 吸气,保持躯干稳定。④ 呼气,腹部微收,将肚脐吸向脊柱,同时慢慢抬高耻骨,骨盆后倾,腰部垫实垫子。⑤ 吸气,卷动骨盆向前,骨盆前倾,腰背部与垫子形成拱形弧度。

（3）交替脚尖点地:步骤:① 仰卧,肩膀垫实垫子,下颌微收,头颈部保持延伸感。② 分别屈膝抬起双腿,保持大腿与地面垂直,小腿与地面平行,腰部垫实垫子。③ 呼气,保持膝关节不变,收紧盆底肌,将一侧脚尖轻轻点地。④ 吸气,放松盆底肌,将脚还原至初始位置。⑤ 再次呼气,将另一脚尖轻轻点地。

（4）左侧单膝滑行:步骤:① 屈膝仰卧,保持双膝与脚尖方向一致,双脚保持平行。② 保持上半身放松,双手放于身体两侧。③ 呼气,盆底肌收紧,保持骨盆稳定的同时,将左脚向远处延伸。④ 再次吸气,呼气时,保持盆底肌收紧,将左脚屈膝还原后,松开盆底肌。

（5）右侧单膝滑行:步骤:① 屈膝仰卧,保持双膝与脚尖方向一致,双脚保持平行。② 保持上半身放松,双手放于身体两侧。③ 呼气,盆底肌收紧,保持骨盆稳定的同时,将右脚向远处延伸。④ 再次吸气,呼气时,保持盆底肌收紧,将右脚屈膝还原后,松开盆底肌。

（6）踏步行军:步骤:① 屈膝仰卧,双手位于身体两侧。吸气,保持躯干稳定。② 呼气,肚脐吸向脊柱,腹部内收,提起一侧膝关节向上,直至大腿垂直地面,小腿与地面平行。③ 吸气,保持躯干稳定,将腿还原。④ 呼气,交替换另一侧。

（7）半程背部卷缩:步骤:① 坐位,保持双腿微屈,双腿分开与髋同宽,腰背挺直。② 吸气,头与脊柱有向天花板方向延伸的感觉。③ 呼气,尾骨卷向耻骨,收紧盆底肌,骨盆后倾,脊柱慢慢向后屈曲。④ 使脊柱形成一个延伸感的 C 字。⑤ 吸气,还原初始位置。

（8）肩桥:步骤:① 仰卧,双腿自然弯曲 90°,双腿分开与髋同宽,脚掌放松。② 双手自然放于身体两侧,掌心向下,保持脊柱自然中立位。③ 吸气,保持躯干稳定,呼气时,收缩腹部,将肚脐拉向脊柱,骨盆后倾,耻骨抬高。④ 继续呼气,将脊柱从尾骨一节一节抬高卷离垫子,直至膝盖、髋部抬高与肩膀成一直线。

（9）快速肩桥:步骤:① 双手自然放于身体两侧,掌心向下,保持脊柱自然中立位。② 吸气,保持躯干稳定,呼气时,尾骨卷向耻骨,骨盆后倾,耻骨抬高。③ 继续呼气,将脊柱从尾骨一节一节抬高卷离垫子,直至膝盖、髋部抬高与肩膀成一直线。④ 吸气,屈膝向下,松开盆底肌。⑤ 呼气,伸髋向上,快速收紧盆底肌。

2. 提肛肌收缩训练　从手术后第 1 天开始,指导患者呼气时下腹部、会阴及肛门同时收缩,吸气时放松。且每次持续收缩 30 秒以上为有效,训练 3 次/天,15 分钟/次。

3. 排便反射训练　每日早餐后半小时开始训练排便,无论有无便意均定时练习 15 分钟,以促进大脑皮层建立排便反射。同时在晨起和睡前进行腹部按摩,以脐为中心顺时针按摩腹部,每次 10～15 分钟以促进肠蠕动。同时鼓励患者摄入富含纤维素的食物,每天饮水＞2 500 ml,以保持大便通畅。

4. 个体化放尿　按照留置尿管常规护理,在患者积极参与配合下,当其有尿意或膀胱充盈至平脐时放尿,并嘱患者有意识地参与排尿,以促进相关神经肌肉的参与,从而产生排尿感和排空感。

5. Crede 手压法　手掌放在充盈膀胱的底部,向膀胱体部环形轻柔按摩 3～5 分钟,并逐渐加压向耻骨下方推移,挤压膀胱逼尿排出,直至无尿液流出时放手。在按摩过程中,不可压迫膀胱中部,也不可用力过大,尤其是在膀胱过度充盈时,以防逆行感染及膀胱破裂。

6. 腰腹肌训练　运动前,先局部热敷 20 分钟,可加强运动效果,建议每天早晚各做一回,但刚受伤(术后)时勿运动。

(1) 腹肌锻炼——平背运动:① 目的:加强臀肌及腹肌力量,降低腰椎前曲角度,增强腰尾椎活动度。② 步骤:臀部用力夹紧;收缩腹部;腰部曲度变平;数 1 至 10 下,再放松,重复10 至 15 次;修正重做:可加上提高臀部一至二寸运动(图 4-5-2)。

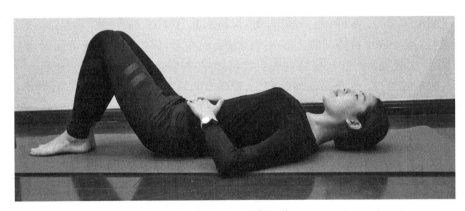

图 4-5-2　平背运动

(2) 腰背肌锻炼——膝胸运动:① 目的:牵拉腰部及膝后肌。② 步骤:夹紧臀部,腹部收缩使腰背部紧贴地板上;抱双膝过胸;双手抱膝慢慢靠近胸部至最大活动限度,口中出声数一至十;修正重做:可双侧轮流做。注:手术患者,建议术后 2～3 周后进行锻炼,见图 4-3-14 膝胸运动。

(3) 仰背运动:① 目的:加强背肌肌力。② 步骤:俯卧于床上;先以二手撑地,伸展背部,测试伸展角度;双手平贴身体两侧,以上背的力量将身体慢慢向上伸展;保持 10 秒,重复20 次/组,2～3 组/天。注:手术患者,建议术后 2～3 周后进行锻炼,见图 4-4-12 仰背运动。

(4) 拱桥运动:① 目的:加强背肌肌力。② 步骤:膝部弯曲,腹部收缩,将臀部提高十秒,重复 20 次/组,2～3 组/天。注:手术患者,建议术后 2～3 周后进行锻炼(图 4-5-3)。

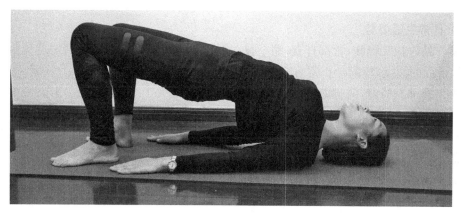

图 4 - 5 - 3　拱桥运动

三、生活指导

(一) 腰围的使用

1. 使用范围　胸腰段术后患者,起床活动时佩戴。

2. 使用方法　将腰带围在腰部尽量束紧,以不感到胸闷为好。

3. 注意　术后佩戴不超过 3 个月,此后当腰部受力时佩戴。

(二) 日常生活指导

1. 卧床时　保持良好的睡姿,取侧卧或仰卧时,头颈部、胸腰部保持生理曲度,双髋及双膝呈屈曲状,翻身要轴线。

2. 合理用枕　枕头的高度,仰卧位时为其本人的拳头高度;侧卧时,枕头的高度应为一侧肩膀的宽度。

3. 交通工具　在出院乘车回家时,最好应平卧车上(可弯腿,下肢屈曲),戴好腰围,并将患者与运输床固定牢固,运送途中开车要稳,避免急刹车。

4. 腰背肌的锻炼　卧床期间,应加强腰背肌的锻炼(常见术后功能锻炼),保持良好的睡姿,取侧卧或仰卧时,胸腰部保持生理曲度,双髋及双膝呈屈曲状,翻身要沿轴线。

5. 防止并发症　手术后 1 年之内也应当小心,避免胸腰部的突然受力以及胸腰部外伤,以防止手术后症状再次加重。应避免参加有身体撞击性运动,如篮球、足球、橄榄球等,乘车时应系好安全带或抓好扶手,避免摔倒或车祸而导致损伤。

6. 活动注意事项　走路时应挺胸收腹,穿鞋应以鞋跟高度适宜、轻便的鞋为好;不要一直用一只手提着重的东西走很远的路,应双手交替使用或两手拿同样重的物品保持平衡。起床时,不应由仰卧位直接起身坐起,而应先侧身,然后用手臂缓慢将身体支撑起来。

7. 锻炼　工作性质需久坐者,应经常改变姿势,或短暂移动,最好 15～30 分钟小动一下,1～2 小时大动一回。每周应定期进行全身锻炼,如打太极拳、散步等。在复诊后病情允许的情况下,可以参加游泳,同时注意防寒保暖。

8. 室温及保暖　室温太低、凉气过重,使腰背肌及椎间盘周围组织的血运障碍,增加了腰痛的机会,室温在 26℃较适宜,此外,空调的风向切忌对着腰部或后背吹。寒冷季节应注意保暖。

（三）日常生活姿势

1. 站　站时抬头挺胸，背部打直，缩小腹。不要挺着肚子，不要穿高跟鞋，避免腰椎前突。注意工作台面的高度，应配合正常直立站姿。

2. 坐　臀部靠椅背，两脚踏平地时，髋、膝、踝均应略大于90°的弯曲。坐高椅子时，脚下可垫一个矮凳子，应善用下背圆枕垫及扶手。

3. 卧　避免趴睡太久，床不可太软，枕头不可太高、过硬，睡前局部热敷有助背部肌肉放松及休息。

4. 搬取物品

（1）拿东西时，请尽量向前一步，不要俯身弯腰去拿。

（2）捡东西时应正面屈膝，而不是弯腰或侧身去捡。

（3）取高处物品时用矮凳协助，不要踮脚。

（4）避免抬重物，尽量请他人协助帮忙。

（5）穿鞋可坐着跷脚穿或蹲下穿，不要弯腰去穿。

（6）整理床单时跪下或蹲下整理，不要弯腰去整理。

（7）开车时应把座位适当地移向方向盘，同时座椅靠背后倾角度以100°为宜，不要使后倾角度太大，并调整座位与方向盘之间的高度。驾驶或坐长途车旅行时，坐下时背部应紧靠椅背，可给予腰背部加靠垫。尽量避免连续开车超过1~2小时，需要长时间开车或坐车时，宜中途停车休息5~10分钟，走出驾驶室，稍微全身活动一下，缓解肌肉僵硬。

（8）用长柄扫把、拖把做清洁工作，不要弯腰去做。刷牙、洗脸时膝微弯，不要弯腰，洗头时亦尽量避免弯腰。

（四）定期锻炼

每周应定期进行全身锻炼，如打太极拳、散步等。在复诊后病情允许的情况下，可以参加游泳，同时注意防寒保暖。

四、出院指导

指导患者继续加强功能锻炼，注意饮食，合理作息，加强自我伤口观察护理。若患者考虑下地活动，嘱患者先坐起来，没有头晕头痛时，先在床边站立，适应一段时间，不要着急走路。下地活动时一定要有两名以上的家属搀扶，避免跌倒。常规3个月复诊，拍片。若期间有不适感，可提前咨询或就诊，及时发现问题，及时对症处理。

五、复诊须知

术后3个月至门诊复查，请携带"出院记录"单和科室"病员随访册"。如复查结果正常，经医师同意后，可以不用再佩戴腰围，避免连续佩戴超过3个月，以免导致腰部肌肉萎缩，在必要时可保护性佩戴。

若出现以下状况应及时就医：发热＞38.5℃，伤口发出异味，切口红肿或有异常疼痛，渗血、渗液，四肢感觉运动有异常等。

（李晓林　方国林）

参 考 文 献

［1］李艳,伊航,李锦明,等.骶骨肿瘤与腰椎间盘突出症的鉴别要点及其误诊原因分析［J］.实用癌症杂志,
　　2016,31(8)：1335-1337.

［2］钟勇进,胡蕤,刘顺帆,等.选择性术前栓塞骶骨肿瘤动脉的临床应用［N］.广西医科大学学报,2016,033
　　(1)：132-134.

［3］孙涛,韩善清.三维(3D)可视化技术在复杂骶骨肿瘤精准手术治疗中的价值初探［J］.中国医学装备,
　　2018,15(5)：102-106.

［4］林斌,赵忠胜,庄泽民,等.单纯后路骶骨整块切除治疗 S_2 水平原发恶性骶骨肿瘤［J］.临床骨科杂志,
　　2016,19(2)：167-171.

［5］杨维权,孙荣华,李德渌,等.经皮椎间孔镜技术行腰骶神经根减压松解术治疗腰椎间盘突出症［J］.中国
　　骨与关节损伤杂志,2016,31(5)：453-456.

［6］柳萌,徐雷鸣,董颖,等.巨大骶骨骨巨细胞瘤患者 MDT 诊治报道［J］.实用肿瘤杂志,2017,32(5)：
　　387-391.

［7］冯飞,陈浩,贾璞,等.经皮骶骨成形术治疗骶骨转移瘤患者的临床疗效［J］.实用骨科杂志,2017,23(8)：
　　60-64.

［8］罗何三.术前放疗加手术与单纯手术治疗喉癌生存率比较的 Meta 分析［J］.肿瘤学杂志,2016,22(11)：
　　934-941.

［9］马翔,张漾杰,王操,等.术中低位腹主动脉内球囊阻断术治疗骶骨肿瘤效果分析［J］.中国矫形外科杂志,
　　2016,395(9)：851-854.

［10］Stephens M, Gunasekaran A, Elswick C, et al. Update of Neurosurgical Management of Sacral Tumors：
　　Operative Nuances for Success［J］. World Neurosurgery, 2018, 116：362-369.

［11］郭卫,尉然.中国骶骨肿瘤外科治疗的进步［J］.中华骨与关节外科杂志,2018,11(4)：6-16.

［12］陈淑芳,雷飞雨.骶骨肿瘤切除术的围手术期护理体会［J］.中西医结合护理(中英文),2017,3(5)：
　　165-166.

［13］谭桃,郑舒娟,李晓林,等.骶骨肿瘤术前腹主动脉血管阻断患者的围手术期护理［J］.当代护士(下旬刊),
　　2018,25(9)：105-106.

［14］曹东,肖建如,马俊明,等.骶骨脊索瘤的临床特点及综合治疗［J］.脊柱外科杂志,2007,(6)：350-353.

［15］董莉,谭晓菊.骶骨肿瘤切除术患者术前及术后的护理体会［J］.当代护士(下旬刊),2015,(5)：39-40.

［16］孙天胜,沈建雄,刘忠军,等.中国脊柱手术加速康复——围术期管理策略专家共识［J］.中华骨与关节外
　　科杂志,2017,010(4)：271-279.

［17］李国东,蔡郑东,傅强,等.骶骨肿瘤术后常见并发症的临床分析与防治［J］.中国骨与关节杂志,2006,
　　(5)：257-261.

［18］王伟灿,宋先东,闫昭威,等.负压封闭引流技术在骨科的临床应用进展［J］.中国现代医师,2018,56(30)：
　　165-168.

［19］张婷,李惠平,刘新,等.护理干预对骶骨肿瘤患者术后排便功能障碍的作用［J］.中国实用神经疾病杂志,
　　2014,000(14)：124-125.

第六章
四肢肿瘤的康复护理

第一节　四肢肿瘤的基础知识

一、定义

四肢肿瘤,顾名思义,泛指发生于四肢骨骼系统的肿瘤。根据其发生的部位不同可以分为上肢肿瘤及下肢肿瘤。四肢肿瘤既可以是原发于骨骼肌肉系统的肿瘤,也可以由全身其他部位肿瘤转移而来。常见的原发肿瘤包括骨肉瘤、软骨肉瘤、骨巨细胞瘤及骨软骨瘤等。转移性肿瘤可以来源于全身任何部位,如乳腺癌、前列腺癌、肺癌、肾癌等。

二、临床表现

四肢肿瘤早期缺乏典型的临床症状,偶尔可于四肢骨骼浅表部位触及肿块。随着肿瘤的生长,逐渐可以出现疼痛、活动障碍、局部肿胀等症状。不同类型的肿瘤可有部分特征性症状。

(一) 局部症状

1. 疼痛　是生长迅速的肿瘤最显著的症状。良性肿瘤多无疼痛,但对于某些膨胀性生长的肿瘤,如骨样骨瘤等,因反应性的骨生长可以产生剧痛。恶性肿瘤几乎都伴随着疼痛,夜间痛是肿瘤患者特征性的表现之一。

2. 局部肿块与肿胀　由于表面软组织覆盖相对较少,四肢肿瘤生长到一定程度均可在体表发现肿块。良性肿瘤生长缓慢,肿块大小可数年内没有明显变化。恶性肿瘤生长较快,尤其像骨肉瘤等好发于关节周围的恶性肿瘤,因肿瘤过度生长,可以出现明显的肿块,伴有局部皮肤紧绷,表面静脉怒张,皮温增高等症状。

3. 功能障碍和压迫症状　四肢肿瘤如邻近关节,可能因肿块占位等影响局部关节的活动。肿瘤生长压迫周围神经可引起相应神经支配区域的症状。

4. 病理性骨折　四肢骨骼系统的肿瘤往往伴随着骨质的改变,容易在轻微外力的影响下发生病理性骨折。良性肿瘤如骨纤维结构不良等,导致局部骨小梁结构改变,容易发生骨折;骨巨细胞瘤、乳腺癌骨转移等溶骨性病变破坏骨质,大量破骨细胞活化,极易发生病理性骨折;部分成骨性肿瘤尽管会在局部刺激骨生成,但因为病理性成骨结构不稳定,也可发生病理性骨折。

(二) 全身症状

良性肿瘤一般无明显全身症状。原发恶性肿瘤患者晚期可出现贫血、消瘦、食欲不振、体重下降、低热等全身症状；肿瘤若发生远处转移可有相应靶器官损伤的症状，例如骨肉瘤肺转移患者可出现咳嗽、胸痛等症状。四肢转移性肿瘤的全身症状主要受原发肿瘤影响。

三、诊断标准

四肢肿瘤的诊断必须做到临床、影像学及病理学的三结合。

（一）临床表现

良性患者多以局部疼痛或偶然发现局部肿块为首发临床症状，若突然发现四肢出现迅速增长的肿块、伴有剧烈疼痛，或出现病理性骨折等症状，应高度怀疑恶性肿瘤的可能。对于转移性肿瘤，既往肿瘤病史是诊断的重要依据之一。

（二）影像学特征

不同类型的肿瘤有其各自的影像学特征，这里仅对影像检查在诊断中的作用进行简单说明。对于肿瘤患者而言，影像学检查是重要的诊断依据，主要包括 X 线、CT、MRI 及核医学检查等。X 线及 CT 扫描可以直接判断肿瘤为溶骨性或成骨性病灶。MRI 则可以为肿瘤的性质提供依据，并可以明确肿瘤软组织浸润的范围等。核医学检查包括骨扫描及 PET - CT，PET - MRI 等，根据肿瘤病灶放射性元素的异常代谢可以为肿瘤诊断及鉴别提供依据。

（三）病理学检查

病理诊断是肿瘤诊断的金标准。对于原发肿瘤而言，原则上均应进行活检以明确诊断，活检方式以细针穿刺活检为佳，也可以行切开活检。通过病理检测可以明确肿瘤的性质、来源、恶性程度等信息，是骨肿瘤临床治疗的重要指导依据。

四、治疗

对于四肢骨肿瘤的临床治疗，需要综合考虑肿瘤性质、类别、良恶性及患者状况，制定针对性的治疗方案。穿刺活检及病理检测具有重要的指导意义。

对于多数的良性肿瘤，可以通过外科手术直接切除肿瘤。手术方式可以选择刮除或瘤段切除。对于手术造成的骨缺损，可以用自体骨灭活肿瘤后回填或利用异体骨进行重建。

对于恶性肿瘤而言，要充分考虑肿瘤的病理特征及临床分期。对于放化疗敏感的肿瘤，可以先行化疗、放疗，再进行手术切除，手术后补充放疗及化疗，这一治疗方案被称为"新辅助化疗"，是骨肉瘤等恶性肿瘤的标准治疗方案。对于无法手术或患者全身状况不支持手术的患者，则需要选择针对性的化疗或放疗。

随着现代治疗技术和手段的进步，诸如微波消融、光热治疗、靶向治疗、生物治疗等新治疗手段在四肢肿瘤的临床治疗方面也取得了一定的效果，是临床肿瘤综合治疗的重要组成。

第二节　四肢肿瘤的围手术期护理

解剖部位对肿瘤的发生也有意义，许多肿瘤生长于长骨的干骺端，如股骨远端、胫骨近端和肱骨近端。常见的四肢肿瘤有骨肉瘤、软骨肉瘤、骨巨细胞瘤等，放疗、化疗对各类肿瘤效果不一，手术治疗为主要的治疗方式。本节我们主要讨论四肢肿瘤的围手术期护理重点。

一、术前护理

(一) 心理护理

四肢肿瘤以肿胀、疼痛、功能障碍为特征,死亡及病死率高,患者及家属均承受着巨大的心理压力,普遍存在焦虑和恐惧情绪。对手术是否能成功心存顾虑,尤其是需截肢的患者既担心失去肢体而致残,又担心术后复发或皮瓣移植不成活加重创伤,留下瘢痕。因此术前加强心理支持很重要,耐心向患者讲解手术方法、目的及手术前后注意事项,介绍治疗成功的患者与其交流,以消除患者紧张情绪,树立战胜疾病的信心。对于拟行截肢术的患者,基于精神上的支持,多与患者沟通,与患者一起讨论术后可能出现的问题,并提出可能的解决方案,使患者在心理上对截肢有一定的心理准备。

(二) 缓解疼痛

恶性肿瘤的患者疼痛较为明显且进行性加重,可表现为局部压痛、夜间疼痛加重等,影响患者休息及睡眠状况。因此,缓解疼痛为患者创造一个良好的术前状态尤为重要。可协助患者取适当体位,以减轻疼痛。进行护理操作时避免触碰肿瘤部位,尽可能减少诱发和加重疼痛的护理操作,与患者讨论缓解疼痛的有效措施,如缓慢地翻身和改变体位、转移注意力等。非药物治疗无效时可遵医嘱使用"三阶梯"药物镇痛。

(三) 术前功能训练

1. 术前专科训练　术后支具的使用:上肢肿瘤患者可根据手术部位选择合适的保护支具,术前指导患者正确的佩戴方法及使用时间。下肢肿瘤的患者指导患者助行器的使用。

2. 术前常规训练　术前常规指导患者进行呼吸功能锻炼,如深呼吸、有效咳嗽咳痰的方法,预防术后肺部并发症的发生;针对下肢手术的患者术前3天指导患者开始练习床上大小便,防止术后因习惯改变导致排便困难。

(四) 术前准备

1. 完善术前检查　根据患者病情,完善相关检查。实验室检查如心电图、心脏彩超及肺功能等,影像学检查如X光、B超、CT、核磁共振(MRI)等。

2. 物品准备　手术前将影像学资料(X片、CT、MRI等)整理清点携带入手术室。床旁预备软枕以便术后垫高患肢使用。

3. 胃肠道准备　术前禁食4小时,禁饮2小时。

4. 皮肤准备　术前应剪手指甲、脚趾甲、洗头、洗澡(采用含葡萄糖氯己定的抗菌沐浴液,以降低手术切口感染的发生率),男患者必须剃胡须,以减少伤口感染。术侧肢体要重点清洁,若汗毛过长应用脱毛膏脱毛,但不可以用剃须刀,以免导致手术部位皮肤破损,引起术后伤口感染。如果有手癣、脚癣,应告知医师并积极治疗。

二、术后护理

(一) 病情观察

(1) 密切观察患者生命体征,术后常规心电监护,尤其是高龄患者,合并高血压病、糖尿病、冠心病、心肺功能不全等异常情况,应24小时连续监测,密切观察患者生命体征变化及神志改变。术后伤口持续出血可引起血压下降,如血压过低应及时汇报医师处理。术后需监测患者体温,如出现体温大于38.5℃,需汇报医师,遵医嘱用药并给予物理降温。

（2）观察患者伤口有无出血、渗血，观察引流液的色、质、量，如引流量过多，或持续引出大于 100 ml/h，应立即汇报医师，并谨防低血容量性休克的发生。观察伤口周围有无肿胀，伤口敷料松紧是否适宜，如出现逐渐肿胀导致伤口包扎过紧，应汇报医师给予更换伤口敷料。

（3）观察患者肢体感觉运动情况，一般全麻术后清醒的患者有感觉运动，如合并阻滞麻醉的患者术后 24 小时内可恢复感觉运动。如有异常者应汇报医师，考虑是否神经损伤。

（二）患肢的护理

四肢肿瘤术后需密切观察患肢末端血液循环情况，患者肢端有无肿胀、颜色、温度、感觉、运动及动脉搏动情况，谨防血栓的发生。因手术创面大，术后局部有渗血、渗液，一旦局部受压极易导致肢体肿胀，张力增大诱发微血管痉挛，因此减轻肢体肿胀，利于静脉回流，患肢以软枕垫高 40°~50°，必要时用石膏托固定，制动 2 周。注意保持肢体功能位置，预防关节畸形，如肱骨近端肿瘤术后应用臂拖悬吊肩关节，维持肩肘关节位；膝部手术后，膝关节屈曲 15°；髋部手术后，髋关节保持外展中立位防止脱位。

（三）引流管的护理

密切观察引流液的颜色、性状及量，妥善固定导管，保持引流通畅，防止脱管及堵管。负压球需低于伤口平面，并保持负压状态，防止逆行感染，准确记录引流量，引流液由血性逐渐转为淡黄色，引流量逐渐减少为正常，无引流液引出时拔出引流管。

（四）截肢术后的护理

截肢是指通过手术方法经骨或关节将失去生存能力、没有生理功能、危害人体的肢体截除，并通过体疗训练和安装假肢，使该残肢发挥其应有的作用。最终目的是重建具有生理功能的残端。截肢术后护理主要包括：

1. 生命体征的观察　术后给予心电监护，监测生命体征 1 次/小时，平稳后 1 次/2 小时，观察有无残端出血，为防止残端出血，床旁应备有止血带。

2. 体位　下肢截肢者，每 3~4 小时俯卧 20~30 分钟并将残肢用枕头支托，压迫向下，仰卧位时不可抬高患肢。术后残肢应用牵引或夹板固定在功能位置。同时密切观察患侧血运、感觉、运动及局部渗血情况。

3. 并发症的观察与护理

（1）血栓形成：① 鼓励患者术后多饮水，尽早开始活动，加强肌肉和关节活动，同时家属也可以进行下肢向心性的按摩，促进血液回流以预防血栓形成。② 抬高术侧肢体以促进肢体血液回流，仔细检查术侧肢体的末梢循环情况，以及术侧肢体有无肿胀、皮温和色泽及感觉运动的变化，以及时发现病情变化汇报医师。③ 遵医嘱给予物理预防措施：如梯度压力弹力袜等。④ 遵医嘱执行药物预防措施：推荐与物理预防联合应用。密切观察患者有无皮下出血等出血倾向。⑤ 一旦确诊，绝对卧床休息，患肢抬高制动，禁止按摩挤压。遵医嘱给予高流量吸氧，遵医嘱行抗凝、溶栓、止痛等治疗。

（2）术后出血：密切观察截肢术后肢体残端的渗血情况，创口引流液的性质和量。保持引流通畅。截肢术后患者床旁常规放置止血带，对于渗血较多者，可用棉垫加弹力绷带加压包扎；如果渗血量较大血压急剧下降，脉搏细弱，需警惕残端血管破裂或血管结扎线脱落，需立即以沙袋压迫术区，或在出血部位的近心端扎止血带压迫止血，并立即通知医师，配合医师处理。

（3）幻肢痛：绝大多数截肢患者在术后相当长的一段时间内感到已切除的患肢仍然有疼

痛或其他异常的感觉,称为幻肢痛。因此在截肢前一定要做好患者的心理护理,让患者有充分的思想准备,术后也要用合适的方式引导患者注视残肢,正确接受截肢的现实。指导患者应用放松疗法等自我调节的手段逐渐消除幻肢痛。对于幻肢痛持续时间较长的患者,可轻叩残端,或用热敷、理疗、封闭、神经阻滞等方法消除幻肢痛。必要时遵医嘱给予安慰剂治疗。适当的残肢活动和早期行走亦有利于缓解。

(4)术后伤口感染:密切观察伤口情况,及时通知医师换药,如出现伤口疼痛加重或出现跳痛并伴有体温升高,局部有波动感,考虑有术区深部感染,应及时报告医师,遵医嘱用药。必要时配合医师进行局部穿刺或及时拆除伤口缝线,充分引流。

(五)心理护理

患者在术后因担忧伤口恢复情况以及恢复后生活能力,存在焦虑、抑郁情绪,尤其是截肢对患者是一个巨大的打击,常表现为悲观、沮丧、孤立的态度。医护人员应对患者进行心理疏导,指导患者放松心情的方法,如通过看电视、听音乐、听小说等方式转移注意力,多与患者沟通,告知其保持健康心态对术后恢复的重要性,帮助患者缓解疼痛。并及时正确地指导患者进行早期的康复锻炼,鼓励、陪同患者制订锻炼的计划,让患者积极投入到恢复功能的训练中去,使患者达到身体、心理上的痊愈,尽快回归社会。

(六)饮食指导

全麻术后待肠蠕动恢复应补充高营养,给予高热量、高蛋白质、高维生素饮食。指导患者早期下床活动、进行腹部环形按摩等方法促进排便,保持大便通畅。

三、健康指导

(一)伤口护理

伤口保持清洁、干燥,如有剧烈疼痛,渗血、渗液,发热等应及时就诊。

(二)生活指导

(1)进行相关肢体术后生活指导。

(2)告知注意事项,避免外伤,防止发生骨折及内固定松脱,4~6周做X线片1次,了解术侧肢体恢复情况。

(3)告知患者如何识别并发症,若出现肢体肿胀或疼痛明显加重,肢端发凉、感觉麻木等,立即就诊。

第三节　四肢肿瘤的围手术期护理流程

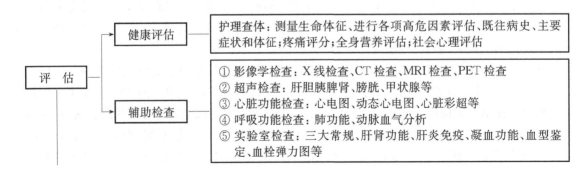

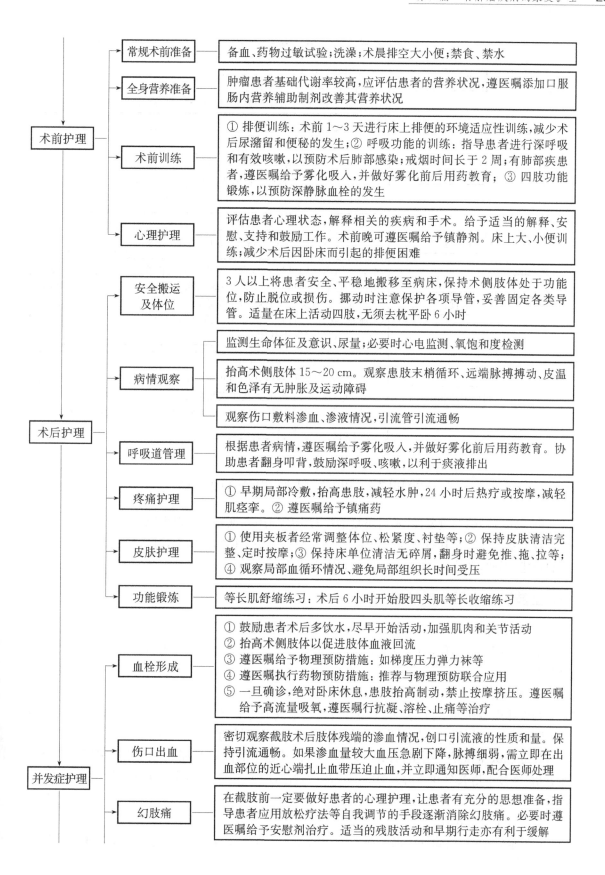

术前护理

- **常规术前准备** — 备血、药物过敏试验;洗澡;术晨排空大小便;禁食、禁水

- **全身营养准备** — 肿瘤患者基础代谢率较高,应评估患者的营养状况,遵医嘱添加口服肠内营养辅助制剂改善其营养状况

- **术前训练** — ① 排便训练:术前 1～3 天进行床上排便的环境适应性训练,减少术后尿潴留和便秘的发生;② 呼吸功能的训练:指导患者进行深呼吸和有效咳嗽,以预防术后肺部感染;戒烟时间长于 2 周;有肺部疾患者,遵医嘱给予雾化吸入,并做好雾化前后用药教育; ③ 四肢功能锻炼,以预防深静脉血栓的发生

- **心理护理** — 评估患者心理状态,解释相关的疾病和手术。给予适当的解释、安慰、支持和鼓励工作。术前晚可遵医嘱给予镇静剂。床上大、小便训练;减少术后因卧床而引起的排便困难

术后护理

- **安全搬运及体位** — 3 人以上将患者安全、平稳地搬移至病床,保持术侧肢体处于功能位,防止脱位或损伤。挪动时注意保护各项导管,妥善固定各类导管。适量在床上活动四肢,无须去枕平卧 6 小时

- **病情观察** —
  - 监测生命体征及意识、尿量;必要时心电监测、氧饱和度检测
  - 抬高术侧肢体 15～20 cm。观察患肢末梢循环、远端脉搏搏动、皮温和色泽有无肿胀及运动障碍
  - 观察伤口敷料渗血、渗液情况,引流管引流通畅

- **呼吸道管理** — 根据患者病情,遵医嘱给予雾化吸入,并做好雾化前后用药教育。协助患者翻身叩背,鼓励深呼吸、咳嗽,以利于痰液排出

- **疼痛护理** — ① 早期局部冷敷,抬高患肢,减轻水肿,24 小时后热疗或按摩,减轻肌痉挛。② 遵医嘱给予镇痛药

- **皮肤护理** — ① 使用夹板者经常调整体位、松紧度、衬垫等;② 保持皮肤清洁完整、定时按摩;③ 保持床单位清洁无碎屑,翻身时避免推、拖、拉等;④ 观察局部血循环情况、避免局部组织长时间受压

- **功能锻炼** — 等长肌舒缩练习:术后 6 小时开始股四头肌等长收缩练习

并发症护理

- **血栓形成** — ① 鼓励患者术后多饮水,尽早开始活动,加强肌肉和关节活动
  ② 抬高术侧肢体以促进肢体血液回流
  ③ 遵医嘱给予物理预防措施:如梯度压力弹力袜等
  ④ 遵医嘱执行药物预防措施:推荐与物理预防联合应用
  ⑤ 一旦确诊,绝对卧床休息,患肢抬高制动,禁止按摩挤压。遵医嘱给予高流量吸氧,遵医嘱行抗凝、溶栓、止痛等治疗

- **伤口出血** — 密切观察截肢术后肢体残端的渗血情况,创口引流液的性质和量。保持引流通畅。如果渗血量较大血压急剧下降,脉搏细弱,需立即在出血部位的近心端扎止血带压迫止血,并立即通知医师,配合医师处理

- **幻肢痛** — 在截肢前一定要做好患者的心理护理,让患者有充分的思想准备,指导患者应用放松疗法等自我调节的手段逐渐消除幻肢痛。必要时遵医嘱给予安慰剂治疗。适当的残肢活动和早期行走亦有利于缓解

```
                    ┌─────────────────────────────────────────────────────┐
                    │ ① 严格执行无菌操作技。保持引流管在位,引流通畅           │
        ┌─伤口感染──┤ ② 及时使用抗生素,进行支持疗法                          │
        │           │ ③ 间断拆线,改善血液循环                                │
        │           │ ④ 形成脓肿时,在波动明显处,打开伤口,充分引流和换药       │
        │           └─────────────────────────────────────────────────────┘
```

伤口感染
① 严格执行无菌操作技。保持引流管在位,引流通畅
② 及时使用抗生素,进行支持疗法
③ 间断拆线,改善血液循环
④ 形成脓肿时,在波动明显处,打开伤口,充分引流和换药

功能锻炼
① 告知患者长期坚持功能锻炼的方法和意义
② 肢体主动功能锻炼:双手握力练习和手指屈伸练习、四肢关节活动练习、踝关节背伸、膝关节屈伸运动、直腿抬高练习、股四头肌等长收缩锻炼

伤口护理
伤口保持清洁、干燥,如有剧烈疼痛,渗血、渗液,发热等应及时就诊

健康指导

饮食护理
术后返回病房即可咀嚼口香糖以促进肠功能恢复,在评估患者没有出现恶心呕吐的情况下术后4小时即可开始饮食,无不良反应即可给予流质。摄入量根据胃肠耐受量逐渐增加,以后视病情逐渐过渡到半流食、软普食、普食。指导患者进食高蛋白质、高热量、高维生素、易消化饮食,以促进其康复

生活指导
① 进行相关肢体术后生活指导
② 告知注意事项,避免外伤防止发生骨折及内固定松脱,4~6周做X线片1次,了解术侧肢体恢复情况
③ 告知患者如何识别并发症,若出现肢体肿胀或疼痛明显加重,肢端发凉、感觉麻木等,立即就诊

第四节　四肢肿瘤的康复护理

由于四肢功能的重要性,术后康复治疗对于肿瘤患者恢复生活自理能力,重返社会工作岗位具有重要意义。尤其对于四肢肿瘤手术的患者,因手术损伤范围大,且常伴有肢体骨与软组织的重建,因此,系统、专业的术后康复显得尤为重要。

一、上肢肿瘤术后康复护理

(一) 目的

增加局部血液循环,消除肿胀,加速周围软组织损伤的修复、防止上肢肌肉萎缩、关节僵硬等并发症。

(二) 方法

初期让患者屈伸手指、掌、腕关节和耸肩活动及上臂肌肉舒缩活动;中期练习肩、肘关节活动,注意循序渐进;后期应加强肩、肘关节活动,促使功能早期恢复。

1. 手指关节活动　根据自己的握力,准备弹性适中的握力器,指导患者用力握拳,充分伸屈五指,练习手指关节和掌指关节活动,锻炼前臂肌肉的主动舒缩,术后第1天即可开始练习,每天3次,每次10~20回,之后逐步增加。

2. 肩、肘关节活动

(1) 术后2~4周除继续以上训练外,逐渐做肩、肘关节活动,用手托住患肢腕部,做肩、肘

前屈、后伸,然后屈曲肘关节,同时,上臂后伸。每天 3 次,每次 10~20 回,之后逐步增加。

（2）术后 5~8 周除继续以上训练外可以逐渐旋转肩关节,患者身体向患侧倾斜,肘关节屈曲 90°以上,健手握住患侧手腕部,做肩关节旋转动作,即画圆圈动作。

（3）术后 8~12 周除继续以上训练外进行肩关节外展、外旋运动:上臂外展、外旋,用手摸自己的后头部。

二、下肢肿瘤术后康复护理

（一）目的

减轻疼痛,消除肿胀;促进局部血液循环;加速周围软组织损伤的修复、防止上肢肌肉萎缩、关节僵硬等并发症。强化关节活动度,改善关节稳定性,促进患者早日全面恢复日常生活各项活动。

（二）方法

初期指导患者卧床期间行踝关节背伸及股四头肌的等长收缩锻炼;中期练习膝关节活动,逐步进行全面肌肉和关节锻炼;后期应鼓励患者在助行器辅助下负重活动逐步过渡行走。促使功能早期恢复（表 4-6-1）。

表 4-6-1　下肢肿瘤术后康复指导

名　称	适合人群	目　的	方　法
踝泵运动	下肢术后	锻炼股四头肌,促进下肢血液循环	患者平卧,膝盖伸直绷紧,先让足部尽量背屈,然后逐步背伸,每日 3 次,每次 10~20 回,之后逐步增加
直腿抬高	膝关节置换术后 1~2 天	股四头肌等张训练,增强患膝的稳定性	患者平卧,足尖朝上,伸直膝关节并收缩股四头肌后抬高患肢,足跟距床面 20 cm,持续 5~6 秒,放下肢体,放松肌肉
终末伸膝锻炼	膝关节术后 3~4 天	以增强股内侧肌肌力	取仰卧位,患膝下垫一枕头,保持屈膝约 30°,然后使足跟抬离床面直至患膝伸直,保持 5~10 秒,放下肢体,放松肌肉
终末屈膝锻炼	膝关节术后 3~4 天	以增强膝关节的活动范围	患者平卧,足尖朝上,直腿抬高离开床面,使肢体与床面成 45°,屈曲膝关节,再缓慢伸直膝关节,放下肢体,放松肌肉。此训练也可让患者坐于床边进行,膝关节位于床沿,两腿自然下垂,伸直膝关节,持续 5~10 秒,然后放松,使小腿自然下垂
耐力训练	膝关节术后、髋关节术后 5~7 天	以增强膝关节的肌群的力量	患者坐于床边进行,膝关节位于床沿,两腿自然下垂,足背上放 1 kg 左右的沙袋(重量可以逐渐递增),伸直膝关节,持续 5~10 秒,然后放松,使小腿自然下垂
站立抬腿	膝、髋关节术后 1~2 周	增强膝关节的肌群的力量	站立前伸练习:双手握住扶手抬起患肢,注意抬腿时膝关节不要超过腰部。每次 2~3 遍。站立外展练习:注意保持下肢伸直位向外抬起,慢慢收回。每次 2~3 遍。站立后伸练习:将患肢慢慢后伸,注意保持上身直立,每次 2~3 遍

三、截肢术后康复护理

消除残端肿胀、早日定型,预防各种残肢病发生,保持残端关节的活动范围和肌力,以适应下一步装配假肢。

（一）弹性绷带包扎

术后及伤口拆线后，持续弹性绷带包扎是预防残肢肿胀及减少过多的脂肪组织，促进残肢成熟定型的关键步骤。用弹力绷带每天反复包扎，均匀压迫残端，当残端瘢痕不敏感，伤口愈合牢固后，可进行残端按摩、拍打和踩蹬，增加残端负重能力。

（二）功能锻炼

（1）上肢截肢后卧床休息 1～2 天，仰卧位时保持伸直状态不要抬高残端，以免关节屈曲挛缩，术后 3 天可坐立或站立进行肩关节外展、内收及旋转运动，关节活动度应视残端伤口愈合程度而定。

（2）下肢截肢后可俯卧位练习大腿内收、后伸，术后 2～3 天可在床上坐起，2 周内床上进行残肢关节主、被动活动及肌肉抗阻力运动，术后 2 周后可借助助行器下床活动。

（3）制作临时义肢，鼓励患者拆线后尽早使用，以促进残端成熟，为安装义肢做好准备。

四、出院指导

（一）上肢术后生活指导

（1）术侧上肢避免拎重东西、扛重物。

（2）逐步对肩关节、肘关节进行训练。

（二）下肢术后生活指导

（1）指导患者在家中的座椅、坐便器和楼梯上安装可靠的扶手；洗澡间准备可靠的扶手和椅子；当沐浴时，应取站立位，并防止滑倒。清除家中活动区域内所有可能引起摔跤的物品，比如可以移动的地毯和电话线等。

（2）尽量避免进行深蹲屈髋超过 90°，在下蹲时挺直胸部和腰部，不可过度前屈躯干。

（3）睡眠时采用仰卧姿势，患肢外展位，禁止患侧卧位，向健侧卧位时双膝之间应放枕头，使髋关节不能外旋和内收，以免脱位。

（4）在穿鞋袜时，为避免影响手术效果，应该卧床，足置于床上屈体屈髋穿鞋袜。建议在日常生活中使用穿袜器及拾物器。

（5）坐位时，不要双腿或双足交叉（跷二郎腿）。仰卧时，不要将双足重叠在一起。如果要侧卧应将两枕头放于两腿之间。站起时，脚尖不能向内。

（6）不宜进行激烈运动或劳损性高的运动，例如跑步及过度剧烈的球类活动。若发现手术后膝、髋关节有红肿、疼痛现象，应主动求诊。

（三）截肢术后残肢的日常护理

残肢皮肤要经常保持干燥、清洁。每天用清水和中性肥皂清洗，但不能浸泡或在残端上涂抹霜或油，以免软化残端皮肤，防止伤口感染、皮肤破溃、炎症等。不佩戴假肢的情况下，残端需要用弹力绷带包扎，并保持良好的姿势，以防止残肢变形、水肿和关节挛缩。

（谭　桃）

------- **参 考 文 献** -------

［1］丁淑贞,丁全峰.骨科临床护理［M］.北京：中国协和医科大学出版社,2016：316-343.

［2］李乐之.外科护理学［M］.北京：人民卫生出版社,2013：801-811.

［3］吴爱萍,张子凤.风险预警机制在四肢非转移性骨肿瘤患者的效果分析［J］.实用临床医药杂志,2016,20(22)：87-89.

［4］古广梅,周惠兰,张伟玲,等.骨肿瘤患者围术期行视频化健康教育的效果观察［J］.循证护理,2017,003(6)：675-678.

［5］邹小春,吴治芳.骨肿瘤患者康复护理的临床价值分析［J］.中国肿瘤临床与康复,2015,(6)：88-89.

［6］王卫红,侯春凤.四肢恶性骨肿瘤综合保肢治疗的围手术期护理［J］.中国医药指南,2012,10(16)：365-366.

［7］尹芝华,吴雪晖,谢肇,等.四肢恶性骨肿瘤综合保肢治疗的围手术期护理［J］.重庆医学,2007,36(9)：804-805.

［8］杨慧敏,杨翠,杨枝叶.四肢骨肉瘤行截肢术术前、术后的护理体会［J］.西南国防医药,2014,000(11)：1242-1243.

［9］何立宏,单乐群,范德刚.四肢骨肿瘤切除后软组织缺损修复的护理［J］.中华现代护理杂志,2010,16(28)：3417-3418.

［10］胡柏梅,王艳芳.我国骨肿瘤的研究进展及护理［J］.护理研究,2007,21(3)：202-203.

［11］胥少汀,葛宝丰,徐印坎.实用骨科学［M］.4版.北京：人民军医出版社,2012,9：1700-1784.

第五篇

骨创伤疾病的康复护理

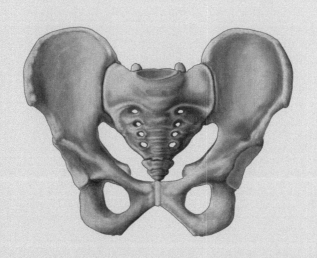

第一章
颈椎伤病的康复护理

第一节　颈椎伤病的基础知识

在脊柱伤病的患者中,10%～25%会发生不同程度的脊髓神经损伤,其中因颈椎伤病导致的神经损伤者可高达50%。这些患者平均和中位数年龄在25～35岁之间,80%～85%患者为男性。颈椎伤病最主要的原因为交通伤(45%),其次为摔伤(20%)、运动损伤(15%)、暴力打击(15%)及其他原因(5%)。对于个人和社会而言,对这些颈椎伤病患者的治疗康复都将给其带来巨大的经济负担。

一、定义

(一)什么是颈椎

颈椎是人体脊柱活动度最大的节段,上连颅骨,下连胸椎,共7节,除C1、C2和C7属特殊颈椎外,其余4节颈椎形态基本相似,称为普通颈椎(图5-1-1)。颈椎有椎间盘和韧带相连,形成向前凸的生理弯曲,具有向下传递头颈部负荷,提供三维空间的生理活动和保护脊髓等生物力学功能。

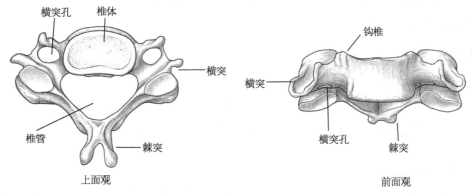

图 5-1-1　颈椎

颈椎的活动包括屈伸、旋转运动。枕颈部包括C1和C2的复合体,由于其结构比较特殊,因此是颈部活动的主要节段。颈椎的特点是椎体较小,呈椭圆形,横突上有横突孔,椎动脉和椎静脉由此孔通过;棘突短而分叉;上下关节突的关节近似水平位,使颈部能灵活活动。相邻椎骨上下切迹围成椎间孔,有脊神经和血管通过。

(二) 什么是颈椎伤病

随着现代工业、交通运输业、建筑业和体育事业的发展,意外事故发生率随之上升,而颈椎外伤占脊柱外伤的 50% 以上。颈椎是脊柱中最灵活、活动频率最高的椎体,周围缺乏坚强的保护。当人体头颈部遭受直接或间接外力时,都可能造成各种类型颈椎骨折、脱位或急性颈脊髓损伤,根据解剖特点可分为上颈椎损伤和下颈椎损伤,其中以 C3~C7 颈椎(下颈椎)损伤最为多见。

1. 上颈椎损伤　指枕-寰-枢椎及其相互间联系的关节、关节囊和韧带结构的损伤。常见类型:寰枕关节脱位;寰枢关节半脱位;寰椎爆裂性骨折;寰椎前弓撕脱骨折;枢椎椎弓骨折;枢椎椎体骨折;齿突骨折;寰枢间韧带损伤、寰枢关节脱位。由于损伤机制不同,可以多类型并存。

2. 下颈椎损伤　指 C3~C7 的损伤,亦包括颈胸连接(C7~T1)处损伤。常见类型有:颈椎半脱位;椎体单纯压缩性骨折;单(双)侧关节突脱位或交锁;椎体爆裂性骨折;椎弓骨折;椎板骨折;棘突骨折;关节突骨折(单侧或双侧)等。

二、损伤原因及机制

造成颈椎伤病最主要的原因为暴力,常见有后伸暴力、纵向压缩暴力、侧向暴力,也可以是复合暴力。

当发生后伸暴力时,常见跌倒致面部着地或重物直接打击,颈椎过伸,易并发脊髓损伤。而当发生纵向压缩暴力时,暴力直接沿着脊柱纵轴传导,只能发生于能保持直立的脊柱,即颈椎和腰椎,暴力作用于颅顶后,沿着脊柱纵轴向下传导至脊柱产生椎体的暴散骨折。在颈部常合并四肢瘫痪,脊髓常被椎体后部所伤。乘坐高速行驶的车辆骤然刹车,头颈部因惯性作用而猛烈屈曲暴力导致的颈椎外伤也很常见。侧向暴力发生的机会相对少,可造成颈椎侧块关节突的骨折。

在颈部由各种暴力引起的骨折、脱位和骨折脱位的形式取决于脊柱受累的部位以及前方或后方韧带结构是否破裂。

三、临床表现

(一) 局部表现

局部软组织的肿胀、疼痛,包括颈项前后部在内明显疼痛,颈部伸展、屈曲和旋转功能受限等,受损脊髓节段平面以下所表现出的神经症状和体征。这是迅速诊断是否存在脊髓损伤的重要依据。

(二) 全身反应

创伤不仅可以造成局部组织的损伤和机能障碍,而且可以引起全身反应。主要包括:神经应激反应、内分泌系统反应、创伤后代谢反应、创伤后脏器反应、创伤后免疫变化等,严重的脊髓损伤引起上述反应,导致有效循环血量锐减,组织灌注不足,末梢循环衰减,细胞急性缺氧等形式的多器官功能障碍综合征,表现出创伤性休克的一系列表现。早期休克得不到及时治疗可导致急性呼吸窘迫综合征,急性肾功能衰竭,多器官功能衰竭,弥散性血管内凝血。预后差,死亡率高。

（三）合并脊髓和神经根损伤

多数颈椎损伤患者合并脊髓损伤，表现为相应脊髓节段不同严重程度的瘫痪或伴有相应神经根疼痛、感觉运动减退。根据脊髓损伤平面不同临床表现也不尽相同，损伤在颈4以上者常合并有呼吸功能障碍，呼吸表浅、缓慢或丧失正常节律。损伤早期可因呼吸衰竭死亡。

四、诊断标准

颈椎伤病的诊断应根据患者病史，经过全面的临床神经系统检查，再结合X线、CT和MRI等影像学资料以及其他一些辅助检查，才能对脊柱脊髓损伤作出一个综合的比较、全面的评价。一个完整的诊断包括是否伴有脊髓神经损伤、损伤的节段、损伤的平面、脊髓损伤的程度（脊髓休克、不完全性损伤或完全性损伤）、脊柱损伤的类型和程度、损伤对脊柱稳定性的影响（稳定性骨折或稳定性骨折）、完全性瘫痪或不完全性瘫痪7个方面的内容。

其中，在临床上MRI检查对此类患者病情评价意义最大，它通过获得直接的多平面图像，清晰地显示了脊柱骨骼及椎间盘、椎管、脊髓、蛛网膜下腔等复杂的解剖结构，并通过信号变化显示各组织病理特性。当考虑行手术治疗时，MRI可以提供椎管狭窄的部位和程度、是否合并硬膜外血肿、脊髓信号改变和椎管内水肿或出血等方面的重要信息。椎管造影是诊断椎管内损伤和了解外伤所致椎管形态变化以及发现椎管其他一些疾病的有效手段。而薄层CT扫描的矢状面和冠状面重建可在急性损伤中明确骨折的类型。在大部分伤病有比较明确的神经系统损伤及X线表现时，做出临床诊断比较容易，但一些难以辨别出潜在的韧带损伤，自行复位的一些椎体脱位或半脱位等，这些都给临床如何判别损伤的类型和机制以及损伤的程度带来困难。另外，对脊髓损伤的程度也难以评估，除临床神经系统表现外，对脊髓损伤是否横切、水肿、出血、坏死，目前的检查手段仍难以辨别。

五、治疗方法

颈椎损伤的治疗方法选择要综合骨折的形态、损伤的机制、颈椎序列、神经损伤和预期的长期稳定性等方面情况的综合考虑。早期救治措施的正确与否直接影响患者的生命安全和脊髓功能的恢复。

（一）非手术治疗

部分颈椎外伤可采取保守治疗，采取保守治疗的适应证包括：颈部软组织损伤；颈椎附件骨折包括单纯棘突、横突骨折；椎体轻度压缩（小于25%），不合并神经损伤、椎间盘损伤及后方韧带损伤；因身体原因或其他技术原因暂时不能采取手术治疗或需要转移的患者。这部分患者可使用药物治疗，也可根据颈椎是否稳定采取相对应的治疗方法。

1. **药物治疗**　脊髓损伤急性期可选择应用药物治疗，减轻脊髓水肿和一系列不良的生物化学反应。目前常选用的药物有：

（1）肾上腺皮质激素：选择地塞米松或甲基强的松龙，这类药物具有抗炎、抗过敏、抗风湿、免疫抑制作用。受伤早期即开始使用。最常使用地塞米松20 mg，3日后逐渐减量，连续使用7～10天，甲基强的松龙冲击疗法最好在伤后8小时内开始使用。这一类药物长期使用会出现满月脸、水牛背、下肢浮肿、紫纹、痤疮、月经紊乱及恶心、呕吐等胃肠道症状，也可出现激动、欣快感、谵妄、不安等精神症状。值得注意的是，对肾上腺皮质激素类药物有过敏史患者禁用，特殊情况下权衡利弊使用，注意病情恶化的可能，如高血压、血栓症、胃与十二指肠溃疡、精神病、电解质代谢异常、心肌梗死、内脏手术、青光眼等患者一般不宜使用。

（2）利尿剂：选择应用或交替使用速尿（20 mg，每天 1～2 次，连续使用 6～10 天）；也可选择主要起到渗透利尿作用的 20% 甘露醇，它能减轻某些药物对肾脏的毒性作用。其不良反应主要有一过性头痛、头晕、视力模糊、肾脏损害及静脉炎。使用时观察重点主要有观察液体有无结晶、严格控制甘露醇的用量和滴速、观察液体有无外渗、密切观察患者用药后的反应及临床表现（每 6 小时 1～2 g/kg，连续使用 7～10 天）。

（3）神经营养药物：如维生素 B_{12} 等，其主要药理作用是：增强神经细胞内核酸和蛋白质的合成，促进髓鞘主要成分——卵磷脂的合成，有利于受损神经纤维的修复。使用时需观察有无皮疹、瘙痒、腹泻及哮喘等过敏反应，严重甚至可发生过敏性休克。

2. **稳定型损伤的治疗原则**　对各种类型的稳定型损伤可分别采取卧床休息、枕颌带牵引、头颈支具、石膏固定及功能锻炼等方法治疗。如单纯椎体压缩骨折取头颈中立位行枕颌带牵引，重量 2～3 kg，维持 3 周后改头颈胸石膏（图 5-1-2）或颌颈石膏固定。单纯棘突或横突骨折不需牵引，可直接使用支具或石膏固定，维持其稳定。

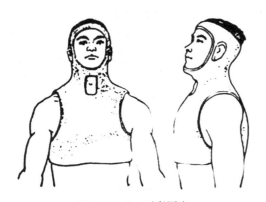

图 5-1-2　石膏固定

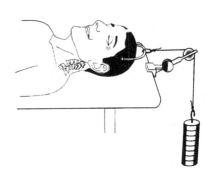

图 5-1-3　颅骨牵引

3. **不稳定型损伤的治疗原则**　不稳定型损伤以恢复并维持颈椎稳定性为原则，治疗方法包括复位、支具固定及功能锻炼等。

（1）颅骨牵引：应是急救颈椎损伤最基本也是最重要的步骤，牵引的目的在于复位和制动（图 5-1-3）。对于不稳定的颈椎外伤可获得即刻制动，对等待手术固定或转运的患者也非常有益。牵引可部分恢复颈椎顺序，部分复位突入椎管的骨块，创伤性后凸也可以得到部分矫正，可使脊髓压迫减轻。根据损伤类型不同，牵引方向及重量也有差别。对上颈椎损伤关键是维持头颅在颈椎上方的中立位，但对于枕颈不稳定、椎体间存在分离及合并枢椎椎弓断裂伤的病例应禁止牵引。下颈椎骨折或脱位则需根据损伤类型选择不同的牵引复位方式。牵引重量根据年龄、体型、体质酌情考虑。牵引过程中密切观察全身情况及神经功能改变，一旦出现呼吸困难或神经症状加重应终止牵引。一经复位，牵引重量逐渐减至 3～4 kg，维持 3 周至 3 个月。牵引力的方向对复位至关重要，其轴线应与要复位节段轴向一致。

（2）Halo装置：主要有Halo头盆环牵引装置和Halo背心两种，以后者多见（图5-1-4、图5-1-5）。其应用需严格把握适应证，一般根据移位程度和成角大小而定。随着颈椎内固定技术的普及，头环背心在治疗下颈椎骨折脱位的应用越来越少。但对不适合手术的病例，头环背心是控制颈椎旋转和移位的最好方法，但其缺乏对抗纵向负荷的功能。

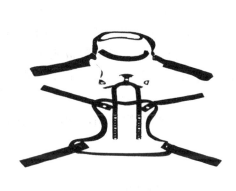 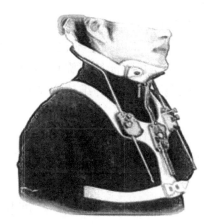

图5-1-4 Halo装置 　　　　图5-1-5 Halo装置

（3）石膏固定：颈椎骨折复位后为避免再脱位一般维持牵引3～4周，待软组织和骨性结构初步愈合后再行头颈胸石膏固定。

（二）手术治疗

1. 手术指征 颈椎损伤手术治疗的最基本原则是通过手术恢复颈椎的解剖结构，解除脊髓和神经根压迫，从而最大限度地改善神经功能，恢复脊柱序列稳定，在允许的情况下保留运动节段。根据文献等，颈椎外伤的手术指征为：继发脊髓损伤；椎体滑移≥3.5 mm；后突成角≥11°；椎体高度丢失≥25%；椎间盘损伤；任何形式的脱位；双侧关节突、椎板、椎弓骨折；后方韧带结构损伤伴方或后方骨性结构损伤。

2. 手术方式 根据骨折脱位的类型，采用不同的手术入路，主要分前路、后路及前后路联合入路。一般均在全麻下进行。

（1）颈前路手术：以往认为在颈椎后结构遭受严重损伤的情况下，施行前路手术将加重前结构损伤，也增加了整个颈椎的不稳定程度，因此，前路手术受到严格控制。但随着颈椎前路钢板的应用，颈椎稳定性的维持有了保证，颈前路减压、植骨融合加内固定术广泛应用于治疗颈椎损伤。

1）手术目标：切除脊髓前方致压物，达到减压目的；纠正颈椎后凸畸形；植骨维持前柱高度；维持颈椎稳定性。

2）手术适应证：主要累及椎体和椎间盘的损伤，包括压缩或楔形压缩骨折、粉碎性骨折、前纵韧带、前侧纤维环和椎间盘完全破裂（过伸性损伤）；后侧韧带断裂伴有椎间盘突出、椎体后缘骨赘或骨折；无骨折和不稳的颈椎损伤，发现有椎间盘突出伴有神经损伤者；三柱损伤，颈椎严重不稳者；其他以后结构损伤为主的颈椎损伤亦可采用前路手术，但不是绝对适应证。

前路手术中患者采取仰卧位有利于手术立即进行,特别是多发伤或颈椎严重不稳者可避免搬动体位或俯卧位带来的二次损害;手术入路简单,创伤小,并发症少。

(2)颈后路手术:最早用于颈椎损伤的脊髓减压,并广泛应用于颈椎骨折脱位的复位,但随着颈前路手术适应证的增宽,后路手术的特殊适应证仅限于单侧或双侧小关节脱位或骨折脱位,急性期末行复位或复位失败,以及关节突分离性骨折,颈椎严重不稳者。复位后颈椎稳定者可不施行内固定术,但复位后颈椎稳定性不能维持者则需行内固定或植骨融合内固定术。后路内固定术包括:① 棘突间钢丝内固定术:适用于屈曲型损伤,对伸展型损伤效果差,且不能控制旋转不稳;② 侧块钢板螺丝钉固定:侧块钢板固定可使损伤的颈椎即刻获得稳定,并维持安全可靠的固定;③ 寰枢椎融合内固定术;④ 枕颈融合内固定术。

(3)前后联合手术:用于前方结构损伤后并后方双侧骨性结构损伤,一般先行前路手术复位及固定骨折脱位,再行后路减压固定。

第二节　颈椎伤病的围手术期护理

颈椎减压术自 1950 年由 Smith-Robinson 及 Cloward 提出,经过 60 余年的完善,其可靠性与安全性已得到广泛的验证,至今已成为颈椎病减压的金标准。常言道"有备无患",术前充足的准备是手术顺利进行的保障,有效的围手术期护理包括以下内容。

一、术前护理

(一)术前功能训练

1. 气管推移训练　适用于颈前路手术患者。

当患者决定行颈前路手术时即可行气管推移训练,尤其是肥胖、颈部较粗、较短的患者。颈前路手术在显露及减压过程中,需将气管、食管及其周围组织推向患者左侧,而将颈动脉鞘推向右侧,以充分显露椎体。有效的术前气管推移训练能松解气管、食管、神经、血管及周围软组织,使之适应手术过程,同时可减轻术中牵拉刺激气管、食管所导致的术后咽痛、咳嗽、喉头水肿、吞咽不适等症状,维持手术期间血压、心率稳定,避免因无法有效牵拉气管而被迫终止手术。

方法:患者平卧于床上,医务人员(或指导家属)用右手拇指(或中间三指)于患者颈部轻推,找到喉结(男性)或甲状软骨(女性),而后右拇指(或中间三指)自患者喉结或甲状软骨中央向患者右侧旁开约 2 指处按压患者气管的右侧缘,并向患者左侧牵拉气管至过中线后维持牵拉(图 5-1-6)。

第 1 天训练 3 次,每次 15～20 分钟,后维持每天 3 次,逐渐延长气管推移时间直至气管松软、可轻松向患者左侧推过中线。刚开始训练时患者可感受到喉咙疼痛不适、咳嗽、无法吞咽口水等,该表现为正常反应,可于每次训练结束后适当饮用凉开水,减轻咽喉部反应。对于颈部肥短患者,应适当加强训练强度。

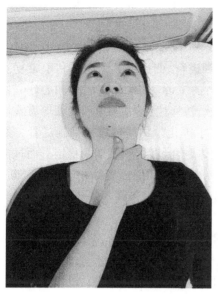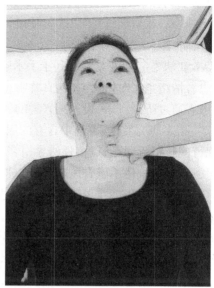

图 5 - 1 - 6 气管食管推移

2. 卧位训练

（1）仰卧位训练：适用于颈前路手术患者。

目的：适应手术中的体位。

方法：让患者平卧，在肩背部垫一薄枕，使颈椎轻度后仰以暴露颈部，每天训练 3 次，从 30 分钟开始逐渐增加至 2～3 小时（图 5 - 1 - 7）。

（2）俯卧位训练：适用于颈后路手术患者。

目的：适应手术中的体位，提高肺部在俯卧位受压时的通气能力。

方法：在石膏床未做好前患者可先俯卧在床上，胸部垫一枕头或被子，双手臂伸直放在身体两侧，额部下方用一小枕头垫起以支撑头部，注意保持呼吸通畅，避免将口鼻捂住。最初每次训练 20～30 分钟，以后逐渐增加，直至 2～3 小时。对于颈后路手术患者，应配以石膏床进行俯卧位训练（图 5 - 1 - 8）。

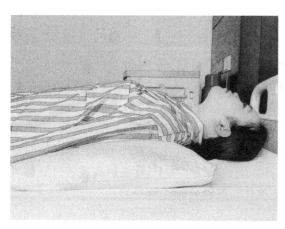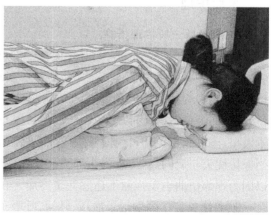

图 5 - 1 - 7 仰卧位训练   图 5 - 1 - 8 俯卧位训练

3. **呼吸功能训练**　对年老体弱患者需强调深呼吸训练如腹式呼吸、吹气球等的重要性，同时也需加强咳嗽、咳痰训练等，以改善肺通气，预防术后肺部并发症。

（二）术前准备

1. **评估心理状态**　适度紧张有利于手术顺利进行，而过度紧张则不利于康复。颈椎手术风险高，当患者情绪紧张时，可选择认真聆听患者的主诉，讲解成功案例，耐心建立良好的护患关系，指导患者通过听轻音乐、投入感兴趣的领域、转移注意力、与家属交谈等方式缓解压力。

2. **戒烟**　诸多研究发现，香烟中含有的尼古丁等化学物质可有效抑制成骨。颈椎前路手术大多常规行间隙植骨，并通过植骨诱导相邻椎体融合，以达到长期的稳定。而过多摄入尼古丁后，骨生长被抑制，椎体不融合风险升高。骨不融合可增加内置物松动、脱落、断裂、钛网下沉等风险，食管、脊髓受压潜在风险也升高，必要时需再次手术调整。此外，吸烟易导致术后气管内痰液浓稠、蓄积，引发咳嗽，增加出血风险。

3. **女性生理期**　对于女性患者，手术应尽量避开月经期。月经来潮后，血液中激活物增加，不易凝固，易造成创面渗血，影响术野，而术后创面渗血则增加颈部血肿风险。另外，月经期女性情绪处于易激状态，加上术后初期疼痛、卧床等因素相互作用，容易导致情绪波动，不利于康复。对于月经即将来潮的患者，可通过肌肉注射黄体酮使月经延后，不影响手术。对于月经已经来潮的患者，则要经过综合评估才能决定手术是否进行。

4. **术前监测**　对于高血压病及糖尿病患者，术前应特别注意维持血压、血糖平稳，以降低术中、术后出血风险，促进切口愈合。该类患者可至心内科或内分泌科门诊调整用药，应尽量控制血压不超过 140/90 mmHg，空腹血糖不超过 10 mmol/L。高血压患者应特别注意尽量避免口服利血平类降压药，正在服用该药的患者应及时更换降压药，需停用利血平至少 1 周方能准备接受手术。对于年龄超过 60 岁患者，术前可先至心内科、呼吸科行心电图、心脏彩超、肺功能等检查，以便提前评估、调理心肺功能。

5. **物品准备**　颈椎手术患者均需准备大小合适的颈托，专用颈椎枕头及两个沙袋，若为颈椎后路手术则另需准备合适大小的石膏床。

6. **肠道准备**　术前禁食 4 小时，禁饮 2 小时。

7. **皮肤准备**　颈椎前路男性患者术晨剃须，颈椎后路患者术晨剃光头。

二、术后护理

（一）术后一般护理措施

1. **体位护理**　搬动患者时必须保持颈部自然中立位，切忌扭、转、过伸或过屈。术后给予去枕平卧 4～6 小时后再更换体位，头颈部制动时，颈部两侧各放置一个沙袋，保持颈部中立位，避免左右旋转或前后过度屈伸。颈椎后路手术的患者，在引流管拔出之前可多采用侧卧位，减少仰卧位，这样可以避免颈后部伤口以及内部的颈椎结构因受到压迫出现问题，影响手术效果；还可以避免切口引流管被压住，导致积血在伤口内积存而出现意外情况。侧卧位时应当保持枕头与肩同高，注意将头部垫高与脊柱保持在同一轴线水平上，枕头过高或者过低都可以因为颈部扭曲引发强烈不适感甚至疼痛。在更换体位时注意轴线翻身。

2. **病情观察**　测量记录血压、脉搏、呼吸 1 次/小时，共 6 次，必要时心电监护、血氧饱和度监测；重点观察呼吸的频率、节律、深浅和有无缺氧的表现，如口唇发绀、鼻翼扇动、憋气等。若伴有脊髓损伤的患者,关注体温有无异常。观察伤口渗血、渗液、肿胀等情况,注意颈部有无增粗,发音是否改变。切口敷料有无渗液,若短时间内出血量多,肿胀明显、增粗并伴有生命体征改变者,立即报告医师对症处理。观察吞咽与进食情况,尤其在术后 24～48 小时内,有无呛咳及吞咽困难,并注意有无腹胀。有无发音不清、声音嘶哑,以判断有无喉上神经和喉返神经损伤。观察四肢感觉及运动功能,如有异常立即汇报医师。

(二) 引流管护理

术后患者将放置一根(有时多根)伤口引流管,目的是将伤口内的陈旧血引出,以免过多积血留存在伤口内造成血肿或者引发感染。需妥善固定各引流管,注意保持引流管通畅,不定时挤压引流管,防止引流管堵塞,特别注意患者翻身时引流管的位置,保证其不打折,不受压,注意观察引流液颜色、性质、液量,当短时间内有大量血性液体或大量淡红色液体引出时,或血性引流液 1 小时内超过 200 ml,24 小时引流液超过 500 ml,提示可能有活动性出血或脑脊液漏,应立即报告医师,采取有效措施。另外对前路手术患者需关注引流液少甚至无的情况,若引流管内液体长时间未引出,应警惕引流管前端是否堵塞,及时报告医师,结合患者术中情况、患者目前主诉、生命体征等加以对症处理。

(三) 疼痛护理

术后麻醉作用消失后,感觉开始恢复,切口疼痛逐渐加剧,尤其是颈椎前路手术患者由于术中手术牵拉及插管等原因,部分患者术后咽痛,而颈后路患者因伤口较大及术中牵扯,往往术后会出现颈部及双侧上肩痛,此时要针对患者手术的情况做出相应解释、劝慰,并细心检查排除加剧伤口疼痛的其他原因,必要时给予镇痛剂。

(四) 饮食护理

在术后 6 小时全麻清醒后,患者若无呕吐等症状,可经口给予少量多次喂温开水,未出现呛咳等症状后,根据患者需求给予少量米汤等。术后第 1 天开始给予半流质,如稀饭、面条、面片汤等,术后第 3 天若咽部无不适可给予软饭,以后视病情逐渐过渡到普食。指导患者避免辛辣、刺激、过烫食物,以免引起呛咳等,可适当增加高蛋白质、高维生素、易消化饮食,以促进其康复。

三、并发症的预防及护理

颈椎手术风险大,术后的病情观察、处理至关重要,稍有不慎,就会造成灾难性后果。术后24 小时内为并发症多发的危险期,必须高度重视。术后观察主要包括生命体征、切口情况、神经功能、引流情况等。

(一) 术后血肿

包括椎前血肿和椎管内血肿,是颈椎前路手术最严重的并发症,能直接危及生命。血肿多发生在颈椎前路术后 24 小时内,主要是由于缝合伤口前止血不彻底,术中结扎或者电凝的血管在术后脱落再出血,出凝血功能障碍的患者创面广泛渗血,引流不通畅等原因而导致的。若出现皮肤张力进行性增高、颈部进行性肿大的包块、引流量突然增多且颜色鲜红,需考虑血肿发生的可能。椎前血肿表现为渐进性的呼吸困难、氧饱和度下降。椎管内血肿表现为四肢肌力明显减弱。对于椎前血肿,由于常表现为渐进性的呼吸困难、氧饱和度下降,因而一旦确诊,应于床旁紧急拆除伤口缝线减压,第一时间解决呼吸道梗阻的问题,后入手术室行探查止血或清创缝合;对于椎管内血肿,应密切观察四肢肌力变化,若肌力稳定且下降不明显,可给予保守治疗,如降压、静脉滴注止血药物、密切观察等;若存在肌力进行性下降,在影像学结果的支持下,应尽早行二次手术进行椎管内血肿清除减压。

(二)喉头痉挛

可因麻醉插管刺激或术中牵拉喉、气管太久,术前气管推移训练不够等所致。轻者表现为疼痛和吞咽困难,多于3~5天后消失,严重的喉头痉挛患者可因窒息而导致死亡。术后应用雾化三联,缓解支气管痉挛。一旦发生喉头痉挛,立即汇报医师,遵医嘱静脉推注地塞米松5~10 mg,必要时需床旁立即行气管切开,保持呼吸道通畅。

(三)吞咽困难

颈椎前路术后最常见的并发症之一。主要由术后的椎前软组织水肿和颈椎前路接骨板对食管产生的直接压迫所致。表现为不能吞咽或进食固体甚至液体食物时有梗阻感,对患者的生活质量影响极大。颈椎前路术后吞咽困难多以轻、中度为主,具有自限性,多数患者在术后3~6个月可恢复正常。可通过流质饮食、静脉滴注甲泼尼龙等处理而缓解症状;重度吞咽困难者应在常规治疗基础上增加静脉或肠内营养支持。

(四)食管损伤

食管本身缺乏浆膜层包裹,肌肉多为纵行纤维,使食管壁较薄弱,如电刀烧灼、拉钩过度牵拉、内固定物或植骨块刺伤等,均可引起食管壁的直接或间接损伤,进而导致食管破损。可出现术后切口肿胀、发红,吞咽物从切口流出,严重者则出现吞咽困难、炎症范围扩大、脓毒血症甚至休克等。若发生食管损伤给予鼻饲管,保证患者营养,必要时预防性给予全身抗生素;术中发现食管瘘,应及时予以缝合修补,术后禁饮食,多可治愈;术后发现食管瘘,轻者可采取保守治疗,包括:禁食禁饮、鼻饲管喂、营养支持、预防感染等;术后发现严重食管瘘,可考虑联合胸外科或内镜室行修补术。

(五)喉返神经损伤

可由术中牵拉、压迫气管时间过长,或操作失误切断喉返神经,或电凝烧造成。全麻清醒后,观察患者有无喉返神经损伤所发生的声音嘶哑、发声障碍等症状,多为暂时性。

(六)脑脊液漏

一般发生于经前路切除颈椎后纵韧带骨化的时候,当骨化的后纵韧带与硬脊膜粘连时,强行切除必然导致硬脊膜损伤,易导致脑脊液漏。术后患者出现头晕、头痛、呕吐,且与姿势有关;术后伤口引流管引流出大量淡红色血性液体或清亮液体。给予头低脚高卧位,术后仰卧卧床1~2周,待伤口愈合后即可起床;伤口局部加压包扎,敷料潮湿及时更换,保持伤口干燥;给予补充白蛋白及水分。

(七)切口感染

术前全身情况差或伴有糖尿病、贫血病史;术中操作不精细,过多的组织损伤,过多应用电刀;引流管不通畅,伤口术后积血、积液;术后未能注意全身支持疗法,保持机体抵抗力。患者高热、畏寒、白细胞增多、中性粒细胞比例增加、C-反应蛋白阳性,局部伤口可出现疼痛加重、肿胀、渗出、甚至伤口裂开,有脓性分泌物流出。术后应加强伤口周围的护理,渗液多时协助医师及时更换敷料,保持局部清洁干燥。注意观察患者的体温变化,局部疼痛的性质(有跳痛者可疑),颈部活动严重受限者必须重视。如发生感染,应加大抗生素用量,可拆除几针缝线以利引流,必要时视具体情况作进一步处理。

四、健康指导

术后颈托固定1~3个月,具体时间遵医嘱。忌过久佩戴颈托,因可能会导致颈背部肌肉萎缩,软组织粘连,进而致使术后患者发生严重的颈背部疼痛和僵硬。卧床期间不需要佩戴颈托,开始离床活动以后需正确佩戴颈托。方法:先戴后片,再戴前片,搭扣固定时,后片应包住前片。日常生活中避免长期低头,选择适合自己的枕头,习惯平卧的患者可用薄枕,喜侧卧的患者可选择与肩同宽的枕头,使头部与脊柱保持在同一轴线水平上,保持良好睡姿。注意保暖、防感冒,尤其是颈前路术后早期患者,忌刺激性及易致呛咳食物,如辣椒、瓜子等,避免剧烈咳嗽,打喷嚏,防止发生颈部血肿。建议在术后 6 周之内出门、乘车需要佩戴围领,保护颈椎,以防万一。若出现以下情况应及时就医:颈部出现剧烈疼痛或吞咽困难,有梗阻感,颈部有肿块,呼吸呈进行性困难,持续发热(体温>38.0℃),伤口红肿或有异常疼痛、渗血渗液,四肢感觉运动有异常等。首次复查时间为术后 2 个月,需拍片了解内固定物有无松动、骨融合情况,而后确定进一步复查时间。

第三节　颈椎伤病的围手术期护理流程

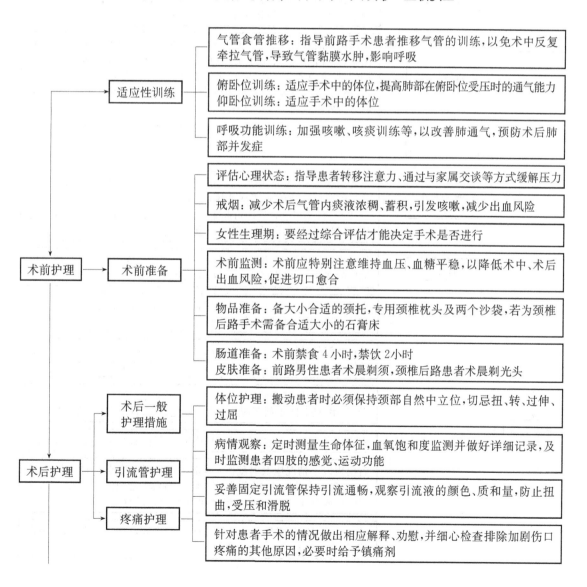

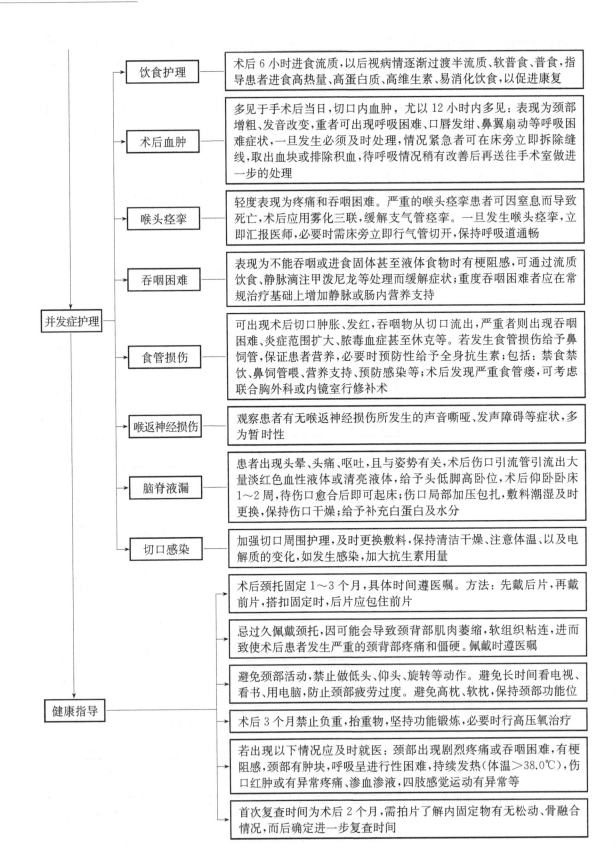

并发症护理

饮食护理 —— 术后 6 小时进食流质,以后视病情逐渐过渡半流质、软普食、普食,指导患者进食高热量、高蛋白质、高维生素、易消化饮食,以促进康复

术后血肿 —— 多见于手术后当日,切口内血肿,尤以 12 小时内多见:表现为颈部增粗、发音改变,重者可出现呼吸困难、口唇发绀、鼻翼扇动等呼吸困难症状,一旦发生必须及时处理,情况紧急者可在床旁立即拆除缝线,取出血块或排除积血,待呼吸情况稍有改善后再送往手术室做进一步的处理

喉头痉挛 —— 轻度表现为疼痛和吞咽困难。严重的喉头痉挛患者可因窒息而导致死亡,术后应用雾化三联,缓解支气管痉挛。一旦发生喉头痉挛,立即汇报医师,必要时需床旁立即行气管切开,保持呼吸道通畅

吞咽困难 —— 表现为不能吞咽或进食固体甚至液体食物时有梗阻感,可通过流质饮食、静脉滴注甲泼尼龙等处理而缓解症状;重度吞咽困难者应在常规治疗基础上增加静脉或肠内营养支持

食管损伤 —— 可出现术后切口肿胀、发红,吞咽物从切口流出,严重者则出现吞咽困难、炎症范围扩大、脓毒血症甚至休克等。若发生食管损伤给予鼻饲管,保证患者营养,必要时预防性给予全身抗生素;包括:禁食禁饮、鼻饲管喂、营养支持、预防感染等;术后发现严重食管瘘,可考虑联合胸外科或内镜室行修补术

喉返神经损伤 —— 观察患者有无喉返神经损伤所发生的声音嘶哑、发声障碍等症状,多为暂时性

脑脊液漏 —— 患者出现头晕、头痛、呕吐,且与姿势有关,术后伤口引流管引流出大量淡红色血性液体或清亮液体,给予头低脚高卧位,术后仰卧卧床 1～2 周,待伤口愈合后即可起床;伤口局部加压包扎,敷料潮湿及时更换,保持伤口干燥;给予补充白蛋白及水分

切口感染 —— 加强切口周围护理,及时更换敷料,保持清洁干燥、注意体温、以及电解质的变化,如发生感染,加大抗生素用量

健康指导

术后颈托固定 1～3 个月,具体时间遵医嘱。方法:先戴后片,再戴前片,搭扣固定时,后片应包住前片

忌过久佩戴颈托,因可能会导致颈背部肌肉萎缩,软组织粘连,进而致使术后患者发生严重的颈背部疼痛和僵硬。佩戴时遵医嘱

避免颈部活动,禁止做低头、仰头、旋转等动作。避免长时间看电视、看书、用电脑,防止颈部疲劳过度。避免高枕、软枕,保持颈部功能位

术后 3 个月禁止负重,抬重物,坚持功能锻炼,必要时行高压氧治疗

若出现以下情况应及时就医:颈部出现剧烈疼痛或吞咽困难,有梗阻感,颈部有肿块,呼吸呈进行性困难,持续发热(体温＞38.0℃),伤口红肿或有异常疼痛、渗血渗液,四肢感觉运动有异常等

首次复查时间为术后 2 个月,需拍片了解内固定物有无松动、骨融合情况,而后确定进一步复查时间

第四节　常见颈椎伤病的护理

颈椎分为上颈椎(枕-寰-枢复合体)与下颈椎(C3~C7)两部分。颈椎伤病分为枕骨骨折,寰枢椎脱位,齿突骨折,颈椎压缩性骨折,颈椎爆裂性骨折,颈脊髓损伤。颈椎手术风险较大,术中、术后可能发生各种意外,患者常因担心手术风险及效果而有很大心理压力。因此,在手术前对患者进行细致的心理护理、生理准备工作,并在术后给予妥善的护理,可以增加手术过程中的安全性,减少术后并发症。

一、寰枢椎脱位的围手术期护理

1. 心理护理　寰枢椎脱位患者由于手术部位的特殊性及疾病的复杂性,手术风险大,患者对疗效有不同程度的担忧,术前易出现紧张焦虑情绪,因此需重视对患者的心理疏导和健康教育。首先对患者的心理状态及认知能力进行评估,建立与患者及其家属的融洽关系,耐心听取患者及家属的意见和需求,通过交谈、示范等方式给患者以心理支持和健康知识宣传,就术前准备,术中、术后可能出现的风险及采取的相应措施,向患者和家属做详尽的介绍和讲解,举示成功的病例,使患者对治疗过程充分理解,能够积极配合治疗,以减少术后并发症的发生。对术后需吸氧及留置引流管、导尿管、镇痛泵等的患者,术前应向患者说明,使患者醒来后不致恐惧。

2. 适应性训练　需行后路手术患者术中要求俯卧位,在其入院后开始俯卧位练习,从30分钟逐渐增加至能持续2小时以上。术后患者需卧床,因此,术前患者必须训练床上大小便。术前选择合适的颈托备用,需教会患者戴颈托时的起卧及翻身方法,并反复自我训练(图5-1-9)。

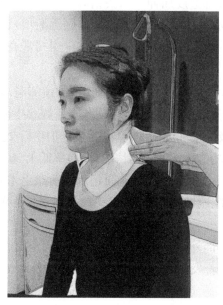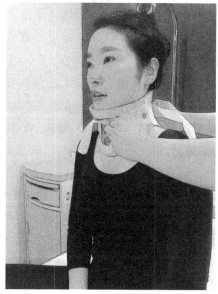

图5-1-9　颈托佩戴

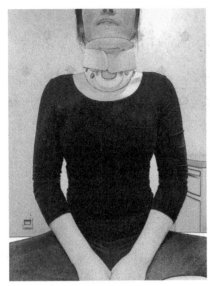
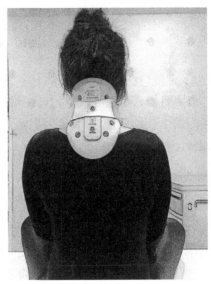

图 5-1-9(续)

3. 颅骨牵引术的护理　颅骨牵引术(图 5-1-10)是一种创伤性治疗方法,主要是利用适当的反作用力使寰枢椎脱位恢复正常生理位置。术前向患者及家人说明手术过程、配合方法,

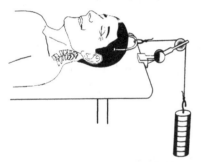

图 5-1-10　颅骨牵引术

术后并发症等,解除患者对手术的恐惧心理,使家人对颅骨牵引术治疗理解。术后牵引过程中密切观察患者呼吸及神经系统功能改变。因为一旦出现呼吸困难及神经系统症状立刻终止牵引复位。为保持有效正确的牵引,及防止意外的发生,嘱患者勿随意转动头部。指导并协助患者每 2 小时翻身一次,翻身时保持牵引绳与颈部、躯干成一直线。牵引期间防止颈部过度屈伸。床头抬高 15°～30°。保持颈部略过伸位。协助患者生活护理。按医嘱逐渐增减牵引力的重量。每班检查牵引是否松动,防止牵引弓脱落。每天 2 次用 75% 酒精消毒针孔处,防止感染。

(1)术后常规护理:患者全麻术后回病房,保持脊柱水平位搬动患者,颈部制动,两侧用沙袋固定,使颈部呈轻度仰卧位。术后 6 小时每 2 小时轴线翻身 1 次。严密观察生命体征,给予心电监护。严密监测体温、脉搏、呼吸、血压及氧饱和度的变化,因为颈椎损伤后交感神经抑制,可使心率减慢,单纯心率不能及时反映出心功能失常的真实情况,如心率低于 50 次/分,及时通知医师。注意呼吸频率、深浅、呼吸方式的变化,保持呼吸道通畅。经前路手术者因牵拉气管、食管、喉返神经等易致吞咽障碍、声音嘶哑、呛咳等症状,术后应严密观察此类症状,给予预防性雾化吸入。

(2)伤口护理:密切观察伤口渗血情况、颈部外形有无肿胀、引流管的固定是否正确、牢靠、扭曲、是否通畅、引流物的颜色性质和量。若发现伤口渗液,颈部肿胀,及时汇报医师。麻醉清醒后,立即检查四肢感觉运动情况,如有感觉异常、肌力下降等立即汇报医师并严格交接班。术后 3 天内严密观察伤口渗液情况,渗血较多时及时更换引流条和敷料,尤其前路手术渗血多时,易形成血肿压迫气管引起呼吸困难或窒息。颈椎后路手术严格观察并记录引流液数量和性状,防止因引流管扭曲、受压、脱出,确保引流通畅。保持局部清洁干燥,避免感染。

（3）及时发现有无脑脊液漏的发生：如出现时应绝对卧床休息,局部加压,避免咳嗽及用力排便等增加腹内压的动作。

（4）饮食护理：术后当天禁食,第2天进半流质,1周后患者吞咽动作恢复自如,可进高蛋白质,高热量饮食,一月内禁止活血食物。

（5）体位护理：手术创伤所致疼痛护理评估患者疼痛的程度,为患者提供舒适安静的环境。帮助患者调整舒适的体位。术后禁止头部前屈,平卧位颈下垫薄枕,使头部处于过伸位。翻身时保头、颈、躯干一致,不可自行翻身。

4. 并发症的预防及护理

（1）预防术后感染：每天用漱口水棉球进行口腔护理2次。每天用氯己定（洗必泰）溶液进行会阴护理2次。

（2）协助患者每2小时翻身拍背一次,指导患者进行深呼吸训练。经常按摩受压部位,防止褥疮及坠积性肺炎的发生。

（3）功能锻炼：从术后第2天开始,练习使用握力器,用力握紧后再缓慢放松,每小时至少练习5分钟,此类动作可促进血液循环,维持神经控制能力。指导患者床上下肢功能锻炼,以预防深静脉血栓形成,下肢行股四头肌等长收缩,抬腿踢腿练习,为下床活动做准备。

二、颈脊髓损伤的护理

（一）心理护理

颈脊髓损伤伴截瘫患者多为突发意外事件所致,患者在短时间内往往不能接受现实,建立良好的护患关系,心理因素在整个康复过程中直接或间接地影响着康复疗效,护患关系是心理护理的基础,能否做好脊髓损伤患者的心理护理是康复护理的关键,也是心理护理成败的关键。良好的护患者关系本身就具有治疗疾病、促进机体恢复的作用。在护理脊髓损伤患者的过程中,护士要深入细致地了解患者的心理状态,根据患者的不同心态给予及时有效的心理护理,往往会收到事半功倍的效果。针对患者损伤的严重程度,我们既要向患者及家属说明脊髓损伤的严重后果及可能的预后与转归,又不能操之过急,让患者逐渐接受这一残酷的现实。要深入细致地做好患者的思想工作,取得患者与家属的配合,使患者树立战胜疾病的信心和勇气。同时要为患者创造一个轻松愉快的环境,使患者在接正规治疗后进行一些娱乐活动,如看电视、下棋、打扑克、外出游玩等。

（二）消化道护理

脊髓损伤后,躯体神经功能发生障碍,自主神经功能失去平衡,患者可出现一系列消化道紊乱的症状,可予禁食3~5日后再给予流质或半流质,高位截瘫患者容易发生便秘。应合理安排饮食,多食用蔬菜水果等富含纤维的食物,多饮水,训练每日定时排便。严重便秘者应给予灌肠或肛管排气。

（三）高热护理

颈脊髓损伤患者由于自主神经功能紊乱,皮肤血管扩张,停止泌汗,体内积热不能由汗液蒸发而发散,瘀滞体内,机体丧失了对外界环境温度调节和适应的能力,常出现40度以上中枢性高热或体温不升。因此,应严格观察体温变化,出现高热时给予物理降温,如酒精擦浴,冰袋,冰帽降温等。还要调节室温,保持病室通风,鼓励患者多饮水。

(四)呼吸道护理

颈椎截瘫患者由于呼吸肌的麻痹,气体交换减弱,甚至需要人工呼吸机辅助呼吸,痰不易排出,早期应定时翻身叩背,帮助患者排痰,应注意保暖,避免着凉,诱发呼吸道感染。进行深呼吸锻炼,如吹气球等,指导并协助患者有效咳嗽、排痰,嘱患者深吸气,在呼气2/3时咳嗽,反复进行。患者无咳嗽时可用双手压迫患者上腹部或下腹部增加膈肌力量,协助患者咳嗽。每1~2小时翻身叩背1次,协助患者顺位排痰。若分泌物较多不宜咳出时应遵医嘱给予雾化吸入治疗,必要时吸痰。床边备吸引器、吸痰管及气切护理盘,要注意无菌操作,湿化呼吸道。

(五)泌尿系护理

脊髓损伤患者宜多饮水,每日饮水量应达2 500~3 000 ml,稀释尿液,有利于预防尿路感染和结石形成。对尿潴留患者我们采用定时按摩挤压膀胱区,寻找"扳机"点,以促进排尿。对残余尿较多者采用间断导尿或留置导尿法。对尿失禁患者要注意训练膀胱张力,以不使尿液外溢为原则,养成定时排尿习惯,逐渐延长间隔时间。在排尿时尽可能用腹压,并同时挤压膀胱区,以促进膀胱排空,减少残余尿量。拔除尿管前应放空膀胱内尿液,嘱患者多饮水,每天饮水总量2 000 ml左右。注意观察膀胱充盈情况,当膀胱充盈到一定程度时,可用挤压方法训练反射性排尿。伤后早期留置尿管持续引流1~2周后,改为定时2~3小时开放1次,3~4周后可拔除尿管。具体方法:护士用手掌平放于患者下腹部膀胱上,由轻到重逐渐增加压力,从上向下持续推压,直至尿液排净为止。当下次膀胱充盈时,同法训练。病情稳定时可经常更换体位,多饮水,少食含钙量多的食物。

(六)体位护理

脊髓损伤后体位护理不可忽视。若体位或姿势不当可加重脊髓或神经根损伤,因此,搬运或更换体位时应保护损伤体位,保持脊柱纵轴水平一致,避免扭曲、旋转和拖拉。颈脊髓损伤转运需固定头部,使头部随躯干一同滚动,防止损伤脊髓造成患者呼吸、心跳停止。在床上保持正确体位,避免造成关节挛缩或肢体废用,必要时应用护理技术给予支持和固定。在病情允许的情况下,应每2小时定时翻身,更换体位,并进行拍背等护理(参见图2-4-12、图2-4-13)。

(七)功能锻炼

适当功能锻炼是促进颈脊髓损伤肢体运动功能恢复的有效手段之一。有研究表明,脊柱骨折伴脊髓损伤患者功能恢复和住院期间与患者受伤至康复计划实施期间,应早期指导和协助患者进行系统性康复训练,保持肢体功能位。促进肢体功能恢复功能位是使患者肢体处于发挥最佳功能的体位,按摩患肢,预防肌萎缩对瘫痪肢体由近向远依次按摩,对弛缓性瘫痪按摩手法宜重,时间宜短;对痉挛性瘫痪手术法宜轻,时间宜长。每天2~3次,每次约15分钟。改善关节活动度,预防关节僵直、挛缩、畸形对患肢要给予关节全范围内被动活动,先近端大关节再远小关节。根据各关节功能做屈伸或旋转运动,活动范围由小到大,循序渐进,直至达到最大生理范围。每个关节活动3~5次,每天2~3次。增强肌力训练,促进功能恢复。

第五节　颈椎伤病的康复护理

颈椎伤病的手术治疗是以解除神经压迫、保持颈椎的稳定性,同时提高患者的生活质量为目的的手术。但手术不能解决所有的问题,如果忽视术后的康复锻炼,会给患者生活带来极大的不便,影响手术效果。

一、康复目标

(一) 恢复功能
如患侧肢体的力量、活动度、感觉等,以及无痛、无慢性炎症、步态稳定有力。

(二) 预防及减少并发症
如颈肩痛、四肢无力麻木等。

二、康复锻炼方法

(一) 第一阶段(术后 24 小时内)
颈椎伤病的患者多伴有四肢活动障碍甚至瘫痪,此阶段的运动目的是观察患者四肢活动,促进血液回流,防止肌肉僵硬和萎缩。为加速快速康复,鼓励患者早期活动,麻醉清醒后即可开始(如果是脊髓损伤伴瘫痪的患者,应有家属帮助患者进行运动)。

1. 踝泵运动

(1) 目的:促进患肢末梢血液循环,防止下肢静脉血栓及锻炼小腿肌群。

(2) 方法:平卧位伸直膝关节,双踝放松,背伸踝关节,背伸时达到最大限度,坚持 5 秒;然后跖屈踝关节,跖屈时达到最大限度,坚持 5 秒。如此反复练习。

2. 握拳训练或握力器训练

(1) 目的:锻炼手部的握力。

(2) 方法:双手用力握拳或紧握握力器,停留 3～5 秒钟,松拳,如此反复练习。每天 3 次,每次 10～20 回,之后逐步增加。选择握力器时应根据每位患者的握力,准备弹性适中的握力器。具体方法见图 5-1-11。

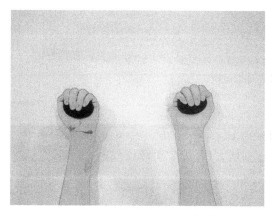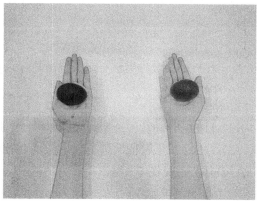

图 5-1-11　握拳训练

3. 下肢按摩运动　按摩应当采用轻柔的向心按摩手法,即从患肢足部开始,先足底,再小腿,最后大腿的顺序。有效和熟练的按摩可以促进静脉回流,有助于消除或减轻肿胀。应避免粗暴的手法,以免引起新的疼痛。

(二) 第二阶段(术后 1～3 天)

1. 对指运动(非瘫痪患者)

(1) 目的:锻炼手指精细动作。

(2) 方法:拇指分别于示指、中指、环指、小指进行接触,术后如果肌肉、神经功能尚未完全恢复,可逐渐缩小两指之间距离,达到锻炼目的。每天 3～5 次,每次 10～20 回,之后逐步增加,具体方法见图 5 - 1 - 12。

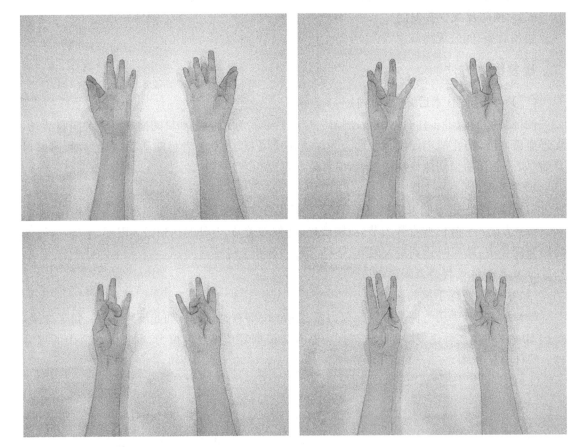

图 5 - 1 - 12　对指运动

2. 肘关节运动

(1) 目的:带动肱二头肌运动,预防上臂肌肉萎缩。

(2) 方法:双手臂依次进行屈肘锻炼,幅度逐渐增大,每天 3 次,每次 10～20 回,之后逐步增加。具体方法见图 5 - 1 - 13。

3. 仰卧肩关节水平内收

(1) 目的:锻炼肩胛肌。

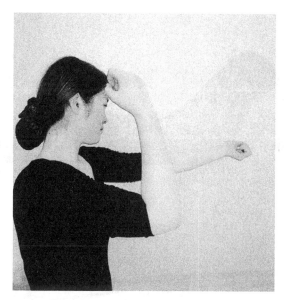

图 5 - 1 - 13　肘关节运动

　　（2）方法：屈膝仰卧，保持肩膀下沉，双臂水平举起，掌心向上，吸气准备，呼气时双臂内收，手指尖指向天花板方向，吸气，慢慢将手臂还原至水平外展（图 5 - 1 - 14）。

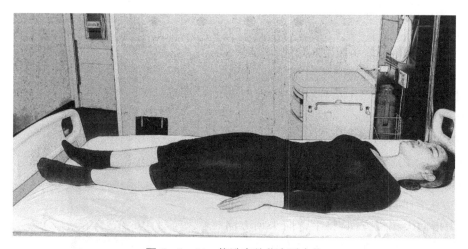

图 5 - 1 - 14　仰卧肩关节水平内收

　　4. 仰卧肩关节屈伸
　　（1）目的：锻炼肩胛肌。
　　（2）方法：屈膝仰卧，保持肩膀下沉，双臂自然放在身体两侧，掌心向下。吸气，将手臂举起向头顶方向延伸，呼气，腹部收紧，手臂从头顶方向还原至身体两侧（图 5 - 1 - 15）。

　　5. 旋肩运动
　　（1）目的：锻炼肩胛肌。
　　（2）方法：患者坐姿或站姿，一侧手轻搭在同侧肩膀上，上臂带动上肢外展，以肩关节为

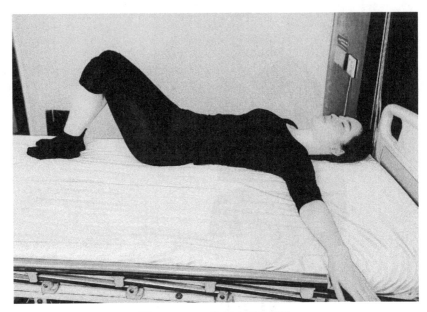

图 5 - 1 - 15　仰卧肩关节屈伸

圆心,用肘关节画圆圈运动。双侧交替进行(图 5 - 1 - 16)。

(三) 第三阶段(术后 1 周)

1. 肩部拉伸

(1) 目的:锻炼肱三头肌及三角肌。

(2) 方法:身体放松,躯干稳定直面向上,左臂水平伸向右侧,右手套住左臂肘关节,右臂渐渐向右后侧用力,左臂反之。

2. 仰卧肩关节向上环绕

(1) 目的:重点锻炼颈肩部肌肉、斜方肌、肩关节,预防肌肉萎缩。

(2) 方法:屈膝仰卧,保持肩膀下沉,手臂伸直,手指尖指向天花板方向,将手臂向头顶方向延伸,再将手臂向两侧外展后,再内收到身体两侧,再将双手举到天花板方向(图 5 - 1 - 17)。

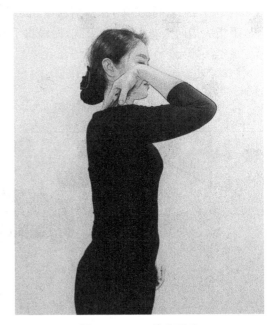

图 5 - 1 - 16　旋肩运动

(四) 第四阶段(术后 1~2 个月)

项背肌训练

(1) 目的:锻炼颈项背部肌肉,增强颈椎抗阻能力。

(2) 方法:双手于胸前交叉,置于枕后粗隆,手臂用力向前,颈部用力向后,头与手对抗做颈伸肌群的等长收缩;双手于胸前交叉,置于额部,手臂与颈屈肌群用力对抗做屈肌群等长收缩;一侧手掌置于头侧面,手臂与颈部用力对抗做等长收缩,另一手掌重复相同动作(图 5 - 1 - 18)。

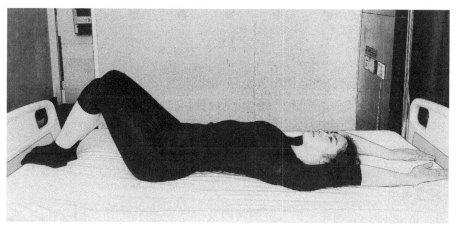

图 5 - 1 - 17 仰卧肩关节向上环绕

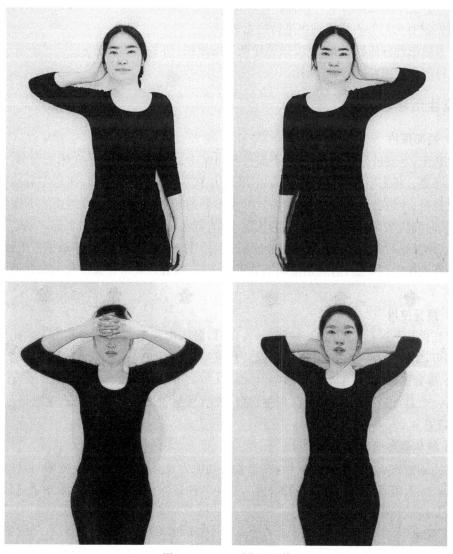

图 5 - 1 - 18 项背肌训练

三、上、下床指导训练

（一）下床训练

在床上佩戴好颈托,摇高床头,使患者坐起,在家属的帮助下坐在床边 10 分钟左右;患者与家属背靠背,患者双下肢垂在床沿下,静坐 10 分钟左右;患者独自坐在椅子上 20 分钟左右;患者手扶床栏站在床边 10 分钟左右;患者在家属搀扶下在房间内行走数分钟。

（二）上床训练

将床头摇高,在家属的搀扶下,患者侧身半卧于病床上,将床头摇平,取下颈托。

（三）注意事项

（1）第一次下床时,必须在医护人员的陪同及指导下进行,以防跌倒及脱位,禁止患者自行下床。

（2）每次下床前先摇高床头,适应一段时间,站起前床边静坐 10 分钟,走路前再在床边站立 10 分钟,没有头晕等不适感觉再进行行走练习。

（3）术后患者身体较虚弱,应遵循循序渐进的原则,切不可操之过急。

（4）每次下床前,应佩戴好颈托。

四、日常生活注意事项

（一）颈部保护

避免久坐,不要过分低头或仰头,不要长时间保持一个姿势,不要躺在床上看书,保持正确的坐姿和睡姿。睡眠时尽量以仰卧位为主,头放在枕头中央,侧卧为辅,注意左右交替。值得注意的是俯卧、半俯卧、半仰卧或蜷缩而睡都是不好的睡眠习惯,应加以纠正。少做低头的动作,避免长时间伏案工作,对难以避免的伏案工作、低头位工作者尤其要注意。应定时改变头部体位,工作 1 小时左右应起床活动,眺望远方。另外,头部靠在沙发扶手或床栏上也不可取,因其会破坏颈椎生理平衡,造成颈椎周围软组织劳损或肌肉、韧带和关节囊的松弛而降低颈椎稳定性。

（二）颈托使用

在颈托保护下进行活动,颈托佩戴 1~2 个月,卧床期间不需要佩戴颈托。颈托佩戴时间遵医嘱即可,切记随意延长佩戴的时间,以防造成颈部周围肌肉萎缩等而引起轴性痛。

（三）颈背肌训练

术后一个月可进行颈背肌训练,根据自身情况,从每天 20~30 次开始,逐渐增加,循序渐进,避免劳累。

（四）避免剧烈运动

防止内固定松动、脱落,造成损伤,在患者活动能力良好的情况下,康复期间,可进行有氧运动,如游泳、太极、散步等。严防颈椎外伤,避免各种意外及运动损伤,如乘车中睡眠,突发的急刹车很易造成颈椎外伤。

（五）保暖

注意颈肩部的保暖,防止受凉,出现疼痛等不适,避免颈部负重,避免过度疲劳。

（六）合理用枕

选择适合自己的枕头,需具备两个条件,即科学的高度及适宜的硬度。习惯平卧的患者可选择较薄的枕头,避免颈部过屈;而喜欢侧卧的患者切不可过低,枕头的高度与本人的肩宽一致。

（七）预防感染

如切口处出现红、肿、热、痛,切口裂开或有渗液时,应及时复诊。如有口腔炎症、泌尿系统感染、皮肤感染等,及时去医院就诊,预防性使用抗生素,防止细菌随血液循环侵犯颈椎,从而引起感染。多食高蛋白质(瘦肉、蛋、鱼等)食物和新鲜蔬菜、水果及富含纤维素的食物,促进机体康复。

（八）术后随访

(1) 术后 2 个月、6 个月、1 年复诊,以后每年门诊复诊一次。

(2) 有其他任何不适,及时复诊。

（周宏玉　晋　娟　付超楠　王本月）

参 考 文 献

[1] 高小雁,陈雅芬,韩冰.积水潭脊柱外科护理[M].北京大学医学出版社,2014:67-71.

[2] 周文娟,刘义兰,胡德英.新编骨科康复护理指南[M].华中科技大学出版社,2013.

[3] 宁宁,朱红.骨科护理手册[M].北京:科学出版社,2011.

[4] 陆裕朴.实用骨科学[M].北京:人民军医出版社,1998:755.

[5] 孙天胜.中国脊柱脊髓损伤研究的现在与展望[J].中国脊柱脊髓杂志,2014,12:1057-1059.

[6] 赵志凤.颈椎病前后路手术围手术期护理进展[J].医学信息,2014,000(024):681-682.

[7] Guilcher SJ, Parsons D, Craven BC, et al. Developing quality of care indicators for patients with traumatic and non-traumatic spinal cord injury (SCI): A feasibility study using administrative health data. Journal of spinal cord medicine,2015.

[8] 潘杰,陈静,赵丹.创伤性颈椎骨折致不完全性颈髓损伤患者的围术期护理[J].现代临床护理,2016,15(1):48-51.

[9] 张卉佳.1 例颈椎骨折高位截瘫行颈前路术后合并食管瘘的护理[J].当代护士(中旬刊),2014,(2):156-157.

[10] 张燕.颈脊髓损伤并发症原因分析及护理[J].国际护理学杂志,2012,31(5):843-845.

[11] 程俊杰,李璐兵,谢江,等.颈椎前路手术早期并发症危险因素分析[J].中国骨与关节损伤杂志,2016,31(3):225-227.

[12] 高艳,李菁,李春颖.颈椎术并发脑脊液漏相关因素分析[J].北华大学学报(自然科学版),2017,(6):791.

[13] 张志成.《新鲜下颈段脊柱脊髓损伤评估与治疗》的专家共识[J].中国脊柱脊髓杂志,2015,25(4):378-384.

[14] 中华外科杂志编辑部.颈椎病的手术治疗及围手术期管理专家共识[J].中华外科杂志,2018,56(12):881-884.

第二章
上肢骨折的康复护理

在上肢所有的创伤手术后，医师和患者面临的常常都是活动性、力量性、稳定性和舒适性之间的平衡，我们希望患者能够尽早开始活动以追求较好的活动度和更好地去消除肢体肿胀，但是疼痛和肿胀又往往是患者制动的重要原因，故而，现列举出我们认为较为合理的康复方案流程和时间节点，希望能够通过这一点简单的科普，让患者能够更好地进行术后康复，更快地恢复活动度和获得良好的生活质量。

第一节　锁骨骨折的康复护理

锁骨呈 S 形架于胸骨柄与肩峰之间，是连接上肢与躯干之间的唯一骨性支架。锁骨位于皮下，表浅，受外力作用时易发生骨折，发生率占全身骨折的 5%～10%。多发生在儿童及青壮年。

一、术后康复锻炼

1. 手术第 1 天　早中期骨折急性损伤经处理后 1～2 天，在无其他不宜活动前提下，即可开始功能锻炼。

2. 手术后第 1 周　做患肢近端与远端未被固定的关节所有轴位上的运动，如握拳、伸指、分指、腕肘的屈伸、前臂旋前、旋后等主动练习（图 5-2-1）。

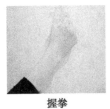 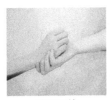 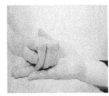 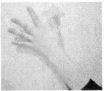 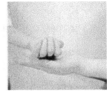

握拳　　　　　　腕肘屈伸　　　　　　分指　　　　　　伸指　　　　　前臂内外旋转

图 5-2-1　术后 1 周康复锻炼

3. 手术后第 2 周　增加肌肉的收缩练习，如捏小球、抗阻腕屈伸运动等（图 5-2-2）。

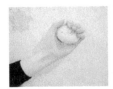 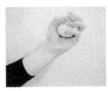 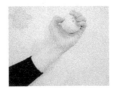 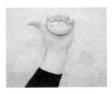 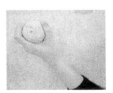

图 5-2-2　肌肉的收缩练习，捏小球

4. **手术后第 3 周**　增加抗阻的肘屈伸与前臂旋前、旋后运动。

5. **手术后第 3~6 周**　手术后 3~4 周后骨折基本愈合,外固定去除后,主要是恢复肩关节的活动度。常用的方法有被动运动、主动运动、助力运动和关节主动牵伸运动。练习的幅度和运动量以不引起疼痛为宜。第 4 周:患肢用三角巾或前臂吊带悬挂胸前站立位,身体向患侧屈,做肩前后摆动、身体向患侧侧屈并略向前倾,做肩内外摆动。做肩关节各轴位的主动运动、助力运动和肩带肌的抗阻练习。第 5 周:增加肩外展和后伸主动牵伸,双手持棒上举,将棍棒放颈后,使肩外展、外旋。第 6 周:增加肩前屈主动牵伸,肩内外旋牵伸,双手持棒体后下垂,再将棍棒向上提,使肩内旋。

二、出院健康指导

(1) 注意适当休息,避免重体力劳动和剧烈运动。

(2) 继续给予营养丰富、清淡、易消化、含钙丰富的饮食,多喝牛奶。牛奶富含钙、磷、钾,所含蛋白质和钙易于吸收,是骨折患者最好的饮食。

(3) 戒烟酒、浓茶。

(4) 稳定患者情绪,避免不良刺激。

(5) 嘱患者注意加强患肢的功能锻炼,活动应循序渐进,活动范围应逐渐增加。

(6) "∞"字绷带或锁骨带固定后应嘱患者经常保持挺胸提肩姿势,练习手部及腕、肘关节的各种活动,并行肩关节外展、后伸运动。禁忌做肩关节前屈、内收等运动。告知患者除必须以卧位保持复位和固定外,均可下地活动。

第二节　肱骨骨折的康复护理

肱骨骨折是指发生在肱骨的外科颈以下以及肱骨远端以上这个部位的肱骨长管状骨骨折。长骨干骨折一般不涉及周边关节,故而在术后康复时可相对大地去活动肩关节和肘关节,在 3~6 周时活动度恢复到健侧水平。

一、术后康复锻炼

1. **手术当日**　适当抬高患肢,间歇冰敷。可以适当配合肌内效贴布消肿镇痛。冰敷以低于体温 20℃以上为宜,每次不超过 20 分钟,伤口处不可直接接触冰和水。术后 48 小时内可以进行 3~5 次冰敷。术后 3 周内如果没有炎症,在运动前进行热敷,无论有无炎症,运动后都使用一次性冰袋冰敷患部周围 30 分钟,进行肱二头肌及肱三头肌绷紧—放松—绷紧—放松100 下,第二天 150 下,第三天开始 200 下每天,持续进行 60 天。

2. **手术后第 2 天**　开始被动活动肩关节(内、外、向头三个方向)和肘关节(屈伸),每个动作都是 10 次/组,一日 3 组以上。有吊带患者,活动结束之后,吊带仍需戴上。

3. **手术后第 3 天**　肩关节被动活动转为坐位(前后左右四个方向)。

4. **手术后第 4 天**　在被动活动时,患者逐渐发力主动参与。

5. **手术后第 2 周**　活动结束后在活动度末端进行缓慢而长时间的牵拉,每次牵拉时间为2 分钟,牵拉完毕休息 30 秒继续牵拉,5 次/组,一日 2~3 组。

6. 手术第 3 周　① 开始主动活动肩肘关节,被动活动至最大角度,最晚到第 6 周肩肘活动度恢复健侧水平。肘:自我伸直和屈曲牵拉。② 伸直牵拉结束后取一矿泉水瓶,手平置桌面,在活动度末端靠水瓶等重物进行牵拉,30 分钟每次。如若活动度无法增加,则可将外固定持续牵拉计划加入训练计划中。

7. 手术第 4 周　4 周后开始肩关节爬墙训练,旋转训练:仅使用弹力带一倍的弹力。

二、出院健康指导

(1) 门诊复查,影像学显示骨折愈合中,主治医师确认骨折处可以承重后开始。

(2) 肌肉力量性训练:使用哑铃开始肩关节上举,肘关节屈伸活动,哑铃从 1.5 kg 开始。

(3) 肌肉稳定性训练:使用低于力量性训练 30% 重量的哑铃,上举整个手臂,保持在一定的角度 10～30 秒。

(4) 剩余活动度恢复:利用社区滑轮等进行最后的活动度练习,必要时前往康复科进行超声波和低剂量冲击波治疗以软化瘢痕,增加活动度。如有关节粘连的患者可前往康复科行 1～3 级关节松动术。

第三节　尺桡骨骨折的康复护理

尺桡骨骨折是指前臂的尺骨桡骨同时断裂发生的骨折。这种情况往往是由直接的暴力以及间接的暴力和扭转的暴力导致。尺桡骨骨折容易形成腕关节活动范围受限,桡尺关节远端僵硬,当活动度无法得到改善时,可改变外固定的塑性,进行低负荷的长时间牵拉。

一、术后康复锻炼

1. 手术当日

(1) 适当抬高患肢,间歇冰敷,适当配合肌内效贴布消肿镇痛。冰敷以低于体温 20℃ 以上为宜,每次不超过 20 分钟,伤口处不可直接接触冰和水。48 小时内可以进行 3～5 次冰敷。第一天开始进行轻微握拳锻炼和前臂肌肉等长收缩,即绷紧—放松—绷紧—放松 100 下,第二天 150 下,第三天开始 200 下每天,持续进行 60 天。

(2) 周边关节(手指,肘,肩关节)做微量活动然后逐渐增大(以手术关节不产生疼痛为标准),不损伤的情况下次数越多越好。

2. 手术后第 2 天

(1) 手臂的肌群做轻柔按摩放松,轻度牵拉。

(2) 被动关节活动,用健侧手帮助患侧手做,四个方向的活动(微微痛),循序渐进,少量多次(图 5 - 2 - 3)。

(3) 手在头上方握拳(微痛为单次最大限度),用 80% 的力量,少量多次,防止水肿,每组 5～10 下,每日 30 组。手指应该被动做到所有活动度,渐进到主动全部活动度(图 5 - 2 - 4)。

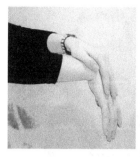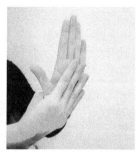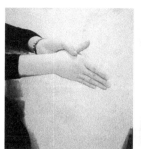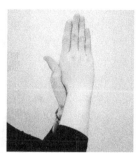

图 5 - 2 - 3　被动关节活动

3. **手术后第 5 天**　骨折术后的患者由于创伤和围术期制动等原因,常会出现肢体肿胀和酸痛,此时对于酸痛部位及其周围的按摩是极其必要且有效的。传统的按摩是根据肌肉走向,垂直于肌肉做轻柔弹拨,这种方法虽然有效却过于繁杂,没有针对性。本文介绍扳机点按摩法,具有简单、易操作、见效快等特点。扳机点点按:避开伤口,对手术部位周围的扳机点进行 30 秒/次的点按,力度适中,以感到酸痛感为宜,每日多次。基础扳机点图谱见图 5 - 3 - 7,图中显示了人体常见的一些扳机点和肌肉之间的相对位置,可对号入座寻找扳机点,由于扳机点的易发性和不确定性,如在图上标注的位置上没有找到扳机点不妨往旁边寻找。

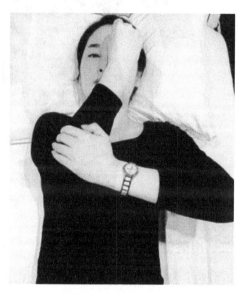

图 5 - 2 - 4　卧位握拳

4. **手术后第 2 周**　如果没有炎症,运动前先进行患肢湿热敷。如果有外固定者需询问医师相关情况后再进行训练(腕和前臂的主动活动范围运动)。进行尽力 30 秒极限屈曲,在极限位用健侧手做患侧拉伸 30 秒。进行尽力 30 秒极限背伸,在极限位用健侧手做患侧拉伸 30 秒。进行尽力 30 秒极限尺偏,在极限位用健侧手做患侧拉伸 30 秒。进行尽力 30 秒极限桡偏,在极限位用健侧手做患侧拉伸 30 秒。以上做完一次为一个重复,5 个重复为一组,5 组每天,第 3 周开始 10 组每天,持续做到第 6 周,恢复所有活动度。避免暴力牵拉。

5. **手术后第 3 周**

(1) 在屈肘 90°且上臂贴近身体的状态下做前臂旋转训练(无痛),防止肩关节代偿。渐进至第六周复诊骨折处可以承受压力再开始加大角度(图 5 - 2 - 5)。

(2) 建议到康复科进行超声波、针灸、瘢痕软化治疗和 CPM 治疗。家用理疗设备介入,浸泡方剂在痂完全脱落后再开始使用。

(3) 伤口闭合后,做轻柔的按摩和拉伸,以软化瘢痕。

(4) 如果肢体水肿变硬,进行冷敷/热敷交替。可使用与体温相差上下 15℃左右的冷热两块毛巾快速交替(3～5 秒)敷在水肿处,每次 20 分钟,每日 3 次。

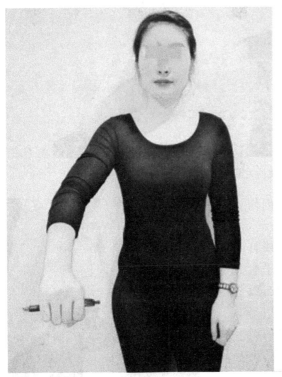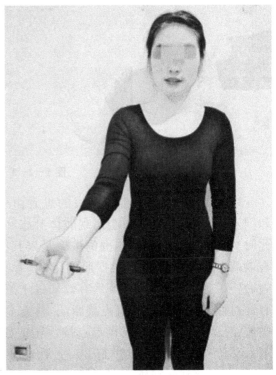

图5-2-5　旋转训练

二、出院健康指导

（1）门诊复查显示骨折愈合良好，医师同意骨折处可以承受压力后可以开始。

（2）恢复日常活动，练习打字写字。

（3）肌力训练：等张和动力性抓握练习，如捏橡皮泥，使用弹力带训练力量和稳定性。

（4）工作适应性训练：参与日常简单工作。

（5）抗阻力训练：以屈腕为例，患侧手尽力屈腕，健侧手或协助者阻挡患侧手屈腕，双手僵持不动，维持3～10秒，休息3秒，连续进行5～10次为一组，组间休息30秒，连续3组为一次，每日3次以上（图5-2-6）。

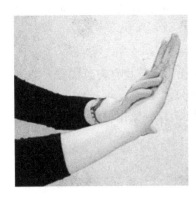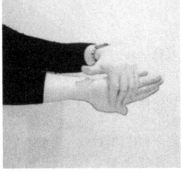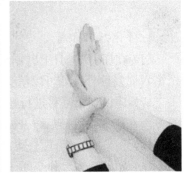

图5-2-6　抗阻力训练

（6）被动活动进展到屈伸极限被动（图 5-2-7）。

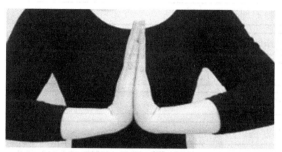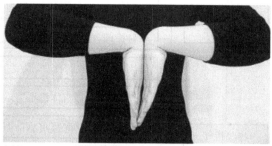

图 5-2-7　伸、屈腕训练

（7）关节松动手法：双手抓住后微量拉开腕关节，上下滑动腕关节，略微感到关节面有些许滑动（图 5-2-8）。

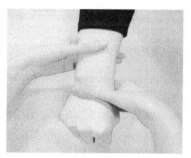

图 5-2-8　腕关节松动

第四节　上肢骨折的围手术期护理流程

```
入院护理流程 ─┬─ 责任护士进行初步护理评估,监测生命体征
             ├─ 介绍病区环境、告知住院规章制度
             ├─ 卫生处置:洗澡,更换病员服,修剪指甲等
             └─ 加强疼痛护理及心理护理,消除患者恐惧

住院第2天~   ─┬─ 责任护士进行术前常规检查的指导
术前护理流程   ├─ 责任护士给予患者进行未固定关节功能康复指导
             ├─ 责任护士进行术前准备(ABO血型鉴定、皮试、必要时备血),进行术前宣教
             ├─ 责任护士进行疾病相关知识宣教,督促戒烟、戒酒
             ├─ 训练有效咳嗽、咳痰、深呼吸、床上排便等
             └─ 加强心理护理,帮助患者树立信心
```

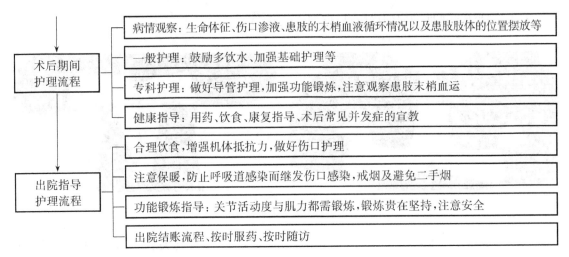

（潘　攀　王钰玲　黄　震）

第三章

下肢骨折的康复护理

下肢骨折的患者,特别是股骨及其以上部位的骨折,患者由于长期卧床常常会出现一些心肺相关的症状,比如呼吸肌力量下降、呼吸功能减弱、呼吸模式改变、痰液淤积,甚至是肺炎等,故而下肢骨折的患者都可以在术前术后护理计划中加入心肺功能训练。另外,下肢是人体站立以及行走承重的重要部位,下肢骨折的患者常因对骨折恢复的误判,过早下地负重,甚至是步行,导致骨折移位、畸形愈合甚至是骨不连等,再有下肢伤的患者常由于锻炼方式的不正确或是不完善,导致功能恢复的不完全,或是出现错误的运动模式。以下几篇简易的术后康复方案,将带来较为系统、安全、易操作的术后康复方案,但因病况的不同,一切均以主管医师所言为准。

第一节　髋部骨折的康复护理

所谓的髋部骨折是指股骨(也就是大腿骨)的股骨颈、股骨转子间或股骨转子下处的骨折。一旦发生髋部骨折,患者通常会感到大腿或臀部疼痛,患肢无法负重、移动及变短或呈外翻的现象。这导致患者因疼痛无法坐起、床上翻身、如厕、行走等,导致日常生活严重受影响。

一、术后康复锻炼

1. 手术当日　适当抬高患肢,可使患肢处于生理体位,间歇冰敷。可以适当配合肌内效贴布消肿镇痛。冰敷温度以低于体温20℃以上为宜,每次不超过20分钟,伤口处不可直接接触冰和水。当日可以进行1～3次冰敷。第一天开始即可进行股四头肌肌肉等长收缩,即绷紧—放松—绷紧—放松100下,第二天150下,第三天开始200下每天,持续进行60天。

2. 手术后第2天　如患者由于年纪大等其他因素导致难以交流,则可全部改为被动运动。

(1) 被动膝关节的屈伸活动,跟骨不离开床(图5-3-1)。

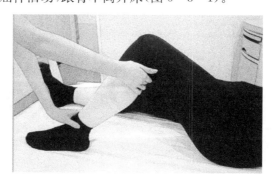

图5-3-1　被动屈膝训练

（2）踝关节写字（以踝关节为中心写字，每天100个字）。

（3）髌骨做人工滑动（图5-3-2）。

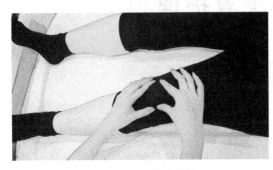

图5-3-2 滑动髌骨

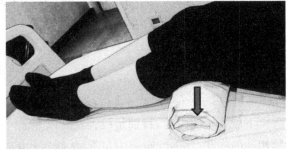

图5-3-3 膝关节下压（伸直）

（4）膝关节下压训练（后侧有切口的患者第二周再开始）（图5-3-3）。

（5）双侧脚踝力量性训练：抗阻力背伸和趾屈。脚踝用力蹬手，手抵抗住不动，手的抵抗力随脚踝发力逐渐上升。脚踝用力往上背伸，手抵抗住不动，手的抵抗力随脚踝发力逐渐上升（图5-3-4）。

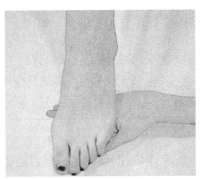
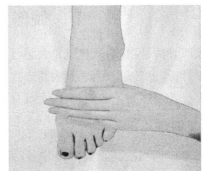

图5-3-4 趾屈抗阻

（6）脚趾间肌灵活性和力量训练及足弓刺激。拇指按摩脚底。脚趾用力，手抵抗脚趾，手的抵抗力不变，脚趾缓慢用力活动。脚趾用力，手抵抗脚趾，手的抵抗力不变，脚趾缓慢用力活动（图5-3-5）。

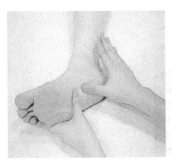
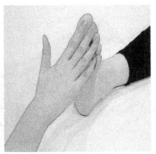
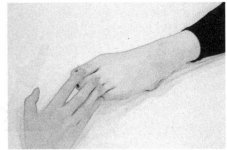

图5-3-5 按压刺激足弓、足趾趾屈抗阻、足趾背伸抗阻

（7）后入路患者如疼痛不明显,可开始被动直腿抬高练习,以避免腿部肌肉过快萎缩,疼痛明显者则可推迟数天。前入路患者待伤口出血好转再询问主治医师。被动直抬腿练习:每组10次,每次10~15秒,每次间隔5秒,每天4~6组;被动侧抬腿练习:每组10次,每次10~15秒,每次间隔5秒,每天4~6组(侧面有伤口的患者不做此活动)。条件允许下做被动后抬腿练习:30次/组,组间休息5秒,4~6组/天(侧卧,朝向后侧抬腿,左手置于膝关节以上大腿位置)(图5-3-6)。伴随神经损伤者可附加冥想疗法和生物反馈等理疗跟进。无神经损伤患者进行低能量的神经牵拉,即在被动直抬腿时将脚踝极限背伸,产生微量麻木症状,3~5秒/次,5次每组,每日1组。内固定足够稳定时,应尽早在医师指导下使用助行器下地站立,患肢不能负重。

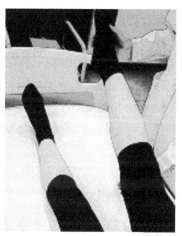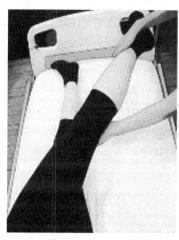

图5-3-6 侧抬腿、后抬腿

3. **手术后第5天** 扳机点点按:避开伤口,对手术部位周围的扳机点进行30秒/次的点按,力度适中,以感到酸痛感为宜,每日多次,扳机点图谱见图5-3-7。

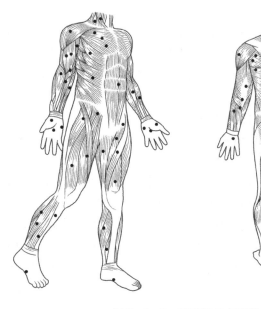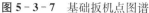

图5-3-7 基础扳机点图谱

4. **手术后第 2 周**　髋关节被动屈曲训练,到第六周髋膝关节屈曲均到达 90°,坐轮椅到医院复诊。如果没有炎症可以对下肢进行热敷。咨询医师,逐渐坐起,开始坐位平衡训练。

二、出院健康指导

术后第 6 周门诊复查:根据骨折愈合情况术后 6～12 周开始负重练习(医师确认可以开始负重)以第六周可以负重为例,若负重推迟,则下列时间相应推迟。

第 7 周由 10 kg→1/5 BMI,第 8 周由 1/5 BMI→1/4 BMI,第 9 周由 1/4 BMI→1/3 BMI,第 10 周由 1/3 BMI→2/3 BMI,第 11 周由 2/3 BMI→3/4 BMI,第 12 周由 3/4 BMI→4/5 BMI,第 13 周由 4/5 BMI→100% BMI 逐渐过渡。

可在踩秤上进行量化,逐步增加负重量,股骨颈骨折愈合速度慢,老年患者不愈合率高,应定期复诊,及时调整方案。股骨转子间骨折、股骨转子骨折髓内钉或者股骨颈骨折固定的患者愈合较快,可较早地负重。(复查观察骨折线)髋部骨折术后常因疼痛、担心内固定不稳及伤口撕裂、双侧肌肉强度不均等一系列因素造成步态异常,当达到负重第 8 周之后即可开始步态训练。常见的步态异常有健侧过度负重、患侧过度负重、长短腿、高低肩、走路偏向一侧、单侧腰痛等。简单步态训练:对着镜子不断来回缓慢行走,将自己的步态调整为正常步态。或至康复科进行专人指导下的专业步态及平衡性训练。

第二节　股骨干骨折的康复护理

股骨干骨折是指暴力直接打击、从高处坠跌、车辆撞击、碾压等都可造成股骨骨折。发生股骨骨折时,下肢不能活动,骨折处严重肿胀、疼痛,还可出现扭曲或成角等畸形,有时可出现下肢长度缩短。如同时有开放性伤口,则病情更加严重,常会使患者作发生休克。

一、术后康复锻炼

1. **手术当日**　下了手术台之后,适当抬高患肢,间歇冰敷。可以适当配合肌内效贴布消肿镇痛。冰敷以低于体温 20℃以上为宜,每次不超过 20 分钟,伤口处不可直接接触冰和水。每日可以进行 3～5 次冰敷。第一天开始进行肌肉等长收缩即绷紧—放松—绷紧—放松 100下,第二天 150 下,第三天开始 200 下每天,持续进行 60 天。

2. **手术后第 2 天**　膝关节的屈伸活动,角度缓慢增大,跟骨不离开床。缓慢而轻柔,不造成骨折处疼痛。少量多次,尽早恢复到屈曲 90°(图 5 - 3 - 8)。踝关节写字(以踝关节为中心写字,每天 100 个字)。髌骨做人工滑动(图 5 - 3 - 9)。

3. **膝关节下压训练(后方有伤口患者一般第二周开始)**　膝关节下方垫的东西可由矿泉水瓶—拳头—毛巾—小物件逐渐变小,逐渐练习膝关节伸直(图 5 - 3 - 3)。

4. **双侧脚踝力量性训练**　抗阻力背伸和趾屈(图 5 - 3 - 10)。脚踝用力蹬手,手抵抗住不动,手的抵抗力随脚踝发力逐渐上升。脚踝用力往上背伸,手抵抗住不动,手的抵抗力随脚踝发力逐渐上升。足弓刺激(图 5 - 3 - 11)及脚趾间肌灵活性和力量训练(图 5 - 3 - 12)。拇指按摩脚底,脚趾用力,手抵抗脚趾,手的抵抗力不变,脚趾缓慢用力活动。脚趾用力,手抵抗脚趾,手的抵抗力不变,脚趾缓慢用力活动。

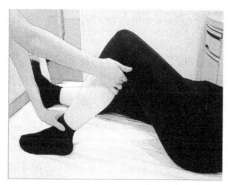

图 5 - 3 - 8　被动屈膝训练

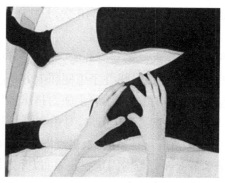

图 5 - 3 - 9　滑动髌骨

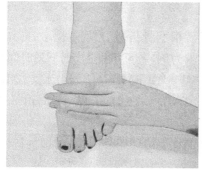

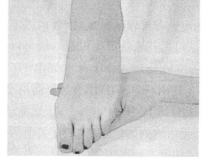

图 5 - 3 - 10　背伸抗阻、趾屈抗阻

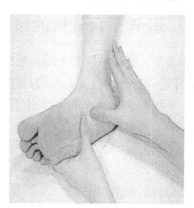

图 5 - 3 - 11　刺激足弓

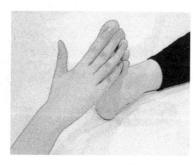

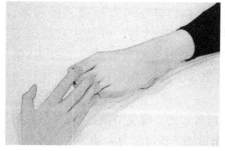

图 5 - 3 - 12　足趾趾屈、背伸抗阻

5. 健侧腿直腿抬高　每组 10 次,每次 10～15 秒,每次间隔 5 秒,每天 5～10 组,以健侧腿用力带动患侧腿用力,逐渐坐起。

6. 手术后第 5 天　第 5 天开始,当膝关节可以弯曲 90° 以后可以到床边座位自重悬吊膝关节,悬吊时可将健侧腿小腿叠于患侧腿上方,轻轻往后压患侧腿,以患侧感到微微牵拉感为宜。在床上抱腿弯曲膝关节,抱住后手施力挤压,以产生微量酸痛感为宜,进一步恢复膝关节屈曲活动度。扳机点点按:避开伤口,对手术部位周围的扳机点进行 30 秒/次的点按,力度适中,以感到酸痛感为宜,每日多次,扳机点图谱(图 5 - 3 - 7)。

7. 手术第七天　若内固定稳定,可以开始扶着双拐或助行器,在家属的陪护下下地站立,患肢绝对不负重。主动患肢悬空屈伸膝关节、踝关节,模拟行走。

二、出院健康指导

髓内钉固定患者可较早负重,钢板内固定患者根据骨折愈合情况术后 6～12 周开始负重练习(医师确认可以开始负重),以第 6 周可以负重为例,若负重推迟,则下列时间相应推迟。

第 7 周由 10 kg→1/5 BMI,第 8 周由 1/5 BMI→1/4 BMI,第 9 周由 1/4 BMI→1/3 BMI,第 10 周由 1/3 BMI→2/3 BMI,第 11 周由 2/3 BMI→3/4 BMI,第 12 周由 3/4 BMI→4/5 BMI,第 13 周由 4/5 BMI→100% BMI 逐渐过渡。

若活动度无法达到健侧水平,则在关节活动训练之后使用外固定支具,进行长时间的牵拉固定,以恢复活动度。每次固定 1 小时。

第三节　胫骨平台骨折的康复护理

胫骨上端与股骨下端形成膝关节。胫骨与股骨下端接触的面为胫骨平台。胫骨平台是膝关节的重要负荷结构,一旦发生骨折,内、外平台受力不均,将产生骨关节炎改变。由于胫骨平台内外侧分别有内、外侧副韧带,平台中央有胫骨粗隆,其上有交叉韧带附着,当胫骨平台骨折时常发生韧带及半月板的损伤。

一、术后康复锻炼

1. 手术当日　下了手术台之后,适当抬高患肢,给予间歇冰敷。可以适当配合肌内效贴布消肿镇痛。冰敷以低于体温 20℃ 以上为宜,每次不超过 20 分钟,伤口处不可直接接触冰和水。每日可以进行 3～5 次冰敷。开始进行肌肉等长收缩即绷紧—放松—绷紧—放松 200 下,第 2 天 500 下,第 3 天开始 1 000 下每天,持续进行 60 天。

2. 手术后第 2 天　膝关节的屈伸活动,跟骨不离开床。由被动逐渐过渡为主动。造成的髋关节屈曲不超过 30°(图 5 - 3 - 13)。踝关节写字(以

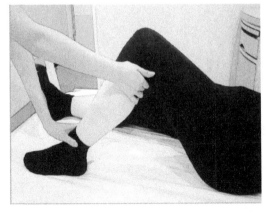

图 5 - 3 - 13　被动屈膝训练

踝关节为中心写字,每天 100 个字),髌骨做人工滑动,伤口涉及则不做此活动(图 5-3-14)。膝关节下压训练,后侧切口的患者不适用此锻炼(图 5-3-15)。

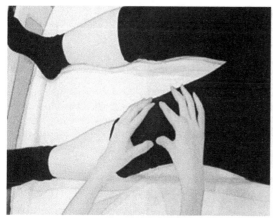

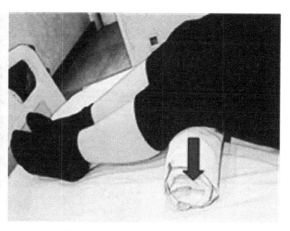

图 5-3-14　滑动髌骨

图 5-3-15　膝关节下压(伸直)

3. 双侧脚踝力量性训练　抗阻力背伸和趾屈(图 5-3-10)。脚踝用力蹬手,手抵抗住不动,手的抵抗力随脚踝发力逐渐上升。脚踝用力往上背伸,手抵抗住不动,手的抵抗力随脚踝发力逐渐上升。足弓刺激(图 5-3-11)及脚趾间肌灵活性和力量训练(图 5-3-12)。拇指按摩脚底,脚趾用力,手抵抗脚趾,手的抵抗力不变,脚趾缓慢用力活动。脚趾用力,手抵抗脚趾,手的抵抗力不变,脚趾缓慢用力活动。

4. CPM　在牢固内固定基础上及术后保留硬膜外镇痛泵持续止痛的情况下进行,术后 1~3 天,终止角度不超过 40°,术后 3 天停止使用止痛剂,术后 4 天应平均每 1~2 天增加 10°, 2~3 次/天,一直锻炼到膝关节屈曲达 120°后停止 CPM 机锻炼。

5. 手术第 3 天　在继续第二天被动活动的基础上增加跟骨离开床的被动活动(图 5-3-16)。 被动踝泵牵拉小腿三头肌(图 5-3-17)。家属对患者进行踝泵,极限角度,以牵拉小腿三头肌和防止/减少术后水肿。

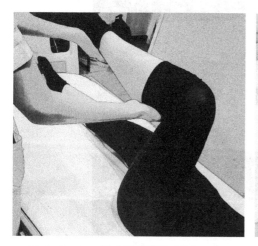

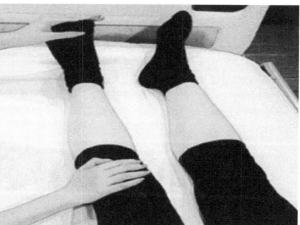

图 5-3-16　被动屈膝训练(足离开床)

图 5-3-17　足踝被动背伸

6.手术第4天 床边自重悬吊训练(如疼痛明显无法坚持可推迟数天)以微痛为限度,每次训练不超过1分钟,逐渐进步。每日可以进行多次训练(图5-3-18)。

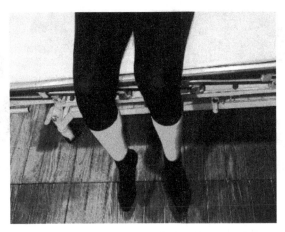

图5-3-18 自重悬吊

7.手术第5天 扳机点点按:避开伤口,对手术部位周围的扳机点进行30秒/次的点按,力度适中,以感到酸痛感为宜,每日多次,扳机点图谱见图5-3-7。

8.手术第2周 根据具体情况开始膝关节的主动伸展练习(图5-3-19)。手术第3周开始做屈曲和伸展的牵拉训练,活动度递增;每次牵拉3~5秒,5次/组,3组/天。

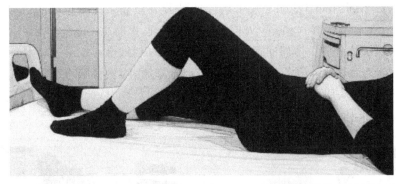

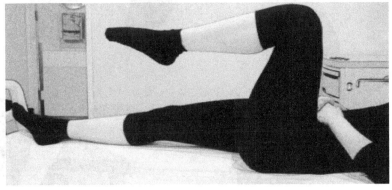

图5-3-19 主动屈膝训练

9. 手术第 8 周　第 8 周开始可以开始下列图片的牵拉训练(侧向马步,需要询问医师) (图 5 - 3 - 20)。

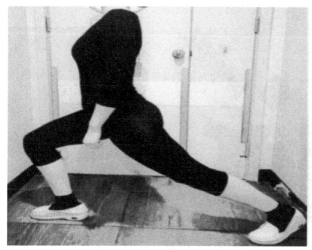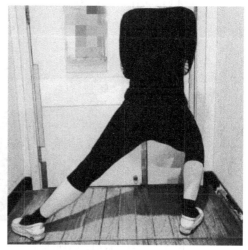

图 5 - 3 - 20　前跨步牵拉训练、侧跨步牵拉训练

二、出院健康指导

术后 6 周门诊复查,在进行训练之前,先进行屏气用 70% 的力让膝关节有方向性的等长收缩 30 秒(做屈曲牵拉时,就向屈曲方向用力等长收缩,做伸展牵拉时,就向伸展方向用力等长收缩),再慢慢呼气进行牵拉训练,每次牵拉 3~5 秒,气竭即止,再次呼气再次牵拉,5~10 次/组,5 组/天。伸膝牵拉:伸直膝关节,用手下压患肢膝关节,使之伸直。屈曲牵拉:患者抱腿进行屈曲牵拉。术后 6~12 周开始负重练习,必须经过 X 线检查,在骨折愈合,医师允许的前提下(若骨折愈合情况不允许负重则推延数周)。术后 6 周由 1/4 体重→1/3 体重,术后 8 周 1/3 体重→10 周,1/2 体重→2/3 体重,12 周 4/5 体重→100% 体重逐渐过渡。可在踩秤上进行量化,逐步增加负重量,5 分钟/次,2~3 次/天。

第四节　髌骨骨折的康复护理

髌骨骨折是较常见的损伤,以髌骨局部肿胀、疼痛、膝关节不能自主伸直,常以皮下瘀斑以及膝部皮肤擦伤为主要表现的骨折。

一、术后康复锻炼

1. 手术当日　手术返回病房之后,适当抬高患肢,给予间歇性冰敷。冰敷以低于体温 20℃以上为宜,每次不超过 20 分钟,伤口处不可直接接触冰和水。每日可以进行 3~5 次冰敷。开始进行下肢肌肉等长收缩即绷紧—放松—绷紧—放松 100 下,第二天 150 下,第三天开始 200 下每天,持续进行 60 天(髌骨在股四头肌收缩时会受到牵拉,因此该锻炼不宜次数过多)。

2. 手术第 2 天　膝关节的屈伸活动,跟骨不离开床。由被动逐渐过渡为主动。造成的髋关节屈曲不超过 30°(图 5-3-21)。踝关节写字(以踝关节为中心写字,每天 100 个字)。膝关节下压训练(该动作可缓解髌骨骨折术后膝关节内部的酸痛感)如图 5-3-22。

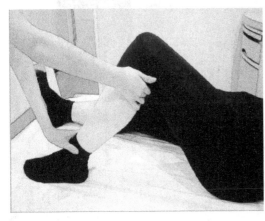

图 5-3-21　被动屈膝训练

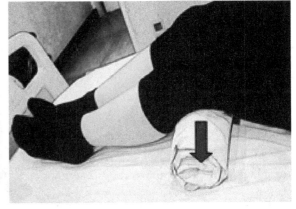

图 5-3-22　膝关节下压训练

3. 双侧脚踝力量性训练　抗阻力背伸和趾屈(图 5-3-10)。脚踝用力蹬手,手抵抗住不动,手的抵抗力随脚踝发力逐渐上升。脚踝用力往上背伸,手抵抗住不动,手的抵抗力随脚踝发力逐渐上升。足弓刺激(图 5-3-11)及脚趾间肌灵活性和力量训练(图 5-3-12)。拇指按摩脚底,脚趾用力,手抵抗脚趾,手的抵抗力不变,脚趾缓慢用力活动。脚趾用力,手抵抗脚趾,手的抵抗力不变,脚趾缓慢用力活动。

4. CPM　在牢固内固定基础上及术后保留硬膜外镇痛泵持续止痛的情况下进行,术后 1～3 天,终止角度不超过 40°。术后 3 天停止使用止痛剂,术后 4 天应平均每 1～2 天增加 10°,2～3 次/天,一直锻炼到膝关节屈曲达 120°后停止 CPM 机锻炼。

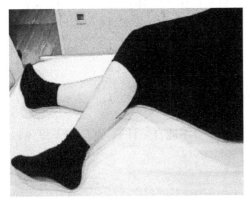

图 5-3-23　膝关节屈膝训练侧卧无重力姿势

5. 手术第 4 天　开始主动无重力伸膝屈膝练习,侧卧位,患肢在上,患肢主动屈伸(图 5-3-23)。被动踝泵牵拉小腿三头肌,家属对患者进行踝泵,极限角度,以牵拉小腿三头肌和防止/减少术后水肿。手术第 5 天开始,扳机点点按:避开伤口,对手术部位周围的扳机点进行 30 秒/次的点按,力度适中,以感到酸痛感为宜,每日多次,扳机点图谱见图 5-3-7。

6. 手术第 2 周　膝关节屈伸练习,主动屈膝训练(图 5-3-19)。持续做被动屈膝伸膝运动以恢复其活动度。当膝关节活动度从 0°进展到 80°后开始尝试坐位悬吊(图 5-3-24)。手术第 3 周开始,坐位无负担后,在取得医师同意后进行无负重站立,单次站立时间最多不超过 5 分钟。

7. 手术第 4 周　特殊拉伸训练,在进行训练之前,先进行屏气用 70% 的力让膝关节有方向性的等长收缩 30 秒(做屈曲牵拉时,就向屈曲方向用力等长收缩;做伸展牵拉时,就向伸展方向用力等长收缩),再慢慢呼气进行牵拉训练,气竭即止,再次呼气再次牵拉,每次牵拉 3~5秒,5~10 次/组,5 组/天。在手术第 6 周继续第 4 周的牵拉训练,以恢复全部的活动度。如果遇到活动度恢复瓶颈,则采用外固定在每次牵拉之后进行一个小时的牵拉固定。

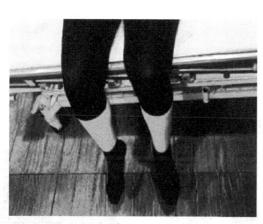

图 5-3-24 自重悬吊

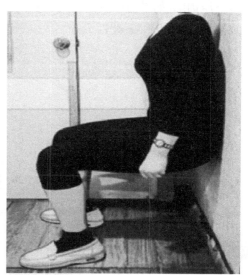

图 5-3-25 靠墙马步训练

二、出院健康指导

门诊复查 X 线片显示骨折线愈合良好,医师同意负重,开始屈膝 60°马步桩站法。方法:两脚平行分开,与肩同宽,膝向足尖,不可内收,背靠墙壁,小腿与地面角度接近垂直,膝关节屈曲约 60°(图 5-3-25)。可两掌重叠放于小腹前,两眼平视前方,自然呼吸。每日 1 次,第 1 天做 2 分钟,第 2 天做 2 分钟,第 3 天做 3 分钟,第 4 天做 4 分钟,第 5 天做 5 分钟,以后每次 5 分钟。对比自由行走和 30°马步,此种方法更能有效改善股四头肌的肌力。

第五节 胫腓骨骨折的康复护理

胫腓骨骨干骨折在全身骨折中最为常见。其中以胫骨干单骨折最多,胫腓骨干双折次之,腓骨干单骨折最少。胫骨是连接股骨下方的支承体重的主要骨骼,腓骨是附连小腿肌肉的重要骨骼,胫骨中下 1/3 处易于骨折。胫骨上 1/3 骨折移位,易压迫腘动脉,造成小腿下段严重缺血坏死。胫骨中 1/3 骨折淤血潴留在小腿的骨筋膜室,增加室内压力造成缺血性肌挛缩。

一、术后康复锻炼

1. 手术当日 手术返回病房之后,适当抬高患肢,给予间歇冰敷。也可以适当配合肌内效贴布消肿镇痛。冰敷以低于体温 20℃以上为宜,每次不超过 20 分钟,伤口处不可直接接触冰和水。每日可以进行 3~5 次冰敷。开始进行下肢肌肉等长收缩即绷紧—放松—绷紧—放松200下,第二天500下,第三天开始1000下每天,持续进行60天。

2. **手术后第2天**　膝关节的微量被动屈伸活动,跟骨不离开床。踝关节被动活动,幅度随时间慢慢增大(图5-3-26)。在伤口不涉及髌骨周围的情况下,髌骨做人工滑动(图5-3-27)。膝关节下压训练(如果伤口涉及膝关节下方则不做此活动),膝关节下方的体积逐渐减小,使膝关节逐渐伸直(图5-3-28)。

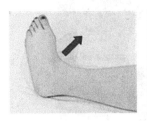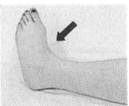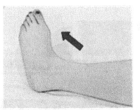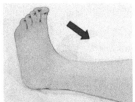

图5-3-26　踝关节被动运动

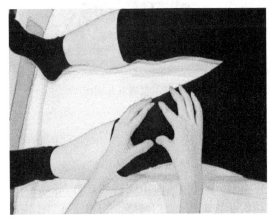

图5-3-27　滑动髌骨

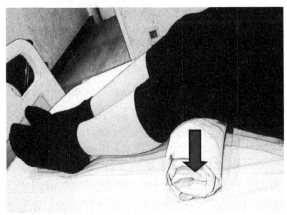

图5-3-28　膝关节下压(伸直)训练

3. **手术后第3天**　开始主动的踝关节活动,少量多次,尽力活动(图5-3-29)。手术第4天开始膝关节的主动活动,跟骨不离开床,进行主动屈膝训练。手术第5天扳机点点按:避开伤口,对手术部位周围的扳机点进行30秒/次的点按,力度适中,以感到酸痛感为宜,每日多次,扳机点图谱见图5-3-7。

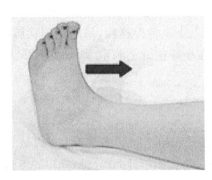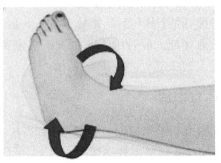

图5-3-29　朝头的方向尽力活动、足踝360°旋转

4.手术后第2周 内固定稳定的患者可以坐到床边,利用重力进行自重牵引,单次时间不超过5分钟。继续第1周的训练,当自重牵引无负担后,医师同意后可以扶拐或助行器下地站立,患肢绝对不负重,自重悬吊训练(图5-3-24)。第3周开始在站立时进行膝关节和踝关节的主动屈伸,模拟步行。

5.手术后第4周 患肢踝关节进行长达30秒的等长收缩,然后进行踝背伸牵拉30秒。患肢踝关节进行长达30秒的等长收缩,然后进行踝趾屈牵拉30秒。患肢膝关节附近肌肉进行长达30秒的等长收缩,然后进行自我抱膝,膝关节屈曲牵拉30秒。患肢膝关节附近肌肉进行长达30秒的等长收缩,然后进行膝关节伸直牵拉30秒。以上4个动作,每个动作重复10次,休息2~5分钟后开始下一个动作;四个动作全部完成为1组,一日3组,分早中晚完成。目标为到第6周时踝和膝关节活动度恢复到健侧水平。

二、出院健康指导

回医院复查,若骨折愈合良好,医师同意患肢负重后。开始从10 kg开始的逐渐负重。双侧脚踝力量性训练:抗阻力背伸和趾屈。脚踝用力蹬手,手抵抗住不动,手的抵抗力随脚踝发力逐渐上升。脚踝用力往上背伸,手抵抗住不动,手的抵抗力随脚踝发力逐渐上升。持续膝关节和踝关节的屈伸训练,必要时锻炼后进行长时间的外固定牵拉。

第六节 踝关节骨折的康复护理

踝关节由胫腓骨下端与距骨组成。其骨折、脱位是骨科常见的损伤,多由间接暴力引起踝部扭伤后发生。根据暴力方向、大小及受伤时足的位置的不同可引起各种不同类型的骨折。

一、术后康复锻炼

1.手术当日 手术返回病房之后,适当抬高患肢,给予间歇冰敷。可以适当配合肌内效贴布消肿镇痛。冰敷以低于体温20℃以上为宜,每次不超过20分钟,伤口处不可直接接触冰和水。每日可以进行3~5次冰敷。开始进行下肢肌肉等长收缩即绷紧—放松—绷紧—放松200下,第二天500下,第三天开始1 000下每天,持续进行60天。

2.手术后第2天 开始膝关节屈曲和伸直练习。下压伸直膝关节:活动过程中在足部不受到压力的情况下,进行膝关节下压训练。开始活动脚趾和做直腿抬高。

3.手术后第3天 踝泵:足趾先向下再向上,增加踝关节的活动范围与循环,持续而慢速活动(图5-3-30)。踝关节写字:仰卧位,下肢伸直于身前,跛趾描绘中文,注意踝关节的活动。踝关节环转运动:以跛趾作为指针,包括踝关节在内的顺时针、拟时针运动。踝关节内翻/外翻:以转动足底使其朝向或远离面部。跟腱牵拉(伸直位牵拉):双手持毛巾末端并绕过足底,慢慢牵拉毛巾至亚极限,微感疼痛,程度随时间推移逐渐加强(图5-3-31)。

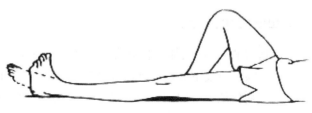

图5-3-30 踝泵运动

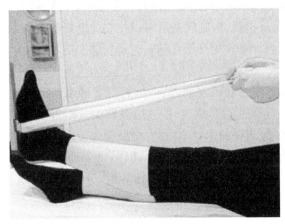 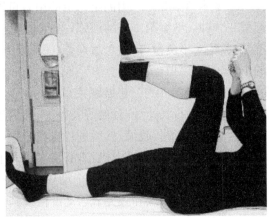

图 5-3-31　踝关节背伸训练(使用　　　　　图 5-3-32　弹力带抗阻力训练(用脚力蹬、
布条等牵拉踝关节)　　　　　　　　　　　双手拉住弹力带)

4.跟腱牵拉(膝关节屈曲位)　坐位,膝关节屈曲 90°,双手持毛巾末端并绕过足底,慢慢牵拉毛巾至小腿后侧有牵张感,维持 5 秒(图 5-3-32)。手术第 5 天开始进行扳机点点按:避开伤口,对手术部位周围的扳机点进行 30 秒/次的点按,力度适中,以感到酸痛感为宜,每日多次,扳机点图谱见图 5-3-7。

5.手术后第 2 周　坐到床边开始尝试踝部自重悬吊,单次时间不超过 5 分钟,一日多次(图 5-3-33)。待悬吊无负担后开始进行踝关节坐位反重力上下活动,如图 5-3-34。手术第 8 周加强踝关节及下肢各项肌力练习,如静蹲练习,提踵练习台阶前向下练习,强化踝关节活动度。

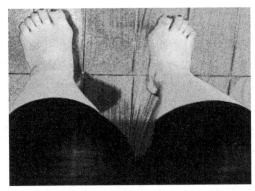 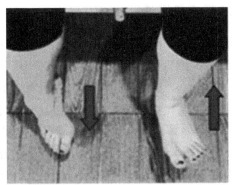

图 5-3-33　自重悬吊(踝)　　　　　　　图 5-3-34　足踝活动(双足交替上下活动)

二、出院健康指导

回院复查,主治医师同意踝关节负重后开始以下康复训练。

(1)踝关节及下肢负重练习,前向跨步练习,后向跨步练习,侧向跨步练习。

(2)强化踝关节周围肌肉力量,坐位,在脚背绑一轻沙袋,给予脚背些许负重,做勾腿,踝内翻练习,踝外翻练习。沙袋的重量由 500 g 开始逐步增加。

（3）也可进行徒手抗阻力训练，即用手替换沙袋，相对优点在于力量可以随时变换，但是考虑到方便原则，在单人训练时仍然推荐沙袋。

第七节　跟骨骨折的康复护理

跟骨骨折以足跟部剧烈疼痛、肿胀和瘀斑明显、足跟不能着地行走、跟骨压痛为主要表现。本病成年人较多发生，常由高处坠下或挤压致伤。经常伴有脊椎骨折，骨盆骨折，头、胸、腹伤。跟骨为松质骨，血循供应比较丰富，骨不连者少见。

一、术后康复锻炼

1. 手术当日　手术返回病房之后，适当抬高患肢，给予间歇冰敷。可以适当配合肌内效贴布消肿镇痛。冰敷以低于体温 20℃ 以上为宜，每次不超过 20 分钟，伤口处不可直接接触冰和水。每日可以进行 3～5 次冰敷。开始进行下肢肌肉等长收缩即绷紧—放松—绷紧—放松 200 下，第 2 天 500 下，第 3 天开始 1 000 下每天，持续进行 60 天。

2. 手术第 2 天　踝关节被动活动（图 5 - 3 - 26）。患足跖趾关节的抗阻跖屈和背伸，脚趾用力活动，手用力抵抗，手的力量随着脚趾力量上升而上升（图 5 - 3 - 10）。直腿抬高训练：10 次/组，5 组/天。

3. 手术第 5 天　患者可以扶双拐或助行器下地，患肢避免负重，进行前抬腿、侧抬腿和后抬腿训练。患者进行扳机点点按避开伤口，对手术部位周围的扳机点进行 30 秒/次的点按，力度适中，以感到酸痛感为宜，每日多次，扳机点图谱见（图 5 - 3 - 7）。

4. 手术第 3 周　扩大踝关节活动范围，主动运动踝关节（整个足）、背伸（脚掌往上）至疼痛能够耐受处保持 20 秒，趾屈（脚掌往下）至疼痛能耐受处保持 20 秒，3～5 次/组，每日 6 组；踝关节内外翻运动（疼痛耐受，少量多次）。术后第 8 周开始患肢踩地秤 15 kg 部分负重，拄拐三点式行走；术后 12 周患肢负 25 kg；术后 14 周完全负重；术后 12～16 周本体感觉训练，采用Thera - Band 训练垫、晃板等平衡锻炼工具，患者站立于其上保持平衡以恢复踝、足本体感觉系统；步态训练首先从重心转移开始，练习重心在双腿间左右、前后转移。一切训练都要求有家属在旁保护安全。

二、出院健康指导

门诊回访，若骨折处愈合良好，医师允许负重，则进行下列训练（运动前先热敷或泡脚 20 分钟）：

（1）继续扩大踝关节活动范围，先进行整个踝关节的等长收缩 30 秒，然后进行最大角度的被动牵拉，持续 30 秒，5～10 下/组，组间休息 3 分钟，早中晚各三组。

（2）通过对距下关节、跟骰关节、距舟关节行关节松动术，被动活动距下关节（除了受伤的跟骨外，脚掌的其他位置每两块骨头间进行松动），逐渐恢复上述三关节的活动范围。关节松动术可以到康复科寻找物理治疗师协助。

（3）采用徒手抗阻手法：分别对胫骨前肌、胫骨后肌、腓骨长短肌进行等长抗阻练习，增强踝关节周围肌肉力量。需要家属协助：

1）患者往下蹬脚,家属用手在前脚掌顶住做抵抗,足用力趾屈,手给予阻力。

2）患者往上背伸脚,家属用手在脚背抵抗,足用力背伸,手给予阻力。

3）患者脚往后顶,家属用手在后面顶住跟腱做抵抗。所谓等长抗阻就是说患者用力了,但是由于家属的抵抗患者无法进行活动,仅达到肌肉最大程度收缩的效果。

第八节　下肢骨折的围手术期护理流程

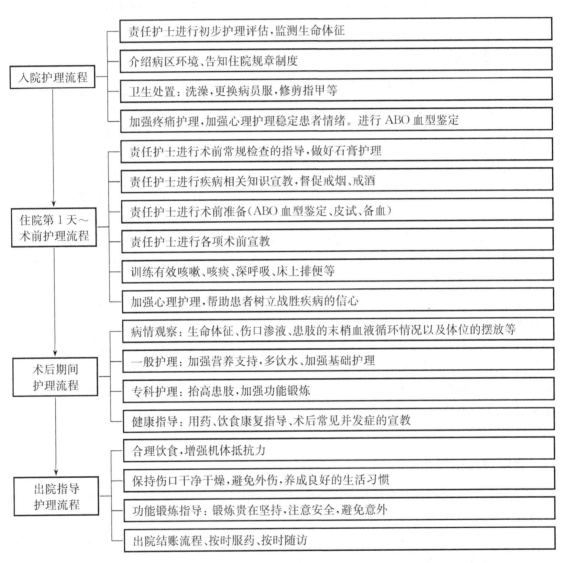

入院护理流程	责任护士进行初步护理评估,监测生命体征
	介绍病区环境、告知住院规章制度
	卫生处置:洗澡,更换病员服,修剪指甲等
	加强疼痛护理,加强心理护理稳定患者情绪。进行 ABO 血型鉴定
住院第1天～术前护理流程	责任护士进行术前常规检查的指导,做好石膏护理
	责任护士进行疾病相关知识宣教,督促戒烟、戒酒
	责任护士进行术前准备(ABO 血型鉴定、皮试、备血)
	责任护士进行各项术前宣教
	训练有效咳嗽、咳痰、深呼吸、床上排便等
	加强心理护理,帮助患者树立战胜疾病的信心
术后期间护理流程	病情观察:生命体征、伤口渗液、患肢的末梢血液循环情况以及体位的摆放等
	一般护理:加强营养支持,多饮水、加强基础护理
	专科护理:抬高患肢,加强功能锻炼
	健康指导:用药、饮食康复指导、术后常见并发症的宣教
出院指导护理流程	合理饮食,增强机体抵抗力
	保持伤口干净干燥,避免外伤,养成良好的生活习惯
	功能锻炼指导:锻炼贵在坚持,注意安全,避免意外
	出院结账流程、按时服药、按时随访

（潘　攀　夏丽娜　蒋晓霞）

第四章
骨盆创伤的康复护理

第一节　骨盆创伤的基础知识

骨盆骨折是临床常见的严重骨折之一,该病具有病情重、并发症多等特点,因骨盆是机体重要的负重关节,因此,临床治疗骨盆骨折主要通过骨盆解剖复位进行治疗,若不及时采取治疗措施,将导致患者骨盆关节的负重应力不均匀,从而会导致盆腔脏器受损。由于骨盆骨折患者的活动受限,且承受着较大的心理压力,因而也严重伤害着患者的身心健康,所以给患者合理有效的围手术期康复护理至关重要。

一、定义

骨盆的解剖结构:骶骨、髂骨和骶骨与尾骨间,均有韧带支持连接,形成关节,整个骨盆借界线分为上部的大骨盆和下部的小骨盆。界线是由骶岬、两侧骶翼前缘、两侧弓状线和两侧的耻骨梳、耻骨结节、耻骨嵴以及耻骨联合上缘围成的环形线,即小骨盆上口,大、小骨盆借此口相通(图5-4-1)。当骨盆受到严重的外力时,骨盆的骨质结构遭到破坏,甚至影响了骨盆环的稳定性,即骨盆骨折。

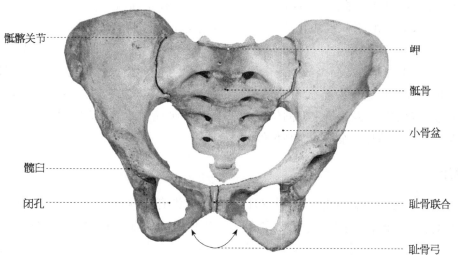

图5-4-1　骨盆

二、流行病学情况

骨盆骨折常继发于各种高能量损伤。多发伤中合并骨盆骨折者占 20%,交通伤中合并骨盆骨折者占 25%~84.5%。骨盆骨折致死率的报道各不相同,直接由骨盆骨折造成的死亡率占 1%,包含骨盆骨折在内的多发损伤、严重损伤的死亡率占 15%,致残率高达 50%~60%。骨盆骨折最严重的并发症是创伤性失血性休克及盆腔脏器合并伤。

三、病因

骨盆骨折是一种严重的损伤,多见于高处跌落、交通事故或房屋、工程的坍塌及重物碾压砸伤等所致。

四、临床表现

(1) 骨盆挤压试验阳性,肢体长度不对称,严重骨盆骨折常伴有失血性休克,可表现出烦躁或淡漠、四肢厥冷、皮肤苍白、血压下降、少尿等。

(2) 因骨盆主要为骨松质组成,血循环充沛,骨折时出血量较大,容易出现皮下及深部血肿。臀部深部血肿多为臀上动脉破裂,会阴部肿胀甚至瘀斑是耻骨和坐骨骨折的特有体征。

(3) 骨盆骨折时,患者均有明显的疼痛,在搬动时疼痛加重,骨盆分离及挤压试验阳性。由于肿胀和骨折移位、骨盆的体表标志难以清楚地触及,可根据肿胀和压痛部位、骨盆形态等估计骨折情况。

五、诊断标准

针对大多数骨盆骨折来说,通过 X 线片判断骨折的损伤机制,可以决定治疗方案,其他的影像学检查则有助于骨折分类及指导最终的治疗方式。

1. X 线检查　骨盆正位片,90% 的骨盆骨折可经正位片检查发现。骨盆入口位片,可以更好地观察骶骨翼骨折、骶髂关节脱位、骨盆前后及旋转移位、耻骨支骨折、耻骨联合分离等。骨盆出口位片,可以观察骶骨、骶孔是否有骨折,骨盆是否有垂直移位。

2. CT 检查　CT 是对于骨盆骨折最准确的检查方法。若患者病情平稳,应尽早行 CT 检查。CT 可以同时显示腹膜后及腹腔内出血的情况。对于骨盆后方的损伤尤其是骶骨骨折及骶髂关节损伤,CT 检查更为准确,伴有髋臼骨折时也应行 CT 检查,CT 三维重建可以更真实地显示骨盆的解剖结构及骨折之间的位置关系,形成清晰逼真的三维立体图像,对于判断骨盆骨折的类型和决定治疗方案均有较高价值。

六、治疗

1. 非手术治疗　骨盆骨折之后,骨盆环是完整的,没有影响到骨盆的稳定性,并且骨折断端错位相对较小,即可考虑作非手术保守治疗,可以使用适宜的外固定物,防止骨折断端移位。

2. 手术治疗　骨盆骨折后,骨盆环的完整性遭到破坏,影响到骨盆的稳定性,就需要进行手术治疗。

第二节　骨盆创伤的围手术期护理

骨盆骨折的手术治疗有外固定支架治疗和切开复位内固定治疗两种方式。外固定支架固定术适用于骨盆环双处骨折的患者(图5-4-2)，切开复位钢板内固定术适用于骨盆环两处以上骨折患者，以保持骨盆的稳定性。

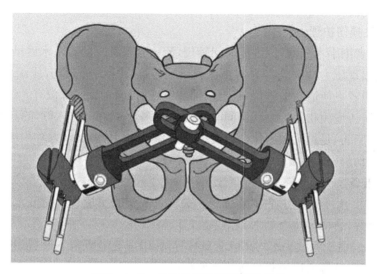

图5-4-2　骨盆骨折外固定架固定术

一、术前护理

(一) 评估知识与心理状态

骨盆手术难度大、风险高，患者会产生一系列恐惧的心理反应。术前应正确引导和对待这些反应。在手术之前对病情进行认真考虑，对可能出现的情况仔细分析，采用恰当的告知方式让患者接受手术。评估患者对手术知识的了解程度和心理状态。可以利用各种宣传资料和生动的模型、图片来向患者讲解手术相关知识，以消除患者不良情绪，使患者术前达到最佳心理状态，有利于患者保持乐观心态，从而积极配合治疗。

(二) 抗休克护理

骨盆骨折多因撞击或暴力性挤压所致，易并发直肠、尿道、膀胱及髂内外动脉损伤导致大量出血，且因骨盆内血管丰富，易发生出血性休克。在患者入院及术前，护理人员应及时配合医师进行抗休克治疗，为患者建立两条以上静脉通路，并对患者生命体征、神智、瞳孔、皮肤色泽、尿量变化等进行密切观察，以对患者休克纠正情况进行综合判断，同时还应密切观察患者下肢感觉、直肠及肛门有无出血、腹部体征等情况。

(三) 疼痛护理

患者骨盆骨折后，生理上承受着较大的痛苦。对此，护理人员应及时对患者进行疼痛评估，遵医嘱对患者使用镇痛药物，帮助取舒适的体位。另外，可适当留有陪护，给予精神上支持，提高患者痛阈值。疼痛作为第五大生命体征，在整个治疗过程中也是尤为重要的，掌握镇痛类药物的基本作用原理,做好提前镇痛,多模式镇痛,根据药物的半衰期定时用药,减少和消除患者疼痛。

(四) 留置尿管护理

骨盆骨折患者因出血多、尿道损伤概率高,同时为方便观察尿量,入院后一般给予患者留置导尿,严格的护理,将有效减少尿路感染发生的概率。留置导尿装置应使用防逆流尿袋,减少更换尿袋的频次,保持装置密闭、通畅、无菌,鼓励患者多饮水,每日合理安排 2 000～2 500 ml 的饮水量,有沉淀时给予生理盐水膀胱冲洗,同时保持会阴部清洁,每天不少于 2 次的冷开水尿道清洗。

(五) 压力性损伤护理

骨盆骨折患者围手术期间,因卧床时间较长,活动受限翻身困难及术后早期低蛋白血症等因素的影响,易出现压力性损伤。为防止患者出现各部位压力性损伤,应给予患者使用气垫床,并定时帮助患者更换适当的体位,进行局部减压,检查患者受压部位有无红肿,及时使用赛肤润、安普贴等防压疮用物保护皮肤。同时叮嘱患者多食易消化的、可口的高蛋白质、高维生素、高热量,适量脂肪,足量的碳水化合物食物,对提高患者皮肤抵抗力有积极作用,从而减少其皮肤压力性损伤的发生。

(六) 术前准备

1. 完善术前检查　根据患者病情,完善相关检查。实验室检查如血液常规、肝肾功能、血型测定及肺功能等,影像学检查如 X 线、B 超、CT、MRI 等。

2. 物品准备　由于骨盆手术均采取全身麻醉,所以应先备好氧气装置以供术后使用。病情特殊患者,可事先备好心电监护仪等抢救监护设备。

3. 肠道准备　术前禁食 4 小时,禁饮 2 小时。

4. 皮肤准备　所有患者均要求手术当天会阴部剃光头进行备皮,并在护理人员协助下使用氯己定(洗必泰)沐浴露进行床上擦浴。

二、术后护理

(一) 一般护理措施

1. 病情观察　手术结束后应对患者生命体征、神志变化等进行密切的观察并记录,给予持续吸氧和心电、血氧饱和度、血压监测。此外,应对患者肢体末梢血液循环情况,如皮肤温度、颜色、感觉和肿胀程度等情况进行观察记录,若发现异常情况则应及时报告医师进行处理。

2. 体位护理　术后给予去枕平卧 4～6 小时后,再进行更换体位。

(二) 预防切口感染

术后密切观察患者切口出血情况和引流情况,包括血量和血液性质,切口有无红肿和分泌物等,并保持引流管畅通。切口敷料应保持清洁、干燥,为防止出现交叉感染,医护人员在进行各项操作时,应严格遵循无菌操作原则,定期抽血化验,有异常时及时对症处理,并叮嘱患者多食高维生素、高营养的食物,提高机体抵抗力并有利于伤口愈合。

(三) 预防并发症护理

骨盆骨折患者因长期卧床、血流缓慢、创伤及手术后血液浓缩等原因极易形成下肢深静脉血栓,而深静脉血栓的猝死率可达 25%,故早期预防显得尤为重要。一般术后当天,护理人员应指导督促患者进行双下肢股四头肌收缩运动及踝泵运动,有利于促进下肢血液循环,定时观察双下肢末梢血液循坏情况,若有异常应及时告知医师并给予特殊治疗和护理方案。另外,根据患者情况遵医嘱使用活血化瘀类药品,补充液体稀释血液,维持循环血量,观察伤口出血及引流液情况,注意有无出血倾向。骨盆骨折后因后腹膜血肿、生活进食规律及环境因素改变等原因,患者术后容易出现腹胀现象,护理上饮食要注意调整,指导患者进食清淡、易消化、粗纤维饮食,多饮水每天 2 000 ml 左右,术后早期避免饮用牛奶豆奶等产气类食物。同时指导患者尝试多种方法促进排便,如腹部按摩,养成定时排便习惯,练习腹部肌肉的力量等,必要时遵医嘱使用缓泻剂及促进胃动力、肠蠕动的药物。对于腹胀严重者可给予胃肠减压,减轻症状的同时要监测电解质的变化,注意观察病情,如有异常及时汇报医师。

三、出院指导

骨盆骨折后愈合所需时间较长,康复一般需要 3 个月以上,为确保患者出院后病情持续好转,患者出院时护理人员应进行相应的出院指导。包括强调患者出院后必须进行康复锻炼,指导患者进行功能锻炼的方式方法。有效的功能锻炼能加强肌肉张力,确保关节的稳定性,且有利于促进患者骨折的愈合,从而最大限度地恢复机体功能。另外,定期回访及复诊,有效确认恢复情况,及时调整康复计划,能提高骨盆骨折康复的进程。

第三节　骨盆创伤的围手术期护理流程

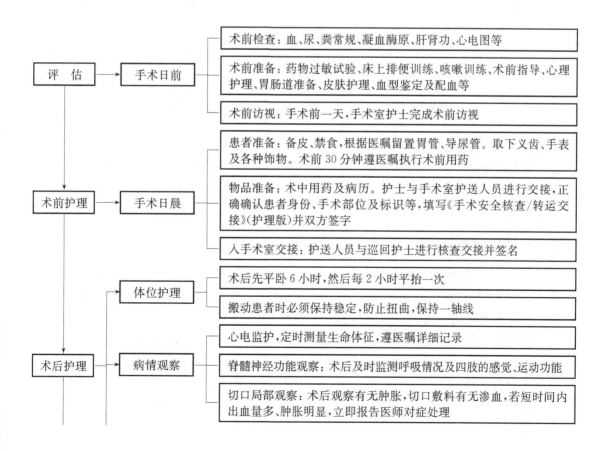

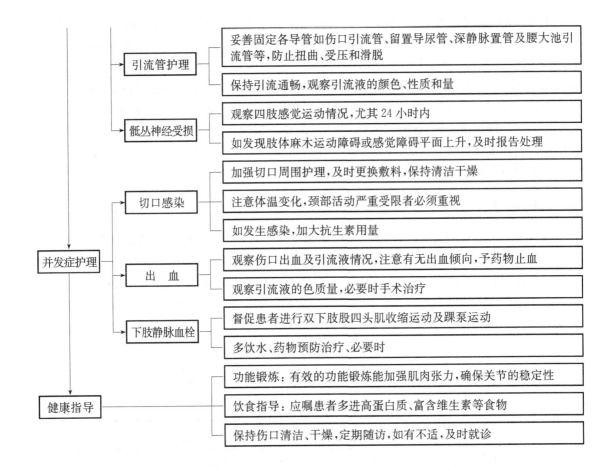

第四节 骨盆创伤术后的康复护理

骨盆创伤后的康复原则:所有训练都需要缓慢而轻柔地进行。抬高床头 15°,抬高术侧肢体 30°,并保持伸髋屈膝位,鼓励患者行双上肢的功能锻炼。进行主动(深呼吸,吸气时双手上举,呼气时双手下摆)和被动的呼吸训练(家属辅助,手放在患者腹部,吸气时手抬离腹部,告诉患者腹部跟随,呼气时手下压腹部),防止心肺系统并发症的发生。

一、非手术治疗康复措施

患者伤后 2～3 周内需卧床休息。卧床休息期间注意髋关节微屈位下活动双下肢膝、踝关节,以不引起疼痛或致微痛为度,另应尽量避免同侧髋关节过度前屈、外展外旋引起疼痛。进行踝泵练习:用力、缓慢地反复屈伸踝关节,5 分钟/组,1～2 组/小时;进行股四头肌等长练习:在不增加疼痛的前提下尽可能多做,大于 500 次/天,可避免肌肉萎缩。这两种训练可促进下肢血液循环,预防下肢深静脉血栓的发生。同时强化上肢肌力,以维持基本身体素质,为体位转移和下地扶拐行走等做准备,注意训练时必须确保骨盆无受力和移位。伤后 3～4 周,由医师确定骨折开始愈合后,康复训练措施同手术后第 2 天起康复措施。

二、术后康复措施

(一) 手术当日

患者手术安返病房后,适当抬高患侧肢体,间歇冰敷以及适当配合肌内效贴布消肿镇痛,冰敷以低于体温 20℃以上为宜,每次不超过 20 分钟,伤口处不可直接接触冰和水,每天可以进行 3~5 次冰敷。第 1 天开始进行下肢肌肉等长收缩,即腿部肌肉进行绷紧-放松-绷紧-放松 100 下,第 2 天 150 下,第 3 天开始 200 下,持续进行 60 天。

(二) 手术第 2~4 天

(1) 膝关节的屈伸活动:跟骨不离开床面。由被动活动逐渐过渡为主动活动。前入路的患者 1 周后待出血停止,再进行屈膝屈髋(图 5-4-3)。

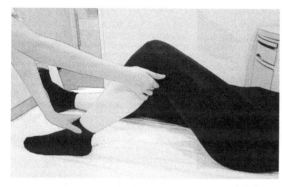

图 5-4-3 被动屈膝训练

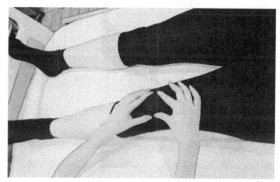

图 5-4-4 滑动髌骨

(2) 踝关节写"米"字(以踝关节为中心写字,每天 100 个字)。

(3) 髌骨做人工滑动(图 5-4-4)。

(4) 膝关节下压训练:后入路的患者待伤口停止渗血后开始,一般第 2 周开始膝关节下压训练(图 5-4-5)。

(5) 双侧脚踝力量性训练:趾屈抗阻(图 5-4-6),脚踝用力蹬手,手抵抗住不动,手的抵抗力随脚踝发力逐渐上升。背伸抗阻(图 5-4-7),脚踝用力往上背伸,手抵抗住不动,手的抵抗力随脚踝发力逐渐上升。

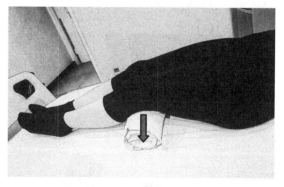

图 5-4-5 膝关节下压(伸直)训练

(6) 脚趾间肌灵活性和力量训练及足弓刺激。足趾背伸抗阻训练,足趾用力趾屈,手给予阻力(图 5-4-8);足趾趾屈抗阻训练,足趾用力背伸,手给予阻力(图 5-4-9);按压刺激足弓,足趾用力背伸,手给予阻力(图 5-4-10)。

(7) 后入路患者如疼痛不明显可开始进行被动直腿抬高练习以避免腿部肌肉萎缩,疼痛明显则可推迟数天。被动直抬腿练习:每组 10 次,每次 10~15 秒,每次间隔 5 秒,每天 4~6 组;被动侧抬腿练习:每组 10 次,每次 10~15 秒,每次间隔 5 秒,每天 4~6 组(图 5-4-11、

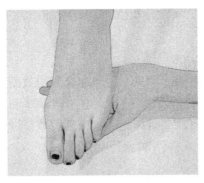

图 5 - 4 - 6　趾屈抗阻

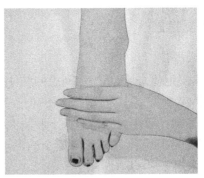

图 5 - 4 - 7　背伸抗阻

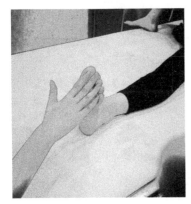

图 5 - 4 - 8　足趾背伸抗阻

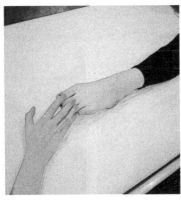

图 5 - 4 - 9　足趾趾屈抗阻

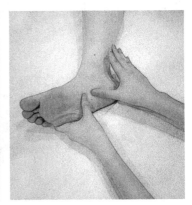

图 5 - 4 - 10　按压刺激足弓

图 5 - 4 - 12)。先被动(家属协助),第 2 周开始患者在被动活动下逐渐发力配合做这些锻炼,最晚第 3 周开始主动。

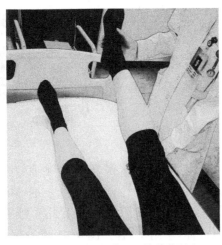

图 5 - 4 - 11　左手置于膝关节以上
大腿位置向上抬腿

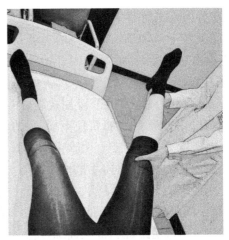

图 5 - 4 - 12　左手置于膝关节以上
大腿位置外侧抬腿

(三) 手术第 5 天

点点按:避开伤口,对手术部位周围的扳机点进行 30 秒/次的点按,力度适中,以感到酸痛感为宜,每天多次,扳机点图谱见图5-3-7。

(四) 手术第2周

如果没有炎症,锻炼前可先进行30分钟热敷。进行大腿围绕髋关节的环转运动,问询医师坐起时间,逐渐坐起。

(五) 手术第3周

第3周开始进行抗阻力内收和外展训练:外展抗阻(图5-4-13),患者下肢用力外展,协助者用手抵抗,抵抗力随下肢外展的力量增大而增大;内收抗阻(图5-4-14),患者下肢用力内收,协助者用手抵抗,抵抗力随下肢内收的力量增大而增大。

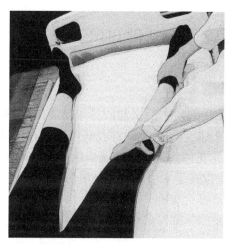 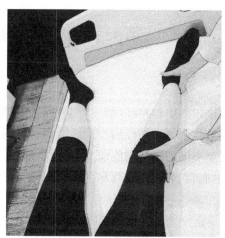

图5-4-13　外展抗阻　　　　　　　图5-4-14　内收抗阻

(六) 手术第6周

1. 早期锻炼　门诊复查,X线片显示骨折处愈合良好,可以承重即开始下述锻炼。平行杠内进行双手支撑,站立,双手支撑的力量逐步减弱,并逐渐过渡到用步行器站立、行走,直至完全负重行走。

2. 闭眼保护性平衡训练　患者闭眼站立,一名家属在身旁伸出双手(不接触患者)保证患者安全;另一名家属时不时给予患者一个推动力,使患者身体产生摇晃,患者尽力保持平衡,以训练平衡功能和核心肌群的稳定能力(髂前上棘髂前下棘、髂嵴撕脱骨折,第4周即可下地练习)。

(顾春红　杜剑彪)

第五章
膀胱功能重建的康复护理

第一节　膀胱功能障碍的基础知识

一、定义

控制排尿的中枢神经(脑或脊髓)或周围神经受到损害后引起的排尿功能障碍,简称神经源性膀胱。几乎每种神经病变都能影响膀胱的功能,但同一类的神经病变可以在不同患者身上发生完全不同的膀胱功能改变,原因不清楚。常见的神经源性膀胱病因是:脊髓损伤、多发性硬化、脑血管病变、帕金森病、糖尿病、脊膜膨出以及手术引起的神经损伤等。

二、分类

神经源性膀胱一般分为两类:① 逼尿肌反射亢进,这类膀胱的逼尿肌对刺激的反应有反射亢进现象。② 逼尿肌无反射,这类膀胱的逼尿肌对刺激无反射现象。病变在排尿中心以上引起痉挛性膀胱,表现为膀胱容量小、不自由收缩、膀胱内压升高、逼尿肌增厚等病状。骶部脊髓2～4排尿中心的损伤、糖尿病神经病变等引起无张力膀胱,表现为容量大、内压低、无自主性收缩、外括约肌张力低下等病状。

三、治疗

(1) 治疗膀胱功能障碍的主要干预原则是促进膀胱贮尿。主要方法有使用抑制膀胱收缩的药物,如羟丁酸;使用增加膀胱出口阻力的药物,如丙米嗪;膀胱功能训练,每隔2～5天排尿间隔时间增加10～15分钟,直至达到相对合理的间隔时间。手术治疗,使痉挛性膀胱成为弛张性膀胱,从而增加膀胱的贮尿量。

(2) 增加膀胱内压与促进膀胱收缩。加压排尿:如 Crede 手法、腹部加压器具等。Crede 手法:双手拇指置于髂前上棘,其余手指置于耻骨上区,指尖稍重叠,手指用力压迫腹部,直到手指到达耻骨后方,再向下压迫膀胱底部,双手尽可能深压入真骨盆区。Crede 手法可以产生 $50 \mathrm{~cmH_2O}$ 以上的膀胱内压,足以排出尿液。但当加压排尿不当时,尿液除了流出外,由于膀胱内压的增高,也有向上反流的危险。另外可寻找排尿触发点,牵张、叩击耻骨上、会阴区、大腿内侧、肛门口诱发排尿,以坐位或站位时效果最佳。

(3) 间歇性清洁导尿:Lapides(1971)发明的间歇性清洁导尿具有方便、尿路感染率低等优点,疗效较好。目前对胸腰段骨折后导致的膀胱排尿无力型患者,国内外均推崇此种方法。

给予患者间歇导尿：清洁会阴,选择坐位或卧位(女性可选择卧位,男性患者其尿道口朝向腹部,避免损伤尿道峡部),用肥皂清洁双手后,0.5%碘伏消毒尿道口,选择适当的一次性导尿管,外搽润滑剂,缓慢插入尿道口,见尿后排出尿液,再适当地用力向耻骨联合方向挤压膀胱或改变患者体位,排尽残余尿,拔出该导尿管。每周查1次尿常规,每2周查1次中段尿培养。间歇性导尿频率一般为每4～6小时导尿1次,导尿前先指导患者试行自解。定期测量膀胱容量与残余尿量,当膀胱容量在400～500 ml,残余尿量少于80 ml时可停止导尿,而采用促进膀胱收缩的方法协助患者排尿。

(4) 如果是胸10以上脊髓损伤导致的痉挛性膀胱,膀胱逼尿肌痉挛,无法贮尿,尿失禁严重,则可以考虑手术治疗,如选择性骶神经根切断、人工膀胱反射弧或者安装骶神经前根电刺激器进行排尿,各种手术均有其优缺点,需根据患者自身的情况合理选用。

第二节　膀胱功能重建的围手术期护理

一、术前护理

(1) 避免使用阿托品,如果患者正在服用抗毒蕈碱类药物,应在手术前7天停药,因为它们能抑制膀胱收缩,影响手术中对膀胱压力的判断。

(2) 术前3天开始即给予留置导尿(使用三通导尿管,以便于通过三通接头分别与尿袋和膀胱水柱测压计相连),持续开放引流以减少残余尿。鼓励多饮水,加强会阴护理。

(3) 足够范围的备皮：包括整个背部(上至锁骨上部,侧至腋后线)及臀部,左(右)侧胸腹部(前至正中线,上至腋下,下至髂前上棘)。

(4) 有效控制尿路感染,适当使用抗生素。手术开始前静脉内使用抗生素。

(5) 手术前夜及术晨各行清洁灌肠1次。

二、术后护理

(1) 继续留置导尿：如行骶神经前根电刺激器植入术者,术后第3天调试膀胱控制器刺激排尿成功后即可拔除导尿管。

(2) 术后监测：遵医嘱给予监测生命体征的变化,做好伤口的护理,定时换药,保持伤口清洁干燥,预防感染。

(3) 术后体位：术后4天内平卧位,避免上身抬高或坐起,以减少发生脑脊液漏或因颅内压过低导致头痛的危险。观察有无头痛、头晕、恶心、呕吐、乏力、视物不清等颅内低压综合征的表现。观察腰骶部切口渗液状况,若持续渗出无色液体,应怀疑脑脊液漏的可能,必须及时汇报医师,并给予去枕俯卧位,切口处沙袋压迫。严格做到轴线翻身,避免躯体过度扭曲,防止吻合的神经张力过大或膀胱刺激器皮下导线脱落、断裂。行骶神经前根电刺激术者避免手术侧侧卧位,以保护侧胸部的体内接收块和局部皮肤,可佩戴弹力腰围,以减少切口及导线通道的渗出。

三、健康宣教

患者均截瘫,或长期卧床,或外出靠轮椅,且因尿失禁而必须使用尿袋或垫尿布,身上还时常散发出异味,故均几乎断绝了社交,某些还遭家人嫌弃。他们均有不同程度的自卑心理,且易烦躁。我们在护理中要时时注意尊重患者的人格,经常与患者交谈,给患者以亲近感,并避免时时戴口罩。对患者提出的问题要给予耐心解释,并利用各种机会给予患者充分鼓励,使他们不断增强信心,配合治疗,促进康复。

第三节　膀胱功能重建的围手术期护理流程

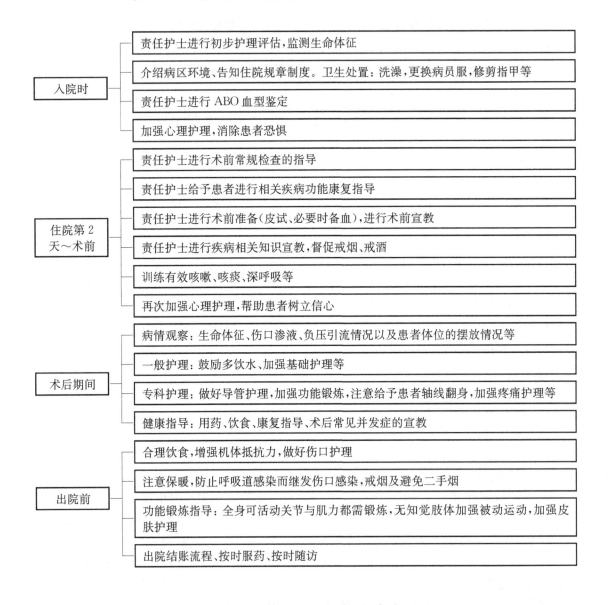

入院时
- 责任护士进行初步护理评估,监测生命体征
- 介绍病区环境、告知住院规章制度。卫生处置:洗澡,更换病员服,修剪指甲等
- 责任护士进行 ABO 血型鉴定
- 加强心理护理,消除患者恐惧

住院第 2 天～术前
- 责任护士进行术前常规检查的指导
- 责任护士给予患者进行相关疾病功能康复指导
- 责任护士进行术前准备(皮试、必要时备血),进行术前宣教
- 责任护士进行疾病相关知识宣教,督促戒烟、戒酒
- 训练有效咳嗽、咳痰、深呼吸等
- 再次加强心理护理,帮助患者树立信心

术后期间
- 病情观察:生命体征、伤口渗液、负压引流情况以及患者体位的摆放情况等
- 一般护理:鼓励多饮水、加强基础护理等
- 专科护理:做好导管护理,加强功能锻炼,注意给予患者轴线翻身,加强疼痛护理等
- 健康指导:用药、饮食、康复指导、术后常见并发症的宣教

出院前
- 合理饮食,增强机体抵抗力,做好伤口护理
- 注意保暖,防止呼吸道感染而继发伤口感染,戒烟及避免二手烟
- 功能锻炼指导:全身可活动关节与肌力都需锻炼,无知觉肢体加强被动运动,加强皮肤护理
- 出院结账流程、按时服药、按时随访

第四节　膀胱功能重建的康复护理

膀胱功能障碍患者的康复训练必须指导患者及家属共同参与,以便患者能长久训练,最大限度地恢复排尿功能。

一、对于行选择性骶神经根切断术者

术后即可开始训练患者的排尿功能,促使其建立自律性膀胱(扳机点排尿)。方法是:让患者大量饮水后膀胱饱胀时,刺激下腹部、大腿内侧或会阴部,寻找各自的扳机点(利用皮肤-膀胱的反射作用,寻找引起排尿动作的部位),引发排尿,促使其建立反射性膀胱。

二、对于行膀胱神经再支配术者

可指导患者及家属在手术 10～12 月后,根据吻合神经的不同,每天 4～5 次大量饮水后膀胱饱胀时,敲击跟腱或扳动踝关节(寻找扳机点),引发排尿,促使所建的"腱-脊髓-膀胱"人工反射弧逐渐成熟。扳机点排尿需要自己训练及摸索,可以试扣击下腹部、牵拉阴毛、触摸会阴、大腿、骶尾部皮肤等处,看能否找到能触发排尿的扳机点。如果形成了扳机点排尿,最好每天定时运用扳机点排尿,促进此反射通路的成熟。

三、对于行骶神经前根电刺激术者

术后第 3 天调试膀胱刺激器,刺激排尿成功后即拔除导尿管,进行电刺激后排尿。排尿程序的设置:膀胱控制器内设多种排尿程序,我们可根据记录刺激排尿时的膀胱压力来设置最佳的排尿程序。最高的膀胱压力发生于 2 次刺激之间,而在刺激时最低;一般在 3～4 或 4～5 刺激之间膀胱压力最高。如果最高的膀胱压力低于 60 cmH$_2$O(男性)或 50 cmH$_2$O(女性),则刺激的参数应加大,等 2 分钟后重新测试;如果最高的膀胱压力高于 130 cmH$_2$O(男性)或 100 cmH$_2$O(女性),则刺激的参数应减小,等 2 分钟后重新测试。排尿程序设置完毕后,可通过眼睛观察尿流模式、排尿量及残余尿量(一般应小于 20 ml),并观察 2 次刺激间期尿流是否平滑地上升和下降,如果是这样则说明逼尿肌-括约肌功能协调。护理人员应指导患者正确使用膀胱控制器的体外控制部分,训练循序渐进,排尿间隔时间逐渐延长。注意控制器的保护,掌握膀胱控制器故障的判断和处理。

四、观察有无骶神经根损伤的表现

在手术后 1 年内应经常观察有无神经损害征象,如果长时间的电刺激导致骶神经根损伤的话,由于神经纤维的变性可导致膀胱控制器的工作能力下降,表现为残余尿量增加,这表示相应的神经根有损伤。一旦发现有骶神经根损伤的征象,则应及时调整刺激程序,并及时与医师联系。如果神经根损伤不重,一般可在 6 个月内完全恢复,在此期间可加用间歇性清洁导尿促进膀胱排空。

五、观察有无上尿路损伤的表现

由于骶神经前根包含支配下肢某些肌肉、盆底、尿道和肛门括约肌的躯体运动纤维和支配逼尿肌的副交感节前纤维,所以电刺激时除了发生多余的下肢肌肉抖动外,在引起逼尿肌收缩的同时,也引起尿道括约肌的收缩,造成逼尿肌-括约肌协同失调。如前所述,膀胱控制器的排尿模式为刺激后排尿,但这种是非生理性排尿,经常导致喷射状排尿和高于正常的膀胱压,有损伤上尿道的危险,应定时测定肾功能情况。